M. Leyck Dieken (Hrsg.)

Nationale Arena für digitale Medizin

 Medizinisch Wissenschaftliche Verlagsgesellschaft

M. Leyck Dieken (Hrsg.)

Nationale Arena für digitale Medizin

Wandel. Werte. Wege.

mit Beiträgen von

J. Baas | A. Berg | K. Broich | C. Bunar | G. Diedrich | H. Diening | H. Flath
J. Geißler | P. Gocke | L. Gottwald | R. Halfpaap | F. Hartge | S. Hennecke | S. Heß
T. Hoffmann | S. Höcherl | S. Huber | T. Jenzen | B. Kalweit | C. Klose | F. Knieps | R. Koenig
M. Leyck Dieken | G. Ludewig | L.-P. Naue | L. Nehm | F. Reuther | J. Rübensam
K. Schneider | S.C. Semler | C. Straub | S. Suskov | S. Thun | M. Tischler | M. Wedekind

Medizinisch Wissenschaftliche Verlagsgesellschaft

Der Herausgeber

Dr. med. Markus Leyck Dieken
gematik GmbH
Friedrichstraße 136
10117 Berlin

MWV Medizinisch Wissenschaftliche Verlagsgesellschaft mbH & Co. KG
Unterbaumstraße 4
10117 Berlin
www.mwv-berlin.de

ISBN 978-3-95466-667-6

Produkt-/Projektmanagement: Charlyn Maaß, Viola Schmitt, Berlin
Lektorat: Monika Laut-Zimmermann, Berlin
Layout & Satz: zweiband.media, Agentur für Mediengestaltung und -produktion GmbH, Berlin
Druck: druckhaus köthen GmbH & Co. KG, Köthen
Coverbild: © GraphicsRF

Zuschriften und Kritik an:
MWV Medizinisch Wissenschaftliche Verlagsgesellschaft mbH & Co. KG, Unterbaumstr. 4, 10117 Berlin, lektorat@mwv-berlin.de

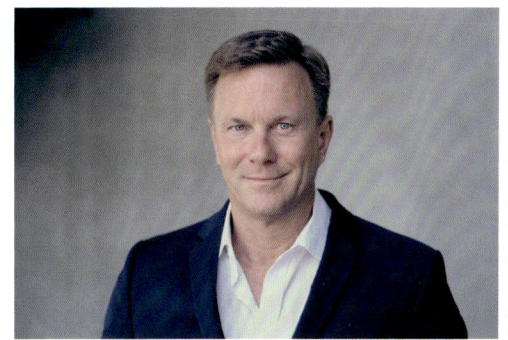

Vorwort

Deutschland hat sich in den letzten drei Jahren weit entschlossener mit der Digitalisierung des deutschen Gesundheitswesens beschäftigt als zuvor. Die ausgeprägten Aktivitäten unserer europäischen Nachbarn, der großen Tech-Konzerne und die Corona-Pandemie haben zusätzlichen Ansporn gegeben, die Bewältigung unserer Herausforderungen in diesem buchstäblich lebenswichtigen Gebiet selbst mehr in die Hand zu nehmen. Einzelne Initiativen haben dabei genauso ihren Beitrag geleistet wie die umfassenden Impulse des Gesetzgebers.

Dieses Buch gibt Ihnen einen Überblick über die digitalen Gesundheitsangebote, die konkret im Jahr 2022 und auch in wenigen kommenden Jahren in Deutschland realisiert werden. Es ist somit ein Buch für Leserinnen und Leser, die sehr konkrete Darstellungen zu den sich nun ankündigenden Anwendungen in der digitalen Medizin suchen.

Das Leben begann mit Einzellern, Bakterien und Viren bereits vor Milliarden von Jahren. Der Homo sapiens ist mit seinen wenigen hunderttausenden von Jahren hier ein Neuling – und doch gleichzeitig ein äußerst komplexer Organismus. Der Mensch besteht aus ca. 30 Milliarden Zellen – einige Schätzungen gehen gar von bis zu 100 Milliarden aus. Unsere Intelligenz, unser Wissensdurst und Lebenswille hat in den vergangenen 6.000 Jahren immer mehr Fortschritte bei der Entschlüsselung unserer Körperfunktionen gemacht. Von Anatomie über die Lehre der Körpersäfte entdeckten wir erst Gewebe und dann die einzelne Körperzelle als Ort des Gesunden oder Kranken. Mittlerweile sind wir im Zellkern angelangt und können einzelne Signalketten detailliert beschreiben. Die Wissenschaft macht exponentielle Fortschritte, von denen frühere Generationen nicht zu träumen wagten. Wir impfen uns mit spezifischen mRNA-Impfstoffen, deren Herstellung in wenigen Wochen bei Bedarf auf mutierte Viren angepasst werden kann und die bald auch bei der Bekämpfung von Krebs ihren Einsatz haben werden. Wir können geschädigte Zellen durch unsere körpereigenen umprogrammierten pluripotenten Zellen ersetzen. Alle diese neuen Therapien beruhen auf der Verarbeitung immenser digital verfügbarer Daten, die eine Forschergruppe nur durch digitale Unterstützung sinnvoll auswerten können wird. Selbst die Speicherung von Daten wird wohl zukünftig nicht mehr allein auf Festplatten erfolgen, sondern in DNA-Speichern, die weit weniger Energie verbrauchen und universell auslesbar bleiben. Quintessenz dieser neuen Ära der Medizin: Die Digitalisierung ist die einzig überzeugende Möglichkeit, die moderne Medizin in präziser und wissenschaftlich untermauerter Weise zukünftig ans Krankenbett zu bringen. Wenn wir uns also nun gemeinsam aufmachen, hierzu eine verbundene schlüssige bundesweite Infrastruktur aufzubauen, dann gehen wir in die richtige Richtung.

Dankenswerterweise haben zu diesem Buch eine Vielzahl maßgeblicher Anbieter einen Beitrag aus vielen Bereichen des Gesundheitswesens geleistet. Neben den Darlegungen der gematik zu den bald bundesweit verfügbaren Angeboten und der anstehenden Modernisierung der Telematik, finden Sie hier Einordnungen vom Bundesministerium für Gesundheit zu digitalen Wegen der großen Krankenkassen

wie der privaten Krankenversicherungen und zu dem Innovationssprung in Uniklinika und Krankenhäusern. Das BfArM beschreibt ebenso seine neue Rolle wie DiGA-Anbieter ihre indiktionsspezifischen Dimensionen zum Patientenwohl. Hinzu kommen neue KV-Initiativen, Darlegungen aus der Patientenperspektive, Beiträge zur Bedeutung von Daten-Analysen in der Forschung sowie ein Ausblick auf unsere EU-Anbindungen, die sich in der Zeit der deutschen EU-Ratspräsidentschaft klar konturiert haben.

Ich bedanke mich von ganzem Herzen bei allen Autorinnen und Autoren für ihre speziell für dieses Buch verfassten Beiträge und ihre Bereitschaft, mit diesem Buch ein Signal des gemeinsamen Aufbruchs zu setzen. Ein besonderer Dank geht an Herrn Dr. Thomas Hopfe von der Medizinisch Wissenschaftlichen Verlagsgesellschaft, der die Idee zu diesem Buch hatte und es mit sehr viel Kreativität abrundete.

Markus Leyck Dieken
Berlin, November 2021

Die Autorinnen und Autoren

Dr. Jens Baas
Techniker Krankenkasse
Hamburg

Andreas Berg
gematik GmbH
Berlin

Prof. Dr. med. Karl Broich
Bundesinstitut für Arzneimittel und
Medizinprodukte
Bonn

Charly Bunar
gematik GmbH
Berlin

Dr. Georg Diedrich
Kassenärztliche Vereinigung Westfalen-Lippe
Geschäftsbereich IT & eHealth
Dortmund

Holm Diening
gematik GmbH
Berlin

Dr. Herbert Flath
BARMER
Berlin

Jan Geißler
Patvocates GmbH
Riemerling

Dr. med. Peter Gocke
Charité – Universitätsmedizin Berlin
Berlin

Lars Gottwald
gematik GmbH
Berlin

Roland Halfpaap
gematik GmbH
Berlin

Dr. sc. hum. Florian Hartge
gematik GmbH
Berlin

Steffen Hennecke
gematik GmbH
Berlin

Dr. rer. nat. Steffen Heß
Bundesinstitut für Arzneimittel und
Medizinprodukte
Bonn

Torsten Hoffmann
gematik GmbH
Berlin

Stefan Höcherl
gematik GmbH
Berlin

Stefan Huber
Patvocates GmbH
Riemerling

Thomas Jenzen
gematik GmbH
Berlin

Björn Kalweit
gematik GmbH
Berlin

Christian Klose
Bundesministerium für Gesundheit
Berlin

Franz Knieps
BKK Dachverband e.V.
Berlin

Dipl.-Ing. Ronald Koenig
gematik GmbH
Berlin

Dr. med. Markus Leyck Dieken
gematik GmbH
Berlin

Dr. Gottfried Ludewig
Bundesministerium für Gesundheit
Berlin

Larissa-Patricia Naue
gematik GmbH
Berlin

Lea Nehm
Kassenärztliche Vereinigung Westfalen-Lippe
Geschäftsbereich IT & eHealth
Dortmund

Dr. jur. Florian Reuther
Verband der Privaten Krankenversicherung e.V.
Köln

Jörg Rübensam
gematik GmbH
Berlin

Dr. med. Katharina Schneider
Bundesinstitut für Arzneimittel und
Medizinprodukte
Bonn

Sebastian Claudius Semler
TMF – Technologie- und Methodenplattform
für die vernetzte medizinische Forschung e.V.
Berlin

Prof. Dr. med. Christoph Straub
BARMER
Berlin

Sergej Suskov
gematik GmbH
Berlin

Prof. Dr. med. Sylvia Thun
Berliner Institut für Gesundheitsforschung (BIH)
Berlin

Max Tischler
Hautärzte am Markt
Dortmund

Marco Wedekind
gematik GmbH
Berlin

Inhalt

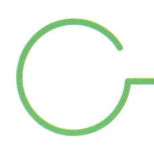

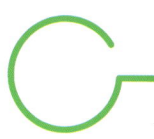

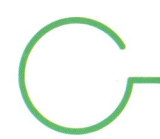

Abkürzungsliste

AAL	Authentication Assurance Level
ABAC	Attribute Based Access Control
ALL	akute lymphatische Leukämie
AML	akute myeloische Leukämie
AMTS	Arzneimitteltherapiesicherheit
ATC	Anatomical Therapeutic Chemical Classification System
B2B	Business to Business
BfArM	Bundesinstitut für Arzneimittel und Medizinprodukte
BfDI	Bundesbeauftragter für den Datenschutz und die Informationsfreiheit
BIH	Berlin Institute of Health
BMBF	Bundesministerium für Bildung und Forschung
BMG	Bundesministerium für Gesundheit
BMP	bundeseinheitlicher Medikationsplan
BSI	Bundesamt für Sicherheit in der Informationstechnik
CCC	Chaos Computer Club
CERT	Computer Emergency Response Team
CLL	chronische lymphatische Leukämie
Cocos	Corona Component Standards
DARWIN	Data Analysis and Real World Interrogation Network
DaTraV	Datentransparenzverordnung
DEMIS	Das Deutsche Elektronische Melde- und Informationssystem für den Infektionsschutz
DESH	Deutscher Elektronischer Sequenzdaten-Hub
DiGAs	Digitale Gesundheitsanwendungen
DiGAV	Digitale-Gesundheitsanwendungen-Verordnung
DIMDI	Deutsches Institut für Medizinische Dokumentation und Information
DiPAs	Digitale Pflegeanwendungen
DLR	Deutsche Gesellschaft für Luft- und Raumfahrt
DMP	Disease-Management-Programme
DPE	Datensatz Persönliche Erklärungen
DSS	Decision-Support-System
DVG	Digitale-Versorgung-Gesetz
DVKA	Deutschen Verbindungsstelle Krankenversicherung Ausland

DVPMG	Digitale-Versorgung-und-Pflege-Modernisierungs-Gesetz
eAU	elektronische Arbeitsunfähigkeitsbescheinigung
eGK	elektronische Gesundheitskarte
eHBA	elektronischer Heilberufsausweis
EHDS	European Health Data Space
eHDSI	eHealth Digital Services Infrastructure
EHR	Electronic Health Record
eIDAS	electronic IDentification, Authentication and trust Services
eMP	elektronischer Medikationsplan
ePA	elektronische Patientenakte
ePKA	elektronische Patientenkurzakte
E-Rezept	elektronisches Rezept
EU	Europäische Union
FAL	Federation Assurance Level
FdV	Frontend der Versicherten (Schaufenster in der elektronischen Patientenakte)
FDZ	Forschungsdatenzentrum
FHIR	Fast Healthcare Interoperability Resources
GECCO	German Corona Consensus
GeCo	Gesundheitscockpit
GKV	gesetzliche Krankenversicherung
HBA	Heilberufsausweis
HIPAA	Health Insurance Portability and Accountability Act
HL7v2	Health Level 7 International Version 2
IAL	Identity Assurance Level
IAM	Identity Access Management
IDP	Identitätsprovider
IHE	Integrating the Healthcare Enterprise
IOP	Interoperabilität
IP	Internet Protocol
IPS	International Patient Summary
IRD	Implantateregister Deutschland
IRegG	Implantateregistergesetz
ISiK	Informationssysteme im Krankenhaus
ITIL	Information Technology Infrastructure Library
KAS	klinisches Arbeitsplatzsystem
KBV	Kassenärztliche Bundesvereinigung
KHZG	Krankenhauszukunftsgesetz

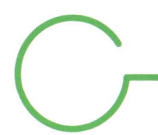

KI	Künstliche Intelligenz	PKV	Private Krankenversicherung
KIM	Kommunikation im Medizinwesen	PpSG	Pflegepersonal-Stärkungsgesetz
KIS	Krankenhausinformationssystem	PROM	Patient Related Outcome
KV	Kassenärztliche Vereinigung	PVS	Praxisverwaltungssystem
KV-Nummer	Krankenversichertennummer	REST	Representational State Transfer
KVWL	Kassenärztliche Vereinigung Westfalen-Lippe	RKI	Robert Koch-Institut
		RP	Relying Party
LEOSS	Lean European Open Survey on SARS-CoV-2 infected patients	RWD	Real-World-Daten
		SGB V	Fünftes Buch Sozialgesetzbuch
LIS	Laborinformationssystem	SLAM	Service Integration and Management
LOINC	Logical Observation Identifiers Names and Codes	SMC-B	Security Module Card – Typ Betriebs-stätte
MDR	Medical Device Regulation	SNK	Sicheres Netz der Kassenärztlichen Vereinigungen
MDS	myelodysplastisches Syndrom		
MFA	Multifaktorauthentisierung	SNOMED	Systematisierte Nomenklatur der Medizin
MIO	Medizinische Informationsobjekte		
MM	Multiples Myelom	SOAP-Messages	Simple Object Access Protocol-Messages
MPLS	Multiprotocol Label Switching		
MVP	Minimum Viable Product	SORMAS	Surveillance Outbreak Response Management and Analysis System
NAPKON	Nationales Pandemie Kohorten Netz		
NCPeH	National Contact Point eHealth	SSI	Self Sovereign Identities
NFC	Near Field Communication	TI	Telematikinfrastruktur
NFD	Notfalldatensatz	TIM	Telematikinfrastruktur-Messengers
NFDI4Health	Nationalen Forschungsdateninfra-struktur für personenbezogene Gesundheitsdaten	TSL	Trust Service List
		TSP	Trust-Service-Provider
		TSVG	Terminservice- und Versorgungs-gesetz
NFDM	Notfalldatenmanagement		
NHL	Non-Hodgkin-Lymphom	UAW	unerwünschten Arzneimittel-wirkungen
NIST	National Institute of Standards and Technology		
		UCUM	Unified Code for Units of Measure
NLP	Natural Language Processing	UMA	User Managed Access
NUM	Netzwerk Universitätsmedizin	vesta	Verzeichnis für Standards und Anwendungen
OECD	Organisation für wirtschaftliche Zusammenarbeit und Entwicklung		
		VPN	Virtual Private Network
ÖGD	Öffentlicher Gesundheitsdienst	VSDM	Versichertenstammdaten-management
OIDC	OpenID Connect-Standards		
PC	Personal Computer	VZD	Verzeichnisdienst
PDSG	Patientendaten-Schutz-Gesetz	WANDA	Weitere Anwendungen für den Daten-austausch (Bestätigungsverfahren)
PEPSA	Piloting the European Patient Summary for Apoplexy (Pilotierung der europäischen Patientenkurzakte in der Schlaganfallversorgung)		
		WHO	World Health Organization
		XML	Extensible Markup Language
		XML-DSIG	Extensible Markup Language-digital Signature
PKI	Public-Key-Infrastruktur		

Unser Transformations-prozess zur nationalen Agentur für digitale Gesundheit

1

Unsere Grundwerte und Ambitionen

Markus Leyck Dieken

Als mein Vater schwer an Krebs erkrankt war, wurde er in der Spezialisierten ambulanten Palliativversorgung behandelt und gepflegt. Dabei arbeitet ein interdisziplinäres Team aus Haus- bzw. Fachärzten und Pflegekräften Hand in Hand rund um die Uhr zusammen, um das Leiden des sterbenden Patienten zu lindern. Dieser permanente, schnelle, technisch unterstützte Austausch, die gemeinsame Bemühung in der 360-Grad-Perspektive, das Miteinander für dasselbe Ziel, das ein solches Team bei seiner Arbeit auszeichnet: Das sind die wichtigen Faktoren, wenn Gesundheitsversorgung rundum und im Sinne der Menschen funktionieren und somit eine Verbesserung in Medizin und For-

schung bringen soll. Und nichts weniger als das streben auch wir in der gematik mit unserer Arbeit für eine – bessere – digitale Vernetzung des nationalen Gesundheitswesens an.

1.1 Digitale Medizin alltäglich machen

Wenn wir von „digitaler Medizin" sprechen, meinen wir damit die Ärzte, Zahnärzte, Psychotherapeuten und Apotheker sowie das medizinische Fachpersonal in Praxen und Kliniken. Selbstverständlich. Aber wir meinen auch: die Pflege, die Hebammen und Physiotherapeuten, die Rettungssanitäter, Labore, Forschungseinrichtungen, Krebs- und Implantateregister, Hersteller und Anbieter von eHealth-IT, Digitalen Anwendungen (Apps) und Start-ups sowie Think Tanks und Interessensverbände im Gesundheitsbereich. Das vermeintliche „Nischenthema" ist in Wirklichkeit ein Riese: Nahezu jeder Mensch hat – beruflich und/oder privat – mit Digitaler Medizin bzw. Gesundheitsversorgung zu tun.

Ganz selbstverständlich nutzen viele auf ihrem Smartphone, auf ihrer Smartwatch oder am Rechner in ihrem Alltag – auch und bislang eher unabhängig von Gesundheitsthemen – technologische Services, die im Hintergrund komplex, in der Nutzung jedoch einfach in der Handhabung und niederschwellig in der Installation sind. Das Scannen von Lebensmitteln zur Einordnung der Nährwerte, die Registrierung eines Tremolos der Stimme als Hinweis auf ein potenzielles Frühstadium von Morbus Parkinson, die Abtastung des Blutzuckers durch einen intrakutanen Sensor oder der Hinweis auf abnehmenden Bewegungsradius bei älteren Menschen mit dekompensierter Herzinsuffizienz – all dies sind nur Beispiele für erste „Kinderschuhe". Denn ohne Zweifel werden zukünftige digitale Angebote stets auf einem neuen Reifungsniveau entwickelt – und hier umso mehr überzeugen können. Ohne Zweifel gilt dies auch für die Anwendungen der gematik.

Alle diese Angebote aus dem „normalen" Leben zeigen zum einen, dass es eine Ausschließlichkeit in der Anwendung eines Produkts nicht mehr gibt, und zum anderen, dass das Nutzererlebnis in den Mittelpunkt eines jeden Angebots gerückt ist, das Durchsetzungs- und Innovations-

kraft mitbringt. Am Markt vorbeiplanen und umsetzen ist nicht nur ein „Luxus" geworden, den sich keiner leisten kann, der seine Kunden ernst nimmt und behalten möchte; es entspricht auch weder dem Sinn und Zweck noch den Möglichkeiten und Machbarkeiten, die Technik im Dienste der Menschen erfüllen sollte und kann. Heute bereits – und morgen noch viel mehr.

1.2 Fokus auf den Nutzer

Mit dieser Entwicklung beschäftigen wir uns daher auch, wenn es um die Bestandaufnahme und vor allem die technologisch-konzeptionelle Weiterentwicklung der Telematikinfrastruktur (TI) geht. Das Gestern, das wir in der gematik in der jüngsten Vergangenheit dabei zwangsläufig und mit vielen lehrreichen Erkenntnissen unter die Lupe genommen haben, leitet uns dabei den Weg hin zu einem agilen, selbständigen und selbstverständlichen Denken, Handeln und Entwickeln, das das Heute bestimmt und das Morgen in den Blick nimmt – in einer gematik 2.0, die sich nun gemeinsam mit den Gesellschaftern aufmacht, eine zeitgemäße Telematikinfrastruktur 2.0 in Deutschland zu etablieren (vgl. https://www.gematik.de/news/news/zielbild-und-kurs-fuer-telematikinfrastruktur-klar/) (s. Abb. 1).

Dabei stehen der ganzheitliche Ansatz und der Anspruch, die Nutzerrelevanz der TI 2.0 und ihrer Produkte an oberste Stelle zu setzen, elementar im Mittelpunkt: Wir machen nicht (mehr) eine TI, eine elektronische Patientenakte oder ein E-Rezept, die sich in der technischen Theorie und fokussiert auf fristenorientierte Spezifikationen erschöpfen. Nein, wir beziehen alle Anwendergruppen und Partner im Gesundheitswesen mit in die Entwicklungen ein. Denn wir wollen mit dem technologischen Fortschritt, den die TI 2.0 bietet, mehr Komfort, Sicherheit und Nutzbarkeit der digitalen Anwendungen für alle bringen.

1.3 Neutraler Mittler und Gestalter

Unseren Anspruch, als unabhängige Informationszentrale für Aufklärung rund um die Themen und Produkte der TI zu sorgen und interdisziplinäre Debatten zu eHealth-Entwicklungen mitzugestalten, nehmen wir ernst und halten alle Interessierten mit verständlichen Themenseiten im Internet, zielgruppenspezifischen Informationsmaterialen und praktischen Handouts sowie auf unseren verschiedenen Social Media-Kanälen mit News, Tutorials und Webinaren auf dem Laufenden (www.gematik.de). Für unsere Entwicklungspartner und IT-Fachkreise wurde unser Fachportal mit Feedback von über

Abb. 1
Die Evolution der TI

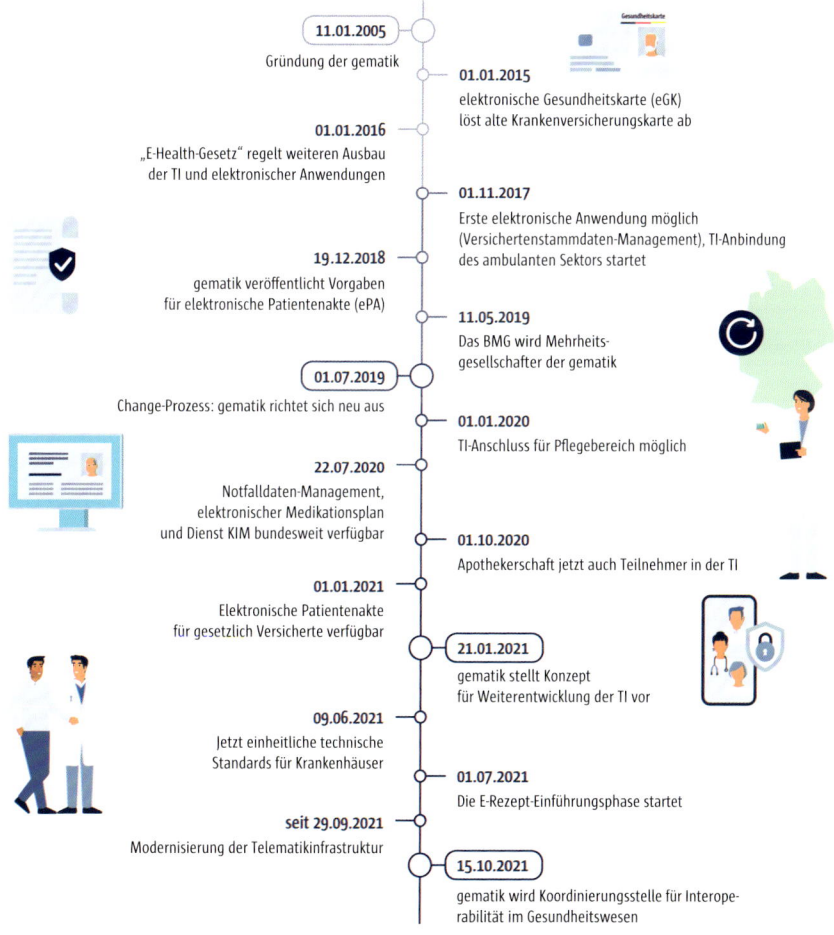

- **11.01.2005** — Gründung der gematik
- **01.01.2015** — elektronische Gesundheitskarte (eGK) löst alte Krankenversicherungskarte ab
- **01.01.2016** — „E-Health-Gesetz" regelt weiteren Ausbau der TI und elektronischer Anwendungen
- **01.11.2017** — Erste elektronische Anwendung möglich (Versichertenstammdaten-Management), TI-Anbindung des ambulanten Sektors startet
- **19.12.2018** — gematik veröffentlicht Vorgaben für elektronische Patientenakte (ePA)
- **11.05.2019** — Das BMG wird Mehrheitsgesellschafter der gematik
- **01.07.2019** — Change-Prozess: gematik richtet sich neu aus
- **01.01.2020** — TI-Anschluss für Pflegebereich möglich
- **22.07.2020** — Notfalldaten-Management, elektronischer Medikationsplan und Dienst KIM bundesweit verfügbar
- **01.10.2020** — Apothekerschaft jetzt auch Teilnehmer in der TI
- **01.01.2021** — Elektronische Patientenakte für gesetzlich Versicherte verfügbar
- **21.01.2021** — gematik stellt Konzept für Weiterentwicklung der TI vor
- **09.06.2021** — Jetzt einheitliche technische Standards für Krankenhäuser
- **01.07.2021** — Die E-Rezept-Einführungsphase startet
- **seit 29.09.2021** — Modernisierung der Telematikinfrastruktur
- **15.10.2021** — gematik wird Koordinierungsstelle für Interoperabilität im Gesundheitswesen

120 Partnern vollkommen neu gestaltet (www.fachportal.gematik.de) und bietet Zugang zu allen relevanten Dokumenten, aktuellen Meldungen und den Open-Source-Codes.

Wir stellen transparent und laufend unsere Arbeitsschritte für die digital unterstützte Gesundheitsversorgung dem Fachpublikum vor (siehe hier am Beispiel E-Rezept: https://www.gematik.de/news/news/e-rezept-jetzt-als-open-source-verfuegbar/ und E-Rezept-App: https://www.gematik.de/news/news/gematik-veroeffentlicht-quellcodes-der-e-rezept-app/) und laden sowohl die Experten-Community als auch die verschiedenen Nutzer-

gruppen zum Dialog ein. So haben wir eigene Veranstaltungsformate wie „gematik digital" und „gematik trifft" etabliert, bei denen wir teilweise mehrere tausend Besucher oder auch bestimmte Berufsgruppen begrüßen.

Die vakante zentrale Rolle einer neutralen Instanz bei eHealth in Deutschland gilt es für uns in der gematik, anzunehmen und auszufüllen. Der Gesetzgeber hat dafür die entsprechenden Rahmenbedingungen geschaffen (siehe https://www.gematik.de/ueber-uns/gesetzliche-grundlagen/) und uns beispielsweise mit der Entwicklung und Bereitstellung der E-Rezept-App für Deutschland beauftragt (https://www.gematik.de/news/news/neue-e-rezept-app-der-gematik-steht-ab-juli-bereit/). Dadurch denken wir unser Angebot und unseren Auftrag komplett neu. Die gematik als zunächst Projekt- und später dann (reine) Betreibergesellschaft ist einer gematik gewichen, die als Nationale Agentur für Digitale Medizin fungiert und auftritt – und in der sich alle Spitzenorganisationen des Gesundheitswesens engagieren (s. Abb. 2).

Als solche schaffen wir jetzt und insbesondere in Zukunft eine gemeinsame Arena für alle Akteure, in der die Teilnehmer gewissermaßen einem olympischen Geist verpflichtet sind. Wir wollen darin Teamwork und Spitzenleistungen in der Gesundheitsversorgung und dem Gesundheitsmanagement durch benötigte Infrastruktur und Dienste unterstützen. Die gematik fungiert als Gastgeber, sichert die Qualität und überwacht die Einhaltung der Sicherheitsanforderungen und Betriebsregeln. Die eigentliche Vitalität der digitalen Landschaft entspringt den vielen Anbietern, die sich in dieser Arena in eine weit bessere Interaktion bringen können.

Abb. 2 Gesellschafterstruktur der gematik

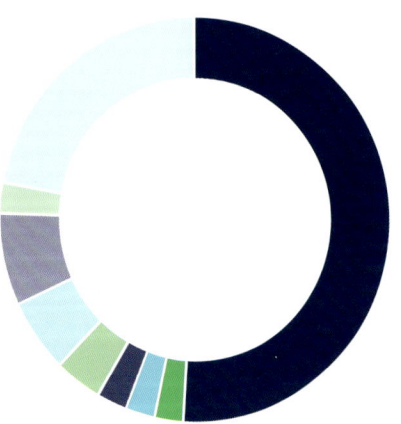

● Bundesministerium für Gesundheit (BMG)	51,00%
● Kassenzahnärztliche Bundesvereinigung (KZBV)	2,45%
● Bundeszahnärztekammer (BZÄK)	2,45%
● Bundesärztekammer (BÄK)	2,45%
● Deutscher Apothekenverband (DAV)	3,92%
● Deutsche Krankenhausgesellschaft (DKG)	5,88%
● Kassenärztliche Bundesvereinigung (KBV)	7,35%
● Verband der Privaten Krankenversicherung (PKV)	2,45%
● GKV-Spitzenverband (GKV-SV)	22,05%

1.4 Übergreifende Kommunikation als Kernelement

Wir werden der runde Tisch sein, an dem alle zuständigen Akteure und Experten zusammenkommen, um verbindliche Standards für das interoperable digitale deutsche Gesundheitswesen zu schaffen. Der Gesetzgeber hat der gematik hierfür die Rolle der Koordinierungsinstanz zuerkannt, mit der wir uns auch auf internationalem Parkett für die Sache einbringen werden. Denn die grenzübergreifende Versorgung ist ein zentrales Anliegen für all jene – so auch uns –, die eine sektoren- und systemübergreifende Versorgung mit dem Menschen und seinem Bedarf im Mittelpunkt erreichen wollen. Die Koordinierung von Standards kann bundesweit zukünftig auf der Interoperabilitäts-Wissensplattform INA erfolgen. Hier kann jeder Anbieter erfahren, in welchen technischen Standards seine potenziellen Partner bereits aufgestellt sind, um sich bestmöglich in sein Umfeld einzubetten – und so den Menschen einen möglichst bestmöglichen Dienst anzubieten.

Entscheidend ist dabei, den Austausch zwischen allen Bereichen der Patientenversorgung so zu organisieren und zu erleichtern, dass relevante Daten, Dokumente und Informationen zum Patienten jederzeit und überall *dort* vorliegen, wo sie in der konkreten Behandlungssituation gebraucht werden. Grundsätzlich und kurzfristig. Dafür schaffen wir interoperable Anwendungen wie die elektronische Patientenakte, sorgen für eine einheitliche „Sprache" der Systeme im stationären Bereich und haben die Kommunikationsdienste KIM bzw. TI-Messenger konzipiert (mehr unter https://www.gematik.de/anwendungen/).

So können künftig Menschen in den verschiedenen Heil- und Gesundheitsberufen direkt vom Krankenbett des Patienten aus miteinander wichtige Informationen auf dem sprichwörtlichen kurzen Dienstweg teilen. Das ist in so vielen denkbaren Situationen ein enormer Gewinn in der Gesundheitsversorgung vieler Menschen – sei es bei der Behandlung von Heimbewohnern, über die sich Pflege- und medizinisches Personal austauschen können, sei es in der Geburtsnachsorge zuhause von Mutter und Kind durch die Hebamme, die darüber dem Facharzt Informationen zukommen lassen kann, oder eben, wie im Fall meines Vaters, in einem Spezial-Team der palliativen Versorgung eines Menschen.

1.5 Gemeinsam Verbesserungen schaffen

Der berühmte Satz „Man kann nicht nicht kommunizieren" (Paul Watzlawick) gilt auch für die Menschen und die Technologie im Gesundheitswesen. Wie wichtig er ist, zeigt uns unser Umgang miteinander und mit der Technik, die wir nutzen – Tag für Tag. Und so ist auch die TI 2.0 ist nicht nur ein theoretisches Konzept, sondern verfolgt im Gegenteil den Anspruch, ganz praktisch die Grundlagen für eine Verbesserung in der Gesundheitsversorgung zu schaffen, die ganz entscheidend von der einheitlichen, verständlichen und verlässlichen Kommunikation geprägt ist. Dafür, dass diese gelingt, arbeiten wir in der (neuen) gematik – gemeinsam mit unseren Partnern, für die Menschen.

Gesetzlicher Rahmen

Dem Gesetzgeber ging es zu Beginn des zweiten Jahrtausends um den Aufbau einer sektorenübergreifenden Informations-, Kommunikations- und Sicherheitsinfrastruktur (Telematikinfrastruktur, kurz: TI) als Basis für eine digitale und sichere Vernetzung im Gesundheitswesen.

Er beauftragte die Spitzenorganisationen im deutschen Gesundheitswesen mit der Einrichtung einer GmbH, die sich um die Einführung, den Betrieb und die Weiterentwicklung der Telematikinfrastruktur, der elektronischen Gesundheitskarte sowie zugehöriger Fachanwendungen und sogenannter weiterer Anwendungen für die Kommunikation zwischen Heilberuflern, Kostenträgern und Versicherten kümmern sollte: Die „gematik Gesellschaft für Telematikanwendungen der Gesundheitskarte" kümmerte sich seit 2005 zunächst um die Erstellung und Überwachung der Einhaltung der Vorgaben für den sicheren Bereich der TI, Zulassungsverfahren von Dienstleistern, Komponenten und Anbietern und die Regelung funktionaler und technischer Vorgaben.

2016 wurde mit dem sogenannten *E-Health-Gesetz* nicht nur erstmalig der Begriff *E-Health* in Deutschland auf nationaler normativer Ebene verfestigt – ein wichtiger Impuls, betrachtet man das hier zugrundeliegende veränderte bzw. sich verändernde gesellschaftliche und gesundheitspolitische „Mindset" gegenüber der Digitalisierung.

Einen weiteren Meilenstein markierte drei Jahre später das „Gesetz für schnellere Termine und bessere Versorgung", das am 11. Mai 2019 in Kraft trat (*Terminservice- und Versorgungsgesetz*, TSVG). Das Bundesministerium für Gesundheit übernahm mit 51 Prozent die Mehrheitsgesellschafteranteile der gematik.

2020 kehrte der Verband der Privaten Krankenversicherung als Gesellschafter zurück zur gematik.

Durch umfassende Digitalisierungsgesetze der Jahre 2019 bis 2021 wurde die Verantwortung der gematik für die Weiterentwicklung und Zukunftsfähigkeit der Telematikinfrastruktur und für zentrale E-Health-Lösungen verfestigt und weiter ausgebaut:

- Das *Gesetz für eine bessere Versorgung durch Digitalisierung und Innovation* (kurz: Digitale-Versorgungs-Gesetz oder DVG) von 2019 widmete sich neben den Gesundheits-Apps auf Rezept u.a. auch dem Ausbau des digitalen Netzwerks im Gesundheitswesen. Zudem legt das DVG die Fristen für die Anbindung an die Telematikinfrastruktur (TI) von verschiedenen Nutzergruppen fest.

- Ebenfalls 2019 wurde das *Gesetz für mehr Sicherheit in der Arzneimittelversorgung* (GSAV) beschlossen, in dem der gematik Aufgaben übertragen wurden, die insbesondere den im GSAV aufgestellten Fahrplan für die Applikation des elektronischen Rezepts betreffen.
- Das *Gesetz zum Schutz elektronischer Patientendaten in der Telematikinfrastruktur* aus dem Oktober 2020 (kurz: Patientendaten-Schutz-Gesetz oder PDSG) ist für die gematik insbesondere hinsichtlich der dort beschriebenen Funktionalitäten der elektronischen Patientenakte relevant.
- Das *Digitale-Versorgung-und-Pflege-Modernisierungs-Gesetz* (DVPMG) vom Juni 2021 schließt u.a. die Weiterentwicklung von elektronischem Rezept und elektronischer Patientenakte, die Einführung der elektronischen Patientenkurzakte sowie die Anbindung weiterer Gesundheitsberufe, wie z.B. Heil- und Hilfsmittelerbringer, ein. In dem Gesetz wird des Weiteren der Auftrag an die gematik erteilt, einen „sicheren und an die unterschiedlichen Bedürfnisse der Nutzer angepassten Zugang zur Telematikinfrastruktur als Zukunftskonnektor oder Zukunftskonnektordienst zu entwickeln".

- Mit der *Gesundheits-IT-Interoperabilitäts-Governance-Verordnung* (GIGV), die am 15.10.2021 in Kraft trat, wurde der gematik die Koordinierungsstelle für Interoperabilität im deutschen Gesundheitswesen übertragen.

Schon längst umfasst die Kompetenz und die Zuständigkeit der gematik weit mehr als die Dienste der elektronischen Gesundheitskarte (eGK). Folgerichtig firmiert die Gesellschaft seit Oktober 2019 unter dem Namen „gematik GmbH" und hat ihre Gesellschafterstruktur den hoheitlichen Aufgaben, die sie inzwischen wahrnimmt, angepasst.

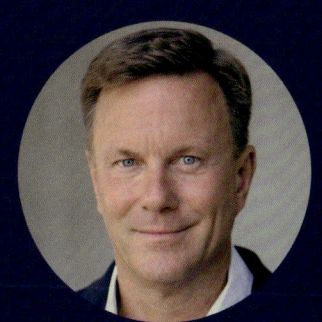

© Christopher Ruckwied

Dr. med. Markus Leyck Dieken

Markus Leyck Dieken ist seit dem 1. Juli 2019 Alleingeschäftsführer der gematik. Er ist von Hause aus Internist und Notfallmediziner. Leyck Dieken promovierte 2001 an der Albert-Ludwigs-Universität Freiburg in Endokrinologie. Seine siebenjährige klinische Erfahrung umfasst stationäre und ambulante Tätigkeiten in Deutschland und Brasilien.

2

Agilität in der Produktion

Florian Hartge

Regelmäßig wird in der Öffentlichkeit der Ruf nach einer verbindlichen Strategie für die Digitalisierung des deutschen Gesundheitswesens laut. Die gematik ist bereit, diese Rolle auszufüllen. Das heißt vor allem: die Beteiligten in den Austausch bringen, gemeinsame Standards fördern und technische Infrastruktur bereitstellen.

Auf Veranstaltungen zur Digitalisierung des Gesundheitswesens wird seit Jahren darüber geklagt, dass in Deutschland die Verbindlichkeit in Sachen Standards und Schnittstellen fehlt. Auch in Studien wird immer wieder die Rückständigkeit des deutschen Gesundheitswesens in Bezug auf die Digitalisierung bescheinigt. Auf jedem Ärztetag und in jeder Ver-

treterversammlung einer Kassenärztlichen Vereinigung herrscht mittlerweile Konsens darüber, dass die Digitalisierung mehr Nutzen stiften müsse und die Nutzerinnen und Nutzer nicht aus dem Blick verlieren dürfe.

Das Potenzial der Digitalisierung für die medizinische Versorgung und Forschung wird dabei zunehmend klarer: In der Versorgung ermöglicht die Digitalisierung den Zugriff auf wichtige Informationen bei der Diagnose und Behandlung, effizientere Prozessketten sowie einen Gesamtblick auf die Gesundheitsdaten der Bevölkerung. Die Forschung erhält durch – selbstverständlich anonymisiert – wertvollen Einblick in den Gesundheitszustand von Menschen, ihre Diagnosen und Erkrankungen. Das ermöglicht nicht nur detaillierteres Wissen zu Krankheitsbildern und -verläufen, sondern künftig auch noch stärker individualisierbare Behandlungsansätze.

Vor diesem Hintergrund leitet die gematik ihre Aufgabe ab: Sie stellt sich der – ihr zunehmend zugesprochenen sowie selbst angenommenen – Rolle als Nationale Agentur für Digitale Medizin, indem sie für das deutsche Gesundheitswesen eine zentrale, für alle Akteurinnen und Akteure gleichermaßen gültige Orientierung, Unterstützung und Infrastruktur bieten (gematik 2021a). Konkret gehören dazu gewisse Aufgaben, auf die im nachfolgenden Beitrag näher eingegangen werden soll.

2.1 Austauschplattform für verschiedene Anforderungen

Die gematik sieht ihre Rolle darin, die Bedarfe und Anforderungen aller Beteiligten zu erkennen, in einen gemeinsamen Konsens zu bringen und einheitliche Vorgaben zu entwickeln. Dabei sind die Nutzer in Heil- und Gesundheitsberufen, die Organisationen des Gesundheitswesens genauso wie Industrieanbieter einzubeziehen. Ziel ist ein abgestimmtes Vorgehen bei Technologien, Regeln, Standards und Abläufen. So soll sichergestellt werden, dass alle Akteure auf einer planbaren und verlässlichen Basis arbeiten sowie ihre Weiterentwicklungen und Investitionen darauf aufsetzen können. Zudem soll der gemeinschaftliche Ansatz die Nutzung, Akzeptanz und Innovation digitaler Lösungen fördern.

Da Prozesse, Organisationen, Regularien, vor allem aber Technologien einem kontinuierlichen und zunehmend schnelleren Wandel unterworfen sind, handelt es sich um eine nie abgeschlossene Aufgabe für die gematik. Das gilt insbesondere für ein digitales Gesundheitswesen der Zukunft, das sehr wahrscheinlich mit einer hohen Entwicklungsgeschwindigkeit Schritt halten muss. Die gematik sowie ihre Unterstützungsangebote und Vorgaben müssen diesem Umstand Rechnung tragen und gemeinsam mit den Beteiligten weiterentwickelt werden. Dazu gehört auch, Innovationen und internationale Trends sowie die damit verbundenen Möglichkeiten zu beobachten. Das Ergebnis muss eine „lebende" Roadmap und eine anpassungsfähige Strategie für die Digitalisierung im deutschen Gesundheitswesen sein.

2.2 Verbindliche technische Standards

Ein gemeinsames Vorgehen braucht gemeinsame Standards: Die gematik übernimmt die Rolle des Moderators für die Festlegung technischer Standards im deutschen Gesundheitswesen, die dann für alle Beteiligten Verbindlichkeit entfalten. Verbindliche technische Standards gewährleisten einen besseren Informationsaustausch und sind die Basis für weiterführende Innovationen, z.B. weil Entwicklungen nicht bei null begonnen werden müssen, sondern auf einen Standard aufsetzen können.

Die gematik wird gemeinsam mit den Experten und Standardisierungsorganisationen des Gesundheitswesens einen gesteuerten und strukturierten Dialog hierzu führen (vgl. Kap. Interoperabilität). Dieser Dialog wird Schritt für Schritt zu einem wachsenden Austausch von strukturierten Informationen beitragen. So sollen letztlich Standards entstehen, die nicht von der gematik vorgegeben wurden, sondern den Wünschen und Bedarfen aller Teilnehmenden Rechnung tragen.

2.3 Infrastrukturleistungen für eine Gesundheitstelematikplattform

Das Gesundheitswesen ist ein stark regulierter Bereich, in dem es überwiegend um sensible Daten und Prozesse mit hohen Anforderungen an die Informations- und Datensicherheit geht. Um diese zu gewährleisten, bedarf es bei IT-Systemen und damit verbundenen Prozessen oft sehr hoher technischer als auch prozessualer Aufwände und Investitionen. Zentrales Beispiel ist hierfür das Identitätsmanagement: Für nahezu alle digitalen Prozesse

im Gesundheitswesen sind gesicherte elektronische Nutzeridentitäten notwendig. Diese bereitzustellen und dabei alle Anforderungen an Gesetz, Datenschutz, Sicherheit und Verfügbarkeit zu erfüllen, ist äußerst komplex. Aus diesem Grund profitiert die Digitalisierung des Gesundheitswesens immens davon, wenn eine solche Infrastrukturleistung grundsätzlich immer und standardisiert zur Verfügung gestellt wird.

Zentrale Aufgabe der gematik ist es, solche Kern-Infrastrukturleistungen zu identifizieren und sie in der benötigten Qualität bereitzustellen oder bereitstellen zu lassen (s. Abb. 3). Darüber hinaus soll sie bei der Nutzung der Infrastrukturleistungen unterstützen und deren Weiterentwicklung fördern. Die gematik bietet z.B. ihre Expertise an, wie die Gesundheitstelematikplattform am besten anzuwenden ist, und erhält im Gegenzug von den Nutzern eine direkte Rückmeldung, welche Leistungen gut sind und welche noch besser werden sollten.

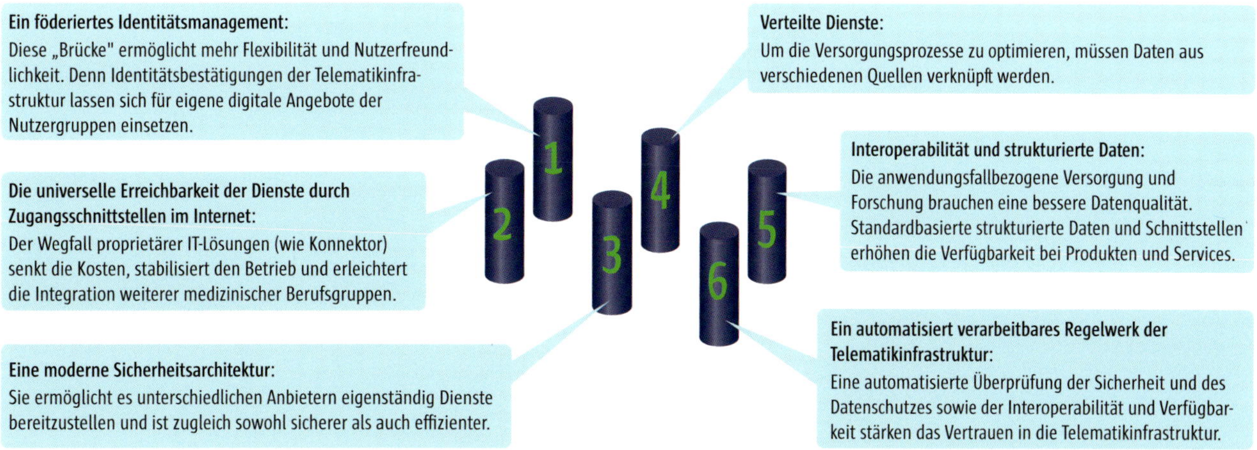

Abb. 3 Die sechs Säulen der TI 2.0

Ein föderiertes Identitätsmanagement:
Diese „Brücke" ermöglicht mehr Flexibilität und Nutzerfreundlichkeit. Denn Identitätsbestätigungen der Telematikinfrastruktur lassen sich für eigene digitale Angebote der Nutzergruppen einsetzen.

Die universelle Erreichbarkeit der Dienste durch Zugangsschnittstellen im Internet:
Der Wegfall proprietärer IT-Lösungen (wie Konnektor) senkt die Kosten, stabilisiert den Betrieb und erleichtert die Integration weiterer medizinischer Berufsgruppen.

Eine moderne Sicherheitsarchitektur:
Sie ermöglicht es unterschiedlichen Anbietern eigenständig Dienste bereitzustellen und ist zugleich sowohl sicherer als auch effizienter.

Verteilte Dienste:
Um die Versorgungsprozesse zu optimieren, müssen Daten aus verschiedenen Quellen verknüpft werden.

Interoperabilität und strukturierte Daten:
Die anwendungsfallbezogene Versorgung und Forschung brauchen eine bessere Datenqualität. Standardbasierte strukturierte Daten und Schnittstellen erhöhen die Verfügbarkeit bei Produkten und Services.

Ein automatisiert verarbeitbares Regelwerk der Telematikinfrastruktur:
Eine automatisierte Überprüfung der Sicherheit und des Datenschutzes sowie der Interoperabilität und Verfügbarkeit stärken das Vertrauen in die Telematikinfrastruktur.

2.4 Verfügbarkeit und Nützlichkeit von Kernanwendungen

Eine weitere Aufgabe der gematik ist es, dafür zu sorgen, dass sogenannte Kernanwendungen (heute auch: „gesetzliche Anwendungen") des Gesundheitswesens auf Basis der Gesundheitstelematikplattform zuverlässig bereitstehen (vgl. SGB V, § 291a Abs. 7 und § 291 b): Dazu gehören neben dem Versichertenstammdatenmanagement z.B. auch die elektronische Patientenakte, der elektronische Medikationsplan oder das elektronische Rezept (s. Kap. III. 2). Diese Anwendungen entsprechen in ihren Prozessen dem jeweiligen Stand der digitalen Vernetzung des Gesundheitswesens zum Zeitpunkt der Umsetzung. Kernanwendungen müssen für alle Teilnehmenden gleich nutzbar und mit gleich hoher Qualität, unabhängig vom jeweiligen Anbieter, vorhanden sein. Dies fordert die gematik bereits jetzt von allen Beteiligten ein, organisiert die Umsetzung und kontrolliert die Einhaltung der vereinbarten Parameter laufend nach.

Zuverlässiges Vorhandensein ist aber nur ein wichtiger Parameter einer Kernanwendung. Noch wichtiger ist es, sicherzustellen, dass solche Anwendungen auch tatsächlich ihren vorgesehenen Nutzen erfüllen. Aus diesem Grund kümmert sich die gematik verstärkt um die nutzenzentrierte Weiterentwicklung der Kernanwendungen im Dialog mit allen Beteiligten (gematik 2021b). Denn nur, wenn die Kernanwendungen gut nutzbar sind und insgesamt einen Nutzen entfalten, macht ihre technische Umsetzung überhaupt einen Sinn.

2.5 Der Weg dorthin: die gematik als offene und agile Organisation

Um diese vier Aufgabenbereiche erfolgreich zu bewältigen, hat sich die gematik zwischen 2019 und 2021 neu aufgestellt und befindet sich auch weiterhin im kontinuierlichen Wandel, um der rasant voranschreitenden Digitalisierung im Gesundheitswesen auch in Zukunft Rechnung zu tragen. In der gematik arbeiten heute Expertinnen und Experten für das deutsche Gesundheitswesen, für nutzerzentriertes Design, für IT-Sicherheit, Betriebs- und Serviceprozesse, erfahrene Projektleiter, IT-Architekten und Kommunikationsexperten. Das Unternehmen hat sich in vielen Bereichen verändert und die Arbeitsweisen den agilen Prinzipien angepasst, um möglichst viel Wissen möglichst schnell verarbeiten zu können. Die gematik von heute ist damit eine dynamische, offene und gesprächsbereite Organisation, die mit allen Beteiligten im stetigen Dialog steht und sich klar der Rolle und Verantwortung als Nationale Agentur für Digitale Medizin stellt.

Literatur

gematik (2021a) Arena für digitale Medizin – Whitepaper Telematikinfrastruktur 2.0 für ein föderalistisch vernetztes Gesundheitssystem". URL: https://www.gematik.de/fileadmin/user_upload/gematik/files/Presseinformationen/gematik_Whitepaper_Arena_digitale_Medizin_TI_2.0_Web.pdf (abgerufen am 31.08.21)

gematik (2021b) TI Future Summit – Gemeinsamer Dialog für das Gesundheitssystem der Zukunft. URL: https://www.gematik.de/news/news/gemeinsamer-dialog-fuer-das-gesundheits-system-der-zukunft/ (abgerufen am 31.08.21)

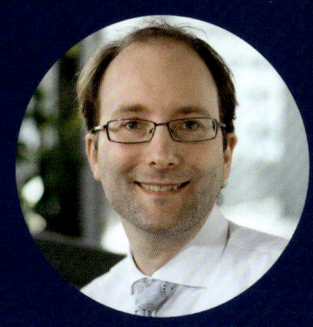

© gematik GmbH

Dr. sc. hum. Florian Hartge

Florian Hartge ist seit 2020 bei der gematik und verantwortet als Chief Produktion Officer (CPO) die Weiterentwicklung und Professionalisierung aller Produktionsprozesse innerhalb der gematik. Er ist Experte in den Themen E-Health, Gesundheitsvernetzung, Softwareentwicklung und Projektmanagement. In seiner letzten Position war Hartge Geschäftsführer und Gründer der Berliner Unternehmensberatung fbeta mit dem Schwerpunkt Gesundheitsdigitalisierung. Zuvor arbeitete er mehrere Jahre als Projektleiter in einer Unternehmensberatung, als Innovationsmanager und als Interessenvertreter für die gesetzliche Krankenversicherung in den Bereichen E-Health, Telematik und Telemedizin. Zudem verantwortete er das Business Development einer Softwarefirma für E-Health-Lösungen.

3

Leitbild und Partnerschaften

Stefan Höcherl

Als Nationale Agentur für Digitale Medizin soll die gematik im gesetzlichen Auftrag die digitale Transformation des deutschen Gesundheitswesens vorantreiben. Um diese Aufgabe erfolgreich zu erfüllen, befindet sich die gematik seit 2019 in einem umfassenden Wandel. Ein neues Rollenverständnis, neue Ziele und Arbeitsweisen tragen künftig dazu bei, die digitale Medizin in Deutschland spürbar voranzubringen.

3.1 Gestalten und führen: Was sind die Grundüberzeugungen der gematik in der digitalen Transformation?

Überzeugungen sind gelebte Werte. Im Zuge des Wandels der gematik seit 2019 hat sich das Rollenverständnis nicht zuletzt aufgrund der neuen gesetzlichen Aufträge, aufgrund der gesellschaftlichen Lerneffekte durch die COVID-19-Pandemie und aufgrund der vielen positiven Erfahrungen im Bereich der Kollaborationen der gematik weiterentwickelt. Als Zwischenergebnis kann festgehalten werden, dass die gematik ein klares Bild davon hat, wie sie als Nationale Agentur für Digitale Medizin weiter agieren will. Die gematik vertritt dabei folgende Überzeugungen:

- **Gesundheit wird durch ein digitales Gesundheitssystem besser gestärkt und geschützt.** Das Gesundheitssystem von morgen ist ein vollständig vernetztes System, das durch Kooperation und Teamwork immer leistungsstärker, solidarischer und zukunftsfester wird. Die gematik sieht hier eine enorme Aufbruchsstimmung und den Ehrgeiz, die Vorteile der digitalen Medizin noch schneller und stärker in die Realität der Patienten und den Alltag der medizinischen Heilberufe zu bringen.

- **Die gematik will** mit Tempo auf dem Weg zur digitalen Medizin voranschreiten. Vom internationalen Abstiegsplatz in Digital-Health-Rankings und einem national versprengten Inseldasein ist die gematik zu einer treibenden Kraft geworden, der eine wichtige Gestalterrolle zukommt. Die nationale Aufholjagd in der Digitalisierung seit 2018 hat das deutsche Gesundheitssystem hinsichtlich der digitalen Transformation näher an das Niveau ihrer europäischen Nachbarn gebracht und bringt mit jeder neuen digitalen Anwendung mehr Nutzen für Patienten und medizinische Heilberufe. Das nächste Ziel ist, die Versorgung und Forschung auch international noch stärker digital anschlussfähig zu machen.

- **Die gematik will als Nationale Agentur für Digitale Medizin einen Unterschied machen.** Die erfolgreiche digitale Aufholjagd erfordert einen selbstbewussten und zielstrebigen Initiator und Koordinator der Prozesse und Akteure. Dazu gehört auch die Moderation eines gemeinsamen runden Tisches für akute Umsetzungsfragen sowie für den kontinuierlichen Zukunftsdialog. Die Überwindung von Einzelinteressen und der sektorenhaften Betrachtung ist dabei die Triebfeder für den gemeinsamen Erfolg bei den nächsten wichtigen Schritten hin zu einer erlebbaren und mehrwertstiftenden digitalen Medizin.

- **Die gematik will Verantwortung für die nationale „Arena für digitale Medizin" übernehmen.** Eine Belebung der digitalen Medizin findet nur statt, wenn die gematik eine Plattform anbietet, auf der ein digitales Ökosystem wachsen kann. Die Vision ist eine modernisierte Telematikinfrastruktur (TI) als nationale Arena der digitalen Medizin – sicher, stabil und attraktiv hinsichtlich Rahmenbedingungen und Grundleistungen für Anbieter und Anwender. Dafür hat die gematik einen breiten gesellschaftlichen Dialog zur TI 2.0 angestoßen und ihre Ideen mit der Unterstützung externer Expertise schrittweise weiterentwickelt.

3.2 Überzeugen und verbinden: Wie begegnet die gematik den zentralen Herausforderungen?

Gesundheit ist wertvoll. Sie zu erhalten und zu schützen, ist eine hochkomplexe und überaus wichtige Aufgabe. Das Gesundheitssystem von morgen ist ein vollständig vernetztes – ein Gesundheitssystem, in dem durch den Austausch von Informationen Krankheiten schneller erkannt, einfacher überwacht, besser behandelt und sogar vermieden werden können, überall und zu jeder Zeit. Die dafür notwendige Arena für digitale Medizin bildet die Plattform für ein wachsendes Ökosystem digitaler Anwendungen, Dienste und Services. Dadurch wird künftig von der Vorhersage und Prävention von Krankheiten über deren Behandlung und Nachsorge bis hin zur Kooperation zwischen den medizinischen Heilberufen und Patienten die Medizin auf ein neues und besseres Niveau angehoben.

Im Ergebnis entsteht ein Gesundheitssystem, das durch Kooperation und Teamwork leistungsstärker, solidarischer und zukunftsfester wird. Das ist das Ziel der gematik. Dafür setzt sie sich ein. Dafür verbindet sie Institutionen und Organisationen und bringt Menschen zusammen.

Voller Tatendrang: Im digitalen Frühling des deutschen Gesundheitswesens

Die digitale Aufholjagd wird nur mit einer selbstbewusst, zielstrebig und selbstständig auftretenden Nationalen Agentur für Digitale Medizin erfolgreich sein können. Das verdeutlichen internationale Benchmarks, die europäischen Partnerländer, aber auch die Fortschritte, die die gematik seit 2019 bereits gemacht hat.

2021 erlebt das deutsche Gesundheitswesen einen „digitalen Frühling". Mit dem Start der elektronischen Patientenakte (ePA) und des elektronischen Rezepts (E-Rezept) schafft die gematik einen handfesten und alltagsrelevanten Mehrwert für viele Versicherte. Zudem können Patienten bereits auf über 20 gelistete Digitale Gesundheitsanwendungen (DiGAs) – sogenannte Apps auf Rezept – zugreifen, erstattet durch die Krankenkassen. Das heißt: Das Ökosystem der digitalen Medizin wächst weiter. Auch die Anbindung vieler neuer Nutzergruppen, von der Pflege

über Hebammen bis hin zu den Betriebsärzten, an die Telematikinfrastruktur ist beschlossene Sache.

Klar ist: Die gematik hat als nationale Koordinierungsstelle einen deutlich gewachsenen Verantwortungsbereich als Kompetenzzentrum für Digital Health und als Koordinierungsstelle für Interoperabilität erfahren. Zudem zeigt sich 2021 noch deutlicher die Notwendigkeit, international anschlussfähig zu sein und große europäische Herausforderungen gemeinsam anzugehen – sei es die COVID-19-Pandemie oder die Frage nach der Umsetzung einer europaweit nutzbaren digitalen Identität für die Nutzung medizinischer Leistungen im EU-Ausland, wie zum Beispiel der Patientenkurzakte oder dem E-Rezept. Dazu braucht es den Schulterschluss mit anderen nationalen Kompetenzzentren und Digital-Health-Agenturen sowie den europäischen Institutionen. Auch hierfür macht sich die gematik stark.

Gesundheit gemeinsam gestalten: Agiler, kooperativer, zukunftsweisender

Die Arbeitsweise der gematik hat sich wesentlich verändert – hin zu agilen Arbeitsmethoden und mehr Kooperation mit externen Experten und Partnern. Die gematik unterstützt ihre Partner dabei in verschiedenen Rollen, u.a. als Prüfer, Standardgeber, Vermittler, Moderator oder Berater. Ausschlaggebend sind hierfür die drei Grundprinzipien Offenheit, Beteiligung und Dialog. Diese füllt die gematik wie folgt mit Leben:

■ **Zuhören und lernen:** Die gematik lädt zentrale Gestalter des Gesundheitssystems,

Partner in Industrie und Wissenschaft sowie führende Experten regelmäßig ein, um zuzuhören und besser zu verstehen, welche Anforderungen und Bedürfnisse unterschiedliche Anbieter und Nutzer haben und wie die übergeordneten technologischen und gesellschaftspolitischen Trends aussehen.

- **Sich beteiligen:** Die gematik beteiligt sich aktiv in ausgewählten Pilotprojekten auf europäischer und nationaler Ebene: Sie arbeitet an Zukunftskonzepten und der Pilotierung konkreter Umsetzungsprojekte mit und erstellt Prototypen für eine zielgerichtete Design-, Konzept- und Nutzenbewertung.

- **Rückkoppeln:** Die Rückkopplung an die vielzähligen Akteure im föderalen Gesundheitssystem ist der gematik ein besonderes Anliegen. Aus diesem Grund wurde der Beirat der gematik weiterentwickelt und gestärkt, sowohl strukturell als auch in seinem Selbstverständnis. Der Beirat hat mit seiner breiten Expertise und heterogenen Besetzung – von medizinischer Forschung über Patientenorganisationen bis zu Politik und Industrie – die Rolle als gesellschaftspolitisches Forum. Er unterstützt die gematik durch regelmäßige Stimmungsbilder zu aktuellen Fragen der Implementierung und Kommunikation und gibt hilfreiche Impulse.

- **Teilen und erklären:** Dazu gehören u.a. die Open-Source-Bereitstellung von Codes, die konsequente Publikation der gematik-Gutachten, insbesondere im Bereich Sicherheit, sowie die europäische Zusammenarbeit und dezidierte Pilotprojekte, z.B. mit den Kliniken im Hinblick auf ePA-Anwendungen und strukturierte Datensätze.

- **Dialog fördern:** Die gematik hat neue Dialogformate etabliert, um gezielt Nutzergruppen, Experten und die Fachcommunity etwa im Bereich der Standardisierung einzubinden, zu informieren und deren Fragen, Bedenken und Anregungen aufzugreifen. Zu den Formaten gehören insbesondere „gematik digital" (vgl. Meldung der gematik zur Auftaktveranstaltung am 19.04.2021: gematik 2021c), der „ePA-Dialog" mit den Kassenärztlichen Vereinigungen (siehe z.B. Veranstaltungsmitschnitt auf YouTube der KV Nordrhein von 2020: YouTube 2020), das „Industrieforum" (siehe gematik 2021a), offene Sprechstunden, Hackathons, der „IOP-Summit" und der „TI Future Summit" (vgl. Pressemitteilung der gematik von März 2021: gematik 2021d). Die rege Beteiligung (z.B. im Rahmen der Vorstellung des E-Rezepts im Mai 2021 vor rund 4.500 Teilnehmern, siehe: gematik 2021b) und das positive und konstruktive Feedback (z.B. zum Ideenpapier TI 2.0) bestärken die gematik in ihrem Ansatz, den Weg der moderierten Einbindung und Zusammenarbeit weiterzuentwickeln.

3.3 Fazit: Neujustierung der kulturellen Werte der gematik sowie ihrer Rollen und Ziele

Neugier und Offenheit für digitale Innovationen, Innovatoren und Kollaborationen

Mit ihrer Arbeit möchte die gematik den medizinischen Versorgungsalltag in Deutschland spürbar verbessern. Dies gelingt, indem der Alltag von Patienten, Medizinern und weiteren Heilberuflern erleichtert, die Zeitenwende zur digitalen Medizin beflügelt und die Gesundheit der Menschen durch digitale Infrastruktur und Dienste nachhaltig gestärkt wird. Dafür muss die gematik neugierig bleiben hinsichtlich technologischer und medizinischer Innovationen sowie offen sein für den Ideenaustausch mit Innovatoren und die Zusammenarbeit mit Vordenkern und Vorreitern der digitalen Medizin. Um das zu gewährleisten, nimmt die gematik eine Reihe von Rollen ein:

- **Als Kompetenzzentrum und Koordinierungsstelle für Standardisierung** etabliert die gematik den nationalen und sektorenübergreifenden Runden Tisch für die Standardisierung. Dabei koordiniert und moderiert sie den Fachdialog der Experten aus den verschiedensten Bereichen, um die notwendigen Standards für eine qualitativ hochwertige Telematikinfrastruktur zu setzen. Gemeinsam mit den führenden Experten schreibt sie die Interoperabilitäts-Roadmap für das deutsche Gesundheitssystem fort.
- **Als Partner für Anbieter und Anwender** baut die gematik den direkten Draht zu Partnern und Pionieren in einzelnen Themenfeldern weiter aus und vertieft die Zusammenarbeit. Durch regen Austausch mit der Community ist sie eng am Puls der Nutzer und Anbieter, um so die einzelnen Anwendungen und Services gemeinsam mit den Nutzern zum Erfolg zu führen.
- **Als Forum für Zukunftskonzepte der digitalen Medizin** tauscht sich die gematik mit digitalen Vorreitern und Protagonisten in modernen, konstruktiven Formaten aus. Dafür hat sie neue Wege beschritten, z.B. mit dem ersten TI Future Summit

2021. In diesem kreativen Raum entstehen Ideen zu Zukunftskonzepten und Inspiration für konkrete Produkte und Services.
- **Als europäischer Partner und Moderator für nationale Zusammenarbeit** gestaltet die gematik die internationalen Austauschformate für Gesundheitsdaten aktiv mit und setzt die europäische Anbindung der Telematikinfrastruktur um. Dazu bringt sie die europäische Perspektive in den nationalen Fachdialog mit anderen Behörden und Organisationen ein.

Im Zuge ihres Wandels hat die gematik außerdem ihre Leitprinzipien weiter geschärft und noch stärker auf das Wesentliche fokussiert: den gemeinsamen Erfolg bei der digitalen Transformation des deutschen Gesundheitswesens Schritt für Schritt konsequent zu fördern.

Nutzerorientierung als neues entscheidendes Kriterium

Für die Nutzer ist der erlebbare Nutzen ausschlaggebend für die Akzeptanz einer digitalen Anwendung bzw. eines digitalen Service. Die von der gematik spezifizierten Dienste und Produkte werden daher zukünftig durchweg im intensiven Austausch mit den entsprechenden Anwendern entstehen.

Ein regelmäßiges Nutzerfeedback ist fester Bestandteil und wird verpflichtend bei allen neuen Entwicklungen dazugehören. Beratende Gruppenforen (Sounding Boards) mit internationalen Experten unterstützen dabei die gematik und ihre Produktentwicklung. Test-Panels mit individuellen Leistungserbringern optimieren das Design in der Entwicklungsphase.

Ziel ist es hier, eine gemeinsame Sprache zu sprechen, und den Interpretationsspielraum unserer Spezifikationen mit aktualisiertem Fachjargon zu verringern. Neue Anwendungen werden zudem nicht am Theorietisch entwickelt, sondern greifen auf bereits existierende Tools und reale Verfahren zurück, um möglichst synergetisch davon zu lernen und attraktive realitätsnahe Konzepte zu entwerfen.

Mehr Interoperabilität durch verbindliche Standards

Gute Versorgung und erfolgreiche Forschung sind Teamwork und erfordern eine gemeinsame Sprache, technisch wie semantisch. Hierzu müssen die Themen Interoperabilität und strukturierte Daten als grundlegende Säule der TI 2.0 fest verankert werden. Denn die anwendungsfallbezogene Versorgung und Forschung erfordert international anschlussfähige standardisierte Schnittstellen sowie eine Verbesserung der Datenqualität.

Um dies zu erreichen, verbindet die gematik die verschiedenen Sektoren und Akteure in Deutschland und wird dies als zentrale Koordinierungsstelle für Interoperabilität klar steuern. Das Beispiel „ISiK" – ein gematik-Projekt zur Etablierung einheitlicher Standards für informationstechnische Systeme in Krankenhäusern – dient dabei als wertvolle Lernerfahrung und zukünftige feste Säule des nationalen Runden Tisches der Koordinierungsstelle für Interoperabilität. Ganz wesentlich dabei, der Fokus liegt auf der fachlichen Diskussion und der Fokus auf den Ergebnissen der Arbeit mit den beteiligten Experten.

Mit einem internationalen Weitblick auf die nationale Interoperabilitäts-Roadmap wird die gematik einen maßgeblichen Beitrag zur notwendigen Standardisierung leisten und damit auch dazu beitragen, die Attraktivität des Standorts Deutschland für digitale Medizin zu steigern.

Mehr grenzüberschreitender Datenverkehr

Die gematik wird stufenweise ab 2023 einen stärkeren grenzüberschreitenden Datenaustausch in der EU umsetzen – ausgerichtet an „Use Cases" von der elektronischen Patientenkurzakte über das E-Rezept bis hin zu weiteren Anwendungen wie dem Krankenhausentlassbrief. Damit stärkt die gematik die Gesundheit und Sicherheit von Patienten ortsunabhängig durch eine sichere europäische Anbindung der Telematikinfrastruktur. Medizin von morgen benötigt zudem eine qualitativ hochwertige, breite Datenbasis. Für die medizinische Forschung wird daher der zu etablierende europäische Gesundheitsdatenraum (European Health Data Space) ein wichtiger Meilenstein sein, den die gematik aktiv begleitet.

All diese Bausteine sind Teil der Mission der gematik bis 2025. Damit macht sie sich bereit für das übergeordnete europäische Ziel, den freien Datenverkehr und die stärkere Nutzung medizinischer Daten durch den europäischen Gesundheitsdatenraum ab 2026 Realität werden zu lassen.

Literatur

gematik (2021a) 4. E-Rezept-Konnektathon. Veranstaltungen. URL: https://fachportal.gematik.de/veranstaltungen (abgerufen am 03.09.2021)

gematik (2021b) gematik digital: Das E-Rezept vor großem Publikum. URL: https://www.gematik.de/news/news/gematik-digital-das-e-rezept-vor-grossem-publikum/ (abgerufen am 03.09.2021)

gematik (2021c) gematik digital: Update zur elektronischen Patientenakte. URL: https://www.gematik.de/news/news/gematik-digital-update-zur-elektronischen-patientenakte/ (abgerufen am 03.09.2021)

gematik (2021d) Gemeinsamer Dialog für das Gesundheitssystem der Zukunft. URL: https://www.gematik.de/news/news/gemeinsamer-dialog-fuer-das-gesundheitssystem-der-zukunft/ (abgerufen am 03.09.2021)

YouTube (2020) Expertentalk zur elektronischen Patientenakte (ePA Dialog) vom 14.08.2020. URL: https://www.youtube.com/watch?v=lZVAr0Sm2cg (abgerufen am 03.09.2021)

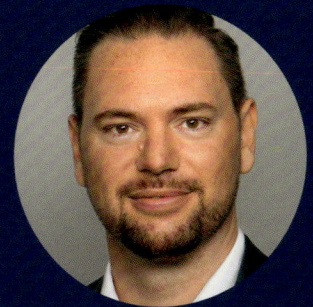

© gematik GmbH

Stefan Höcherl

Stefan Höcherl ist seit April 2020 in der gematik tätig und leitet dort den Bereich Strategie & Standards. Er verantwortet die strategischen Fragen zur Unternehmensentwicklung sowie die Themen Standardisierung und Interoperabilität im deutschen Gesundheitswesen, als auch die europäische Zusammenarbeit im Bereich Digital Health. Herr Höcherl hat davor in verschiedenen Positionen im Gesundheitswesen Zukunftsfragen mitgestaltet und war als Consultant für einen Industrieverband sowie für Strategie- und Public Affairs-Beratungen mit den Schwerpunkten Gesundheitswesen & digital Pharma in Berlin tätig.

4

Unser Profil im Wandel

Larissa-Patricia Naue

Unser Weg zur „neuen gematik" und wie wir diesen aktiv begleiten – aus Sicht der Personalleiterin:

Mit 37 Jahren erfuhr meine Mutter, dass sie Schilddrüsenkrebs hat. Im selben Jahr wurde sie schwanger. Mit mir. Man könnte also sagen, mein Start in dieses Leben war nicht ganz unbeschwert. Das Thema Gesundheit liegt mir wohl auch deshalb besonders am Herzen. Als bei mir selbst mit 22 Jahren eine Schilddrüsenerkrankung festgestellt wurde, begann ich, alle medizinischen Unterlagen in einem Ordner zu sammeln. Analog und auf Papier. Beim Arztbesuch steckt dieser Ordner immer in meiner Tasche. Denn nur die Momentaufnahme reicht mir nicht und ist oftmals oberflächlich. Ich bin fest davon überzeugt, dass die Daten und Querverbindungen, die in der Historie stecken, wertvoll sind.

Beruflich bin ich mit Leib und Seele Personalerin. Die Vielschichtigkeit der Aufgaben fordert mich immer wieder heraus und treibt mich an. Diesen Job könnte ich überall machen. Doch die gematik gibt mir etwas Wesentliches darüber hinaus: hier hat meine Arbeit einen tieferen Sinn. Mit jeder Person, die ich ins Unternehmen hole, baue ich mit an der Vision von einem besseren Gesundheitswesen in Deutschland. Deshalb achten wir beim Recruiting neben den fachlichen Fähigkeiten insbesondere auf den „gematik-fit": Zu uns passen Menschen, die begeisterungsfähig sind. Wir suchen Gestalter, also Pioniergeist gepaart mit Interesse am Dialog, mit Neugier, Offenheit und Flexibilität. Empathie ist uns ebenso wichtig wie Können. Um diese Menschen zu finden, haben wir mit zwei Inhouse-Recruitern den Bewerbungsprozess stringenter gestaltet. Die engere und klar definierte Zusammenarbeit zwischen Recruitern und Hiring Managern ermöglicht uns einen zielgerichteteren Bewerbungsprozess.

Mit jeder noch so kleinen Handlung – sei es ein Meeting mit meinem Team oder ein Sparring-Gespräch mit einer Führungskraft – arbeite ich, wie alle gematikerinnen und gematiker, darauf hin, dass es auf mittelfristige Sicht die elektronische Patientenakte 4.0 gibt. Damit werden oberflächliche Diagnosen unmöglich, Bits und Bytes werden Wissen vernetzen und analysieren, medizinischen Fortschritt ermöglichen. So können Ärzte gezielter helfen. Wir machen heute Gesundheit von morgen. Für mich ist das mehr als ein schöner Slogan. Mich treibt dieser Gedanke an – weil Gesundheit wertvoll ist. Und genau so sehen es auch die Kolleginnen und Kollegen in der neuen gematik: Wir brennen für gesundheitlichen Fortschritt. Wir wollen einen Beitrag leisten.

4.1 Transformation zu einem ganzheitlich digitalen Unternehmen

Das spiegelt sich wider in allem, was wir im Rahmen unserer Transformation gestalten. In jedem Bereich des Unternehmens schaffen wir die Möglichkeit, dass Andersmacher, Weiterdenker, Teamplayer, Entscheider, Vernetzer und kreative Pioniere ihr persönliches und fachliches Potenzial bestmöglich entfalten können. Schritt für Schritt entwickeln wir uns selbst zum digitalen Unternehmen, schließen technische Lücken und etablieren neue, digital gestützte Formen der Zusammenarbeit. Dabei setzen wir stark auf den Dialog, schaffen Raum für Austausch – etwa zum Beispiel durch ein B2B Social Intranet, einen internen Blog für die Mitarbeiterinnen und Mitarbeiter oder Formate wie die Change Community und das „Connect@GF" (direkter Austausch zwischen Mitarbeitenden und dem Geschäftsführer) sowie virtuelle Events. So bieten wir die Möglichkeit, mitzugestalten und Neues auszuprobieren.

Wir sind heute auf dem Weg von der „alten gematik" zur „neuen gematik". An diesem Wandel arbeiten wir mit Hochdruck: Auf allen Ebenen herrscht Bewegung und findet Lernen statt. Die Evolution vom passiven Bestellhaus der Vergangenheit zur selbstbewussten Stimme im digitalen Gesundheitswesen macht Spaß – und kostet Kraft. Denn Veränderung ist ein sehr persönlicher Prozess. Jede und jeder Einzelne in der gematik muss sich innerlich dafür entscheiden, Gewohntes loszulassen um Neues zu entwickeln.

So wandelt sich nach und nach die Kultur. Und das ist zentral für unsere Transformation. Doch Kulturwandel ist ein sehr volatiles Unterfangen, es gibt dafür kein einheitliches Rezept. Kultur setzt sich zusammen aus einer Vielzahl von Verhalten, Überzeugungen und Systemen, die alle ineinandergreifen. Das bedeutet, die Veränderung muss auf vielen Ebenen angestoßen werden.

Bei der gematik haben wir bewusst beim Thema Leadership begonnen. Denn

Führung bildet einen entscheidenen Baustein im Gesamtwerk Kultur. Deshalb haben Gruppen von Führungskräften und Mitarbeitenden unseren gematik Führungsmodus erarbeitet. Entlang der vier Kernelemente Purpose, Enablement, Performance und Appreciation besprachen sie, was gute Führung bedeutet. Zur Aktivierung dieses Führungsmodus treffen sich alle Führungskräfte in Mini-Workshops und verankern das Thema durch Einbeziehung von realen Fallbeispielen. Im nächsten Schritt gehen wir damit in den Dialog mit unseren Teams: Jede Führungskraft stellt den Modus vor und holt darauf bezogen Feedback zur eigenen Führungsleistung ein. Denn erst im Abgleich von Selbstbild und Fremdbild können blinde Flecken sichtbar gemacht werden.

Gleichzeitig starten wir eine individuelle Learning Journey für unsere Führungskräfte, initiiert durch ein individuelles Persönlichkeitsprofil. Wir stoßen damit einen Prozess an, der die Führungskräfte über längere Zeit begleiten wird. Mein Eindruck ist, dass alle Beteiligten darin einen immensen Mehrwert sehen und es uns guttut, darüber zu sprechen, wer wir sind und wie wir führen wollen.

4.2 Unser gematik Programm für den Strukturwandel

Der Bereich *People & Workplace* der gematik sieht sich in dieser Evolution als Prozessbegleiter – und versteht sich als viel mehr, denn „nur" als Verwaltung. Hier setzt das hausinterne Programm *g 2.0* an: In dieser Struktur bündeln sich konkrete Initiativen, die unseren Wandel fördern. Neben Leadership stehen auch die Themen Agi-

lität, Ziele & Performance und die Gestaltung unseres New Office im Fokus. So sichert die gematik-Personalabteilung stetiges, konzertiertes Vorgehen im gesamten Unternehmen und schafft Transparenz über Maßnahmen und Fortschritte.

Ebenfalls haben wir alle von *People & Workplace* den Anspruch, als Bereich die neue gematik-Kultur (vor) zu leben und sich am eigenen Handeln messen zu lassen. Das Motto unserer Abteilung lautet daher nicht von ungefähr: „Wir machen uns auf den Weg. Für Euch." Wir sind kompetenter Berater und Unterstützer, wir agieren verbindlich und zuverlässig. Diese Haltung ist auch symptomatisch für die Entwicklung und das Selbstverständnis der gematik als Ganzes. Das bedeutet, dass wir zunächst selbst in den Spiegel sehen mussten und dieses auch täglich weiter tun. Als Antwort auf die Frage, was das Business von einer modernen Personalabteilung braucht, haben wir unsere Teamaufstellung und unsere Rollen geschärft. Wir schaffen eine klare Struktur mit nachvollziehbaren Aufgaben- und Verantwortungsbereichen und sorgten dafür, dass diese mit den richtigen Skill-Sets im Team verknüpft sind. Das Ergebnis sind Transparenz und klar definierte Ansprechpartner für jedes Thema. Im gleichen Moment entwickelt sich mehr Freude im Team, mehr Ideen und Verantwortung für die eigenen Aufgaben. So entsteht Ownership.

4.3 Ownership als Devise für die eigene Arbeit

Die gematik verändert ihre Strukturen, damit ein Feld für Innovation entsteht.

Einfach machen, heißt die Devise. Moderne Formen der Zusammenarbeit nutzen. Augenhöhe statt Hierarchie. Das fordert ein hohes Maß an persönlicher Reife von jeder und jedem Einzelnen.

Denn wenn wir die Sicherheit des Gewohnten reduzieren, in unserem Fall das hierarchische System aufweichen und Verantwortung auf viele Schultern verteilen, braucht es mehr Stärke im Inneren. Ownership ist nicht nur unser Anspruch, sondern auch Erfolgsfaktor einer gematikerin bzw. eines gematikers, und das bedeutet: der innere Wunsch, Verantwortung für das eigene Handeln und das große Ganze zu übernehmen. Das schließt den Blick über den Tellerrand sowie kritische Reflexion und konstruktives Feedback in alle Richtungen – auch im Umgang mit Fehlern oder Misserfolgen – sowie die regelmäßige Überprüfung der eigenen Fokusthemen ein. Hier helfen uns Methoden aus dem agilen Kontext. In der Produktion nutzen wir SCRUM, Kanban und SAFe als übergreifendes Framework, Retros oder Reviews sind dort bereits selbstverständliche Räume für Reflexion und Verbesserung. Dass gleichzeitig auch die agile Haltung gelebt wird, ist ein längerer Prozess, hier unterstützt uns der Workstream Agile Transformation im Programm g 2.0. Fragen, die uns zu diesem Thema beschäftigen gehen weit über die Methodik hinaus. Denn agile Prinzipien zu leben, Eigenverantwortung, Selbstorganisation, Vertrauen, Offenheit in den Teams möglich zu machen, braucht Geduld und kluge Impulse.

Zwei wesentliche Kennzeichen der neuen gematik sind ein stärkeres Selbstbewusstsein und mehr Mut als früher. Die gematik setzt Standards für die Digitalisierung des nationalen Gesundheitssystems und achtet auf deren Einhaltung. Sie versteht sich heute als Motor der Digitalisierung im Gesundheitswesen. Die Mitarbeiterinnen und Mitarbeiter erleben diesen Wandel des Unternehmens – sowohl in der Innen- als auch in der Außenwahrnehmung, die ihnen begegnet, – manifest. Sie sagen: „Das fühlt sich an, als würden wir die Schultern straffen und den Kopf heben. Wir zeigen uns mit dem, was wir können und stellen uns der gesellschaftlichen Verantwortung, die wir sehen." Über dieses Gefühl hinaus arbeiten wir natürlich sehr konkret daran, dass wir auch unsere Leistung ständig optimieren. Unter anderem haben wir dazu unseren Zielprozess neu aufgesetzt und dabei von der richtigen Definition unserer Ziele und strategischen Themen bis hin zum schlanken Monitoring alle Elemente gerade gezurrt. Wichtig ist auch hier der ganzheitliche Blick. So verbinden wir unsere Initiativen und verknüpfen den Zielprozess mit dem Thema Führung. Denn ein solcher Zielprozess lebt von klar kommunizierten Erwartungen und wertschätzendem Feedback. Kontinuierlich arbeiten wir daran, hier eine optimale Begleitung bei der Weiterentwicklung nicht nur unserer Führungskräfte, sondern auch der Mitarbeitenden sicherzustellen.

Ein weiterer Effekt unseres Wandels ist, dass die gematikerinnen und gematiker erstmals in Produkten denken. Dadurch sind unsere Kunden viel stärker in den Fokus gerutscht und Nutzerzentrierung wurde zur Richtschnur unserer Arbeit. Um zu verstehen, was wirklich am Markt gebraucht wird, stehen wir im ständigen Dialog mit den externen Partnern.

Unser Ziel ist es, dass sich die gematik-Mitarbeitenden auch als Teil der elektronischen Patientenakte, des E-Rezepts und von KIM sehen– unabhängig davon, ob sie unmittelbar dem jeweiligen Produktteam angehören oder nicht. Denn jede bzw. jeder Einzelne im Unternehmen sorgt in seinem Spezialgebiet dafür, dass diese und viele weitere Anwendungen den Alltag im Gesundheitswesen für alle Beteiligten erleichtern, die Zeitenwende zur digitalen Medizin beflügeln und Gesundheit nachhaltig stärken. Der Stolz auf unsere Produkte und auch auf die gematik im Allgemeinen ist deutlich spürbar. Seit Beginn der Transformation sind wir souveräner und selbstbewusster geworden.

4.4 Offene Kommunikation als Kern der neuen Firmenkultur

Intern äußert sich das Selbstbewusstsein in der Art des Umgangs miteinander. Und das brauchen wir auch, denn Grundvoraussetzung für die von uns angestrebte neue Firmenkultur ist ein offenerer Kommunikationsstil und das Bekenntnis zur eigenen Meinung – auch wenn diese nicht dem Konsens entspricht. Das kann unbequem sein, muss sich aber zwingend in allen Bereichen entwickeln. Die Fähigkeit in den offenen, auch kritischen Austausch zu gehen, sehen wir als einen wesentlichen Erfolgsfaktor für unsere Transformation. Wenn, wie in der „gematik 2.0", Hierar-

Abb. 4 Die neue gematik ist auch in den Räumlichkeiten des Unternehmens sichtbar und präsent

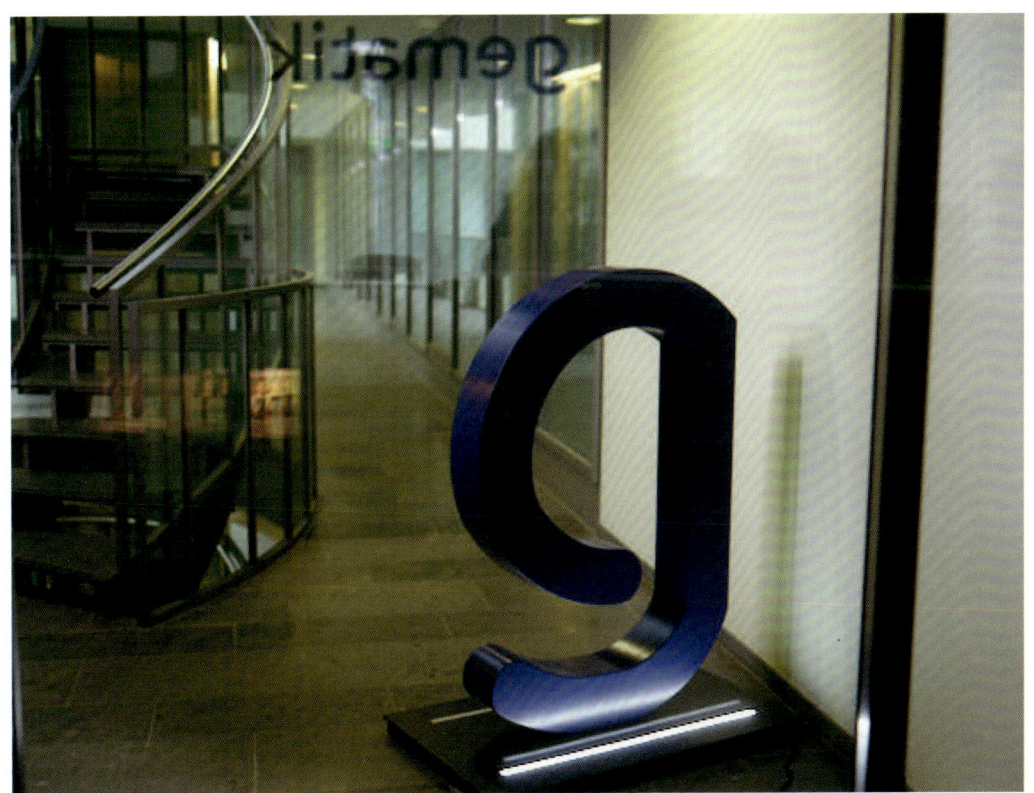

chie aufgeweicht und Führung neu verstanden wird, wirkt sich der Wandel des Unternehmens auch spürbar auf die Aufgaben und den Verantwortungsbereich jeder oder jedes Einzelnen aus. Das erfordert das ständige Gespräch, fortlaufendes Aushandeln und das gemeinsame Gestalten des Neuen.

Führen durch Fragen ist eine Kompetenz, die in der gematik während dieser Entwicklung ausgebaut wird. Das richtige Zuhören gilt für uns als eine Facette von Wertschätzung und hat daher eine Priorität in der Unternehmenskultur, auf die unsere Abteilung *People & Workplace* einen besonderen Fokus setzt – mit Themen rund um Führung und Entwicklung, der Gestaltung des Arbeitsumfeldes, mit neuen Formen der Zusammenarbeit und der Verankerung strategischer Unternehmensziele als feste DNA (s. Abb.4).

4.5 Zukunftsfähiges Gesundheitssystem als Antrieb

Zusammengefasst: Wir stehen heute aufrechter, sind wendiger, streben nach vorne und wollen gestalten. Wir sind mutiger, reflektiert und im Kontakt miteinander. Der Antrieb aller gematikerinnen und gematiker ist ein Gesundheitssystem, in dem durch den Austausch von Informationen Krankheiten schneller erkannt, einfacher überwacht, besser behandelt und sogar vermieden werden können – überall und zu jeder Zeit. Weil Gesundheit wertvoll ist.

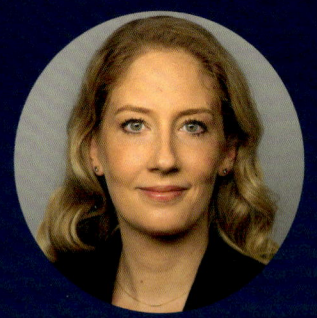

© gematik GmbH

Larissa-Patricia Naue

Larissa-Patricia Naue leitet seit Juli 2020 den Bereich People & Workplace bei der gematik. Sie verfügt über langjährige Erfahrung im HR Management. Nach ihrem Masterabschluss in Human Resource Studies an der niederländischen Universität Tilburg sowie des zuvor absolvierten Bachelors in European Business an der britischen Universität Lincoln, arbeitete Frau Naue in unterschiedlichen Funktionen in der Personalabteilung bei der Unternehmensberatung Roland Berger in München. Anschließend leitete sie das operative Personalmanagement bei der MeteoGroup in Berlin, bis sie danach ab 2018 als Director of People & Workplace bei der Ada Health GmbH den Fachbereich Personal inklusive Office Management und IT Administration verantwortete.

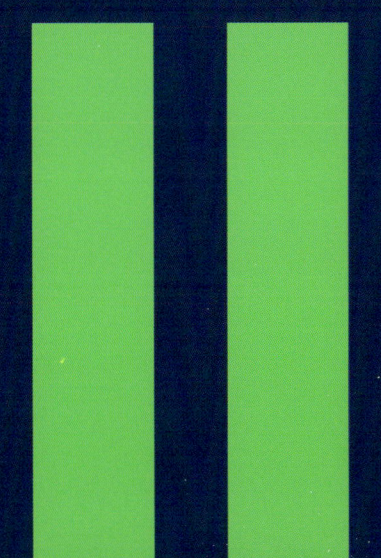

Das TI-Ökosystem/ Plattform in 2021 – Status quo

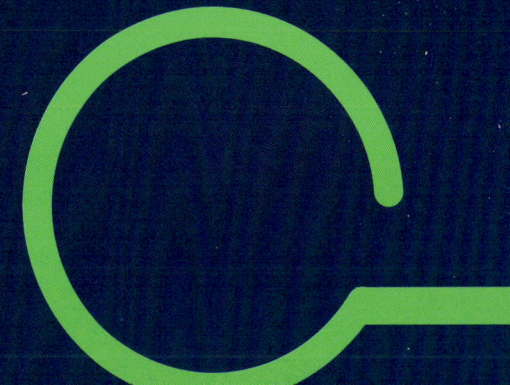

1

Die Telematikinfrastruktur – Was ist sie und wie funktioniert sie?

Sergej Suskov

Zu den bekanntesten Produkten der gematik zählt bisher die elektronische Gesundheitskarte, die seit 2012 an die gesetzlich Versicherten ausgeben wird. Die ersten Online-Anwendungen wurden 2017 in Betrieb genommen. Seitdem wird das digitale Angebot kontinuierlich weiterentwickelt, etwa mit der elektronischen Patientenakte und dem elektronischen Rezept, die 2021 gestartet sind. Die technische Basis für all diese Anwendungen bildet die Telematikinfrastruktur.

Im Rahmen der Digitalisierung der Gesundheitsversorgung wurde die gematik durch die Bundesregierung mit der Einführung der elektronischen Gesundheitskarte und dem Aufbau der für die Digitali-

sierung notwendigen Infrastruktur beauftragt (vgl. SGB V § 291b). Diese Infrastruktur wurde Telematikinfrastruktur (TI) genannt, mit dem Kunstwort Telematik als Kombination aus Telekommunikation und Informatik.

Die TI vernetzt die Teilnehmer im deutschen Gesundheitswesen und ermöglicht die verschiedensten digitalen Anwendungen. Über die dafür notwendige Funktionalität hinaus sorgt die TI für die intersektorale Interoperabilität und ein hohes Niveau von Datenschutz und Informationssicherheit. Die TI stellt sicher, dass die Interessen der Patienten gewahrt bleiben, und bietet den Heilberuflern (Ärzte, Zahnärzte, Psychotherapeuten usw.) die für ihre digitale Kommunikation notwendige Rechtssicherheit.

1.1   Ziele der Telematikinfrastruktur

Die oben genannten Ziele erreicht die TI über eine Kombination aus rechtlichen, organisatorischen und technischen Maßnahmen:

1. **Definierter Nutzerkreis:** Die TI kann nur durch Versicherte, Angehörige der Heilberufe sowie Institutionen und Organisationen in der Gesundheitsversorgung in ihren jeweiligen Rollen in den Versorgungsprozessen genutzt werden. Diese Gruppen bilden den Nutzerkreis der TI.
2. **Identifizierung:** Alle Anwender werden mittels elektronischer Ausweise identifiziert.
3. **Zulassung:** Alle Komponenten und Dienste der TI sind durch die gematik zugelassen. Die Zulassungen umfassen die Funktionalität, die Interoperabilität und die Sicherheit.
4. **Steuerung:** Die gematik übernimmt die übergreifende betriebliche Steuerung der Telematikinfrastruktur.
5. **Kerninfrastruktur:** Die gematik stellt eine Kerninfrastruktur für alle Anwendungen zur Verfügung. Die weiteren Komponenten und Dienste werden durch zugelassene Hersteller und Anbieter bereitgestellt.

1.2   Elektronische Ausweise

Um Zugang zur Telematikinfrastruktur zu erlangen, benötigen die Teilnehmenden einen der folgenden elektronischen Ausweise:

- elektronische Gesundheitskarte für Versicherte (eGK)
- elektronischer Heilberufsausweis für Heilberufler (eHBA)
- elektronischer Institutionsausweis für Institutionen oder Organisationen in der Gesundheitsversorgung (SMC-B = Security Module Card – Typ Betriebsstätte)

Nur Nutzer, die einen dieser Ausweise besitzen, sind berechtigt, die Anwendungen und Funktionen der Telematikinfrastruktur zu nutzen. Hierfür wurden entsprechende Identifikations- und Herausgabeprozesse etabliert, die die Identität vorab einwandfrei feststellen. So erhalten z.B. Ärzte ihren personenbezogenen eHBA von der zuständigen Ärztekammer, die die Arzteigenschaft bestätigen muss. Eine Apotheke wiederum erhält ihren Institutionsausweis (SMC-B) nach Freigabe durch die zuständige Landesapothekerkammer.

Die elektronischen Ausweise sind als hochsichere Smartcards realisiert und damit nach aktuellem Stand der Technik besonders fälschungssicher. Die Mikroprozessoren der Smartcards und das Betriebssystem sind durch das Bundesamt für Sicherheit in der Informationstechnik (BSI) zertifiziert.

Mithilfe der elektronischen Ausweise können sich die Anwender elektronisch identifizieren, Datenverschlüsselung nutzen und elektronische Signaturen erzeugen. Der eHBA ermöglicht qualifizierte elektronische Signaturen nach den europäischen eIDAS-Vorgaben (EU-Verordnung über elektronische Identifizierung

1 Die Telematikinfrastruktur – Was ist sie und wie funktioniert sie?

II

und Vertrauensdienste für elektronische Transaktionen im Binnenmarkt). Diese Funktionen basieren auf digitalen Zertifikaten und bilden die Basis sicherer digitaler Anwendungen.

Die elektronische Gesundheitskarte (eGK) kann darüber hinaus kleine Mengen an Daten speichern und Zugriffe auf diese Daten kontrollieren und protokollieren. Ein solcher Datenzugriff ist nur dann möglich, wenn ein eHBA oder eine SMC-B verwendet wird. So wird sichergestellt, dass nur berechtigte Personen Daten der eGK lesen oder bearbeiten können. Dieses „Card-to-card-Prinzip" garantiert die Sicherheit der auf der eGK hinterlegten Daten.

1.3 Nutzung durch Heilberufler

Für die Nutzung der Telematikinfrastruktur durch Angehörige der Heilberufe wird eine Ausstattung mit herkömmlichen IT-Komponenten vorausgesetzt. Dies umfasst insbesondere die PCs, heilberufsspezifi-

sche Software sowie – für die Online-Funktionen der TI – eine Internetanbindung.

Für die Verwendung der elektronischen Ausweise stehen von der gematik zugelassene Kartenterminals zur Verfügung: entweder ortsgebundene Kartenterminals, die Online- und Offline-Funktionen unterstützen, oder mobile Kartenterminals nur für Offline-Funktionen (z.B. das Auslesen der Versichertenstammdaten für die Abrechnung).

Um die TI ortsgebunden nutzen zu können, etwa in der Arztpraxis oder Apotheke, wird ein weiteres Gerät benötigt: der Konnektor. Dieser hat drei wesentliche Funktionen:

- sichere Netzwerkkonnektivität zu den TI-Diensten
- Basisfunktionen für alle Anwendungen
- anwendungsspezifische Softwaremodule

Für eine sichere Netzwerkkonnektivität verbindet der Konnektor einen Standort mit dem sektorübergreifenden Netzwerk der Telematikinfrastruktur. Dabei dient

Abb. 5 Nutzung der Telematikinfrastruktur durch Heilberufler

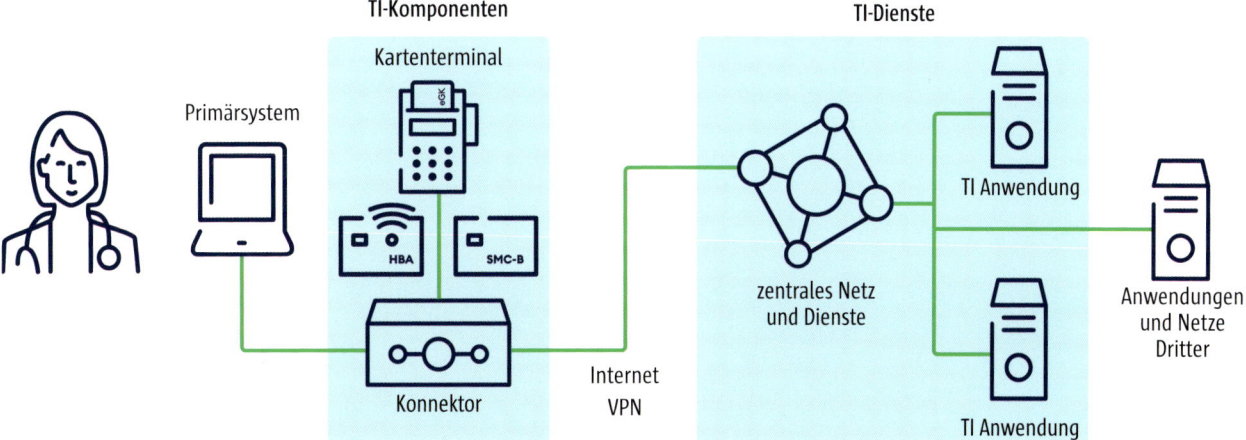

der Konnektor als eine Art Schnittstelle zwischen dem übergreifenden TI-Netz und der lokalen IT-Umgebung des Anwenders (s. Abb. 5).

Die Basisfunktionen des Konnektors bieten Bausteine für alle Anwendungen der TI. Dazu gehören insbesondere die Authentisierung mittels elektronischer Ausweise, die Erzeugung und Prüfung qualifizierter elektronischer Signaturen, z.B. für Notfalldaten, E-Rezepte oder die Versendung sicherer E-Mails via KIM (s. Kap. II.3).

Darüber hinaus enthält der Konnektor einige anwendungsspezifische Softwaremodule, die geprüft und sicher innerhalb der Konnektors ausgeführt werden, sogenannte Fachmodule. Lokale IT-Systeme der Heilberufler können die im Konnektor ausgeführte Fachmodule über lokales Netzwerk ansprechen, dabei fungiert der Konnektor als kleiner Server in der Umgebung der Heilberufler. Die Fachmodule ermöglichen insbesondere die Offline-Fähigkeit der Anwendungen Versichertenstammdatenmanagement, Notfalldaten-Management und elektronischer Medikationsplan. Zur Erfüllung der sehr hohen Sicherheitsanforderungen hat auch die Online-Anwendung elektronische Patientenakte ein zugelassenes Softwaremodul im Konnektor.

Die eigentliche Nutzung der TI-Anwendungen ist dabei in die berufsspezifische Software der Nutzer, die sogenannten Primärsysteme, integriert. In Zahnarzt- und Arztpraxen sind es Praxisverwaltungssysteme, in den Apotheken Apothekenverwaltungssysteme, in Krankenhäusern Krankenhausinformationssysteme. Eigene Informationssysteme haben auch die weiteren Anwendergruppen wie Pfle-

geeinrichtungen oder Physiotherapeuten. Zunehmend werden auch browserbasierte Web-Anwendungen genutzt.

1.4 Nutzung durch Versicherte

Auch Versicherte nutzen die TI – oft ohne es zu merken. Dazu gehört z.B. das Versichertenstammdatenmanagement beim Arztbesuch, die als Erstes eingeführte Anwendung der Telematikinfrastruktur: Jedes Mal, wenn bei der Anmeldung in der Praxis die elektronische Gesundheitskarte in das Kartenterminal gesteckt wird, läuft diese Anwendung im Hintergrund und gleicht automatisch die Stammdaten auf der Karte mit den Stammdaten der Krankenversicherung ab. Darüber hinaus können Notfalldaten und Medikationspläne auf der Gesundheitskarte gespeichert werden, sofern Versicherte dies wünschen (s. Kap. II.3). Zugelassene Kartenterminals und Konnektoren garantieren hierbei eine datenschutzkonforme Verarbeitung der Versichertendaten und insbesondere der Zugriffe auf die eGK (s. Abb. 6).

Die auf diese Weise geschaffene Vertrauenswürdigkeit der Datenverarbeitung ist fundamental für die Wahrung der Versichertenrechte und für die Akzeptanz der digitalen Anwendungen der TI.

Eine Reihe von TI-Anwendungen können durch die Versicherten zudem eigenständig genutzt werden. So stellen die Krankenversicherungen für die Nutzung der elektronischen Patientenakte eine App für Smartphones bereit, die gematik stellt eine E-Rezept-App zur Verfügung. Die elektronische Identifikation erfolgt dabei in der Regel über eine kontaktlos genutzte Gesundheitskarte.

1 Die Telematikinfrastruktur – Was ist sie und wie funktioniert sie?

II

1.5   Kerninfrastruktur

Die gematik beauftragt den Betrieb einmaliger, für alle Anwendungen notwendiger Dienste. Dazu gehören:

- ein vom Internet abgetrenntes dediziertes Netzwerk der TI
- Sicherheitsdienste zur Steuerung der Vertrauensbeziehungen
- ein Verzeichnisdienst über alle an die TI angeschlossenen Heilberufler sowie Institutionen und Organisationen
- betriebsunterstützende Dienste

Das Netzwerk der Telematikinfrastruktur verbindet die Rechenzentren zugelassener Anbieter, die dort TI-Dienste betreiben. Die Netzwerkverbindungen zwischen den Diensten und Komponenten außerhalb des zentralen Netzwerks werden individuell freigeschaltet, sodass die Kommunikation stets kontrolliert zwischen zulässigen Kommunikationspartnern stattfindet.

Zentrale Sicherheitsdienste bilden die Grundlage für ein System zum Ausstellen, Verwalten und Prüfen der digitalen Zertifikate, die Public Key Infrastructure (PKI). Dies ist das Herzstück der TI-Sicherheit. Hier ist festgelegt, welche Systeme vertrauenswürdig sind und innerhalb der Telematikinfrastruktur agieren können. Außerdem werden hier die digitalen Zertifikate für Dienste und Komponenten der TI ausgestellt. (Digitale Zertifikate für Personen, Institutionen und Organisationen werden durch separate Vertrauensdienste bereitgestellt.)

Um die an die TI angeschlossenen Teilnehmer (Heilberufler, Institutionen und Organisationen) auffinden zu können, wird ein zentraler Verzeichnisdienst angeboten. Über diesen Verzeichnisdienst sind Teilnehmerinformationen wie Name,

Abb. 6   Nutzung der Telematikinfrastruktur durch Versicherte

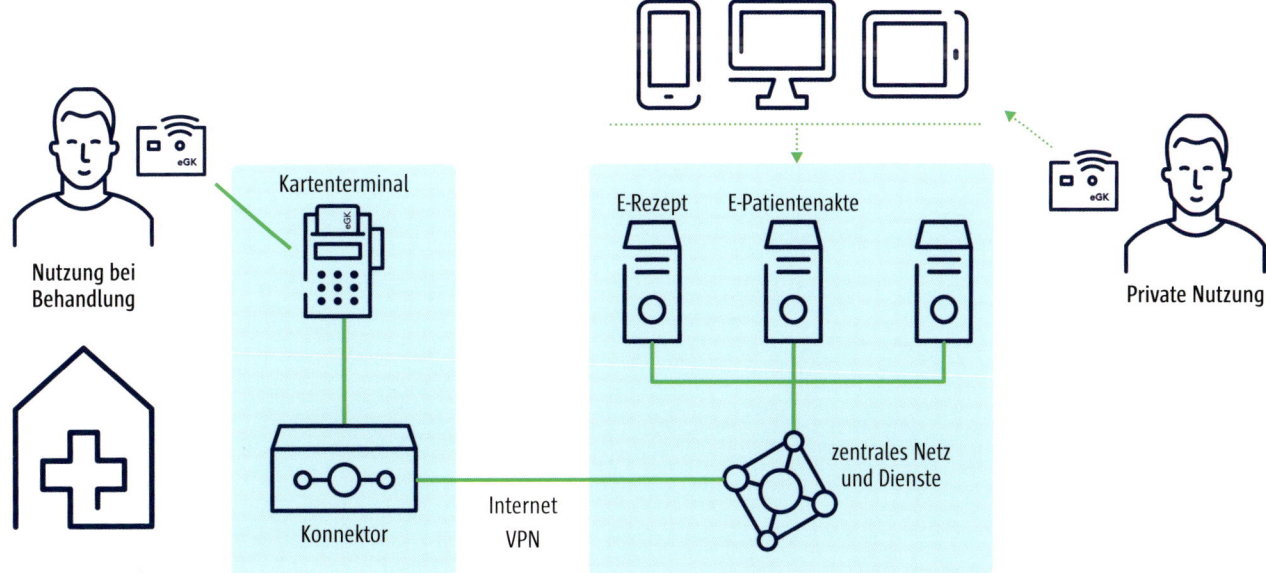

Anschrift oder E-Mail-Adresse abrufbar. Zudem können digitale Zertifikate von Teilnehmenden abgerufen und damit sichere Prozesse ausgeführt werden. Der Verzeichnisdienst ist darüber hinaus wichtige Basis der TI-Anwendung KIM (Kommunikation im Medizinwesen), mit der Nutzer medizinische Informationen sicher per E-Mail über die Telematikinfrastruktur austauschen können.

Zusätzlich enthält die Kerninfrastruktur die Dienste zur Unterstützung des stabilen Betriebs. Hierzu gehören insbesondere das Service-Monitoring zur Überwachung des Zustands der Telematikinfrastruktur sowie ein Konfigurations- und Software-Dienst zur Verteilung zugelassener Konfigurationen und Software-Updates an Komponenten der TI.

1.6   Vertrauensdienste

Die elektronischen Ausweise (eGK, HBA, SMC-B) enthalten digitale Zertifikate. Das Ausstellen der digitalen Zertifikate für Versicherte, Heilberufler sowie Institutionen und Organisationen übernehmen die Vertrauensdienste, sogenannte Trust Services Provider (TSP). Diese stellen sicher, dass Zertifikate und Ausweise nur für verifizierte Teilnehmende ausgestellt werden. Darüber hinaus bieten die Vertrauensdienste Online-Schnittstellen für die Prüfung der Zertifikatsgültigkeit.

Die Authentizität und Integrität digitaler Zertifikate wird über starke kryptographische Mechanismen sichergestellt. Die Sicherheitsvorgaben dazu definiert das Bundesamt für Sicherheit in der Informationstechnik (BSI).

1.7   Zugangsdienste

Für den Zugang zu Diensten der Telematikinfrastruktur von außerhalb des geschlossenen Netzes bieten mehrere zugelassene Anbieter sichere Zugangsdienste auf Basis von Virtual Private Network Gateways (VPN-Zugangsdienste) an. Über diese Zugangsdienste werden die Standorte der Institutionen und Organisationen an die TI angebunden. Dies erfolgt über die sichere Netzwerkkonnektivität des am Standort installierten Konnektors.

Den Versicherten werden anwendungsspezifische Zugangspunkte direkt über das Internet angeboten. Solche Zugangspunkte sind derzeit für die elektronische Patientenakte und das E-Rezept verfügbar. Sie bieten abgesicherte Internet-Schnittstellen für die mobilen Apps der Versicherten an.

1.8   Anwendungsdienste

Anwendungsdienste sind Teil der Telematikinfrastruktur und werden durch die gematik zugelassen. Im Netz der TI bieten verschiedene Anbieter und Partner ihre Anwendungsdienste an. Das sind:

- Organisationen der Selbstverwaltung, z.B. Krankenkassen als Anbieter von elektronischen Patientenakten
- Industriepartner im Auftrag der gematik, z.B. IBM Deutschland, RISE oder D-TRUST
- kommerzielle Anbieter, z.B. zugelassene KIM-Anbieter

1 Die Telematikinfrastruktur – Was ist sie und wie funktioniert sie?

II

Für Heilberufler sind die Anwendungsdienste der Telematikinfrastruktur in der Regel nur über den TI-Konnektor erreichbar.

Versicherte nutzen die Anwendungsdienste der TI einerseits indirekt – mittels ihrer elektronischen Gesundheitskarte. Die Ausführung eines Dienstes, wie z.B. der Abgleich der Versichertenstammdaten, wird dabei vom Praxisverwaltungssystem der Arztpraxis initiiert. Andererseits können Versicherte bestimmte Dienste wie die elektronische Patientenakte auch eigenständig mittels eigener Endgeräte über das Internet nutzen. Anbieter wie die Krankenkassen stellten dafür eine geeignete App zur Verfügung.

1.9 Dienste und Netze Dritter

Zusätzlich zu zugelassenen Anwendungsdiensten innerhalb der TI können externe Dienste und Netze an die Telematikinfrastruktur angebunden und allen Heilberuflern über TI-Konnektoren zur Verfügung gestellt werden.

Die externen Dienste und Netze durchlaufen ein im Vergleich zur Zulassung von TI-Diensten vereinfachtes Bestätigungsverfahren, in dem die gematik im Wesentlichen prüft, ob das angeschlossene Netz einen Nutzen für das Gesundheitswesen bietet sowie vom Netz keine Gefahr für die TI und ihre Teilnehmenden ausgeht. Das größte an die TI angeschlossenes Netz ist derzeit (Stand: Juni 2021) das Sichere Netz der Kassenärztlichen Vereinigungen (SNK).

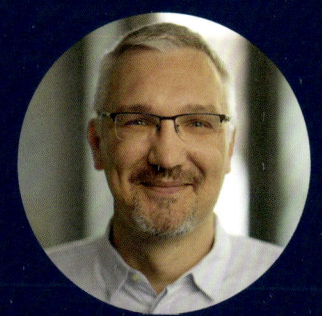

Sergej Suskov

Sergej Suskov ist Leiter des Bereichs Systems Engineering bei der gematik. Seit 2016 führt er dort das Team von Systemarchitekten, die für die Gestaltung der technischen Architektur der Telematikinfrastruktur zuständig sind. Er hat über 20 Jahre Berufserfahrung in der Gestaltung vernetzter Systeme, Software- und IT-Architekturen. Suskov kommt ursprünglich aus Lettland und ist studierter Informatiker.

2

Der Betrieb der Telematikinfrastruktur: Ein praktischer Einblick in die Aufgaben der gematik

Björn Kalweit

Der Start der elektronischen Patientenakte und des elektronischen Rezepts als Anwendungen der Telematikinfrastruktur (TI) wird die Digitalisierung der Gesundheitsversorgung in Deutschland massiv vorantreiben. Denn beide Anwendungen schaffen erhebliche Mehrwerte für Leistungserbringer und Versicherte. Voraussetzung dafür ist die stetige Verfügbarkeit der notwendigen IT-Dienste und deren Organisation – die Aufgabe der gematik.

Die Telematikinfrastruktur und ihre angeschlossenen Anwendungen werden derzeit von mehr als 50 Industrieunternehmen zur Verfügung gestellt und bieten mehr als 150.000 Ärzten, Zahnärzten und Psychotherapeuten die Mög-

lichkeit, bei Nutzung der elektronischen Gesundheitskarte die Stammdaten der Versicherten zu aktualisieren (Versichertenstammdatenmanagement, VSDM) oder bestehende Anwendungen wie Abrechnungsportale zu nutzen. Im Zuge des VSDM gab es bis heute (Stand: Juni 2021) mehr als 60 Mio. Kartensteckungen zur Aktualisierung der Versichertendaten.

Mit Start der elektronischen Patientenakte (ePA) und des elektronischen Rezepts (E-Rezept) am 1. Juli 2021 feierte der Betrieb der Telematikinfrastruktur (TI-Betrieb) seinen vierten Jahrestag: Am 1. Juli 2017 startete der Onlineproduktivbetrieb mit dem damaligen Ziel, auf Basis der Anwendung Versichertenstammdatenupdate die notwendige Vernetzung aller Leistungs-erbringer durch das Ausrollen von Infra-strukturkomponenten zu schaffen. Dieser Beitrag soll einen Blick hinter die Kulissen des größten IT-Projekts in Europa ermögli-chen und die wesentlichen Aufgaben und Inhalte des Telematikinfrastruktur-Be-triebs anhand Deutschlands beliebtestem Freizeitsport vermitteln: dem Fußball.

2.1 Die Rahmenbedingungen

Im Vorfeld eines interessanten Fußball-spiels kennt jeder Fan den Gefühlsmix aus Vorfreude und Anspannung. Man fie-bert dem Anstoß entgegen und hofft auf einen Sieg des eigenen Vereins. Dabei ver-gisst man, dass für ein solches Event viele Rahmenbedingungen definiert sind, die man schon als selbstverständlich wahr-nimmt. So gibt es ein festgelegtes Ge-wicht für den Ball, eine festgelegte Größe der Tore sowie eine definierte Länge des Spielfelds. Ergänzt werden diese Festle-gungen durch die definierten Rollen auf dem Platz – vom Feldspieler über den Tor-wart bis zum Schiedsrichter.

In der Telematikinfrastruktur gibt es ebensolche Regeln und Vorgaben, die in sogenannten Spezifikationen und Konzep-ten festgelegt sind. Sie beschreiben tech-nische und organisatorische Vorgaben, damit alle Teilnehmer mit ihren Produk-ten oder Diensten genau wissen, was von ihnen erwartet wird. Dabei ist zu beach-ten, dass die TI ein regulierter Bereich ist, in dem unterschiedliche Organe unter-schiedliche Rollen übernehmen. So agiert das Bundesministerium für Gesundheit (BMG) neben der Rolle als Hauptgesell-schafter auch als Aufsichtsgremium und

das Bundesamt für Sicherheit in der Infor-mationstechnik (BSI) als Instanz zur Auf-rechterhaltung des für Gesundheitsdaten notwendigen Sicherheitsniveaus. Dar-aus lässt sich erkennen, dass die gematik nicht allein agieren kann.

Nimmt man die betriebliche Rolle der gematik in den Blick, so zeigt sich, dass gesetzlich zwischen operativer Betriebs-leistung sowie der Betriebsverantwortung unterschieden wird. Während beauftragte Dienstleister oder zugelassene Anbieter den störungsfreien Betrieb einzelner TI-Pro-dukte oder ganzer TI-Dienste (und deren notwendigen IT-Infrastrukturen) gewähr-leisten, nimmt die gematik zur Wahrneh-mung der Betriebsverantwortung eine IT-Governance-Rolle ein. Dabei handelt es sich um eine Steuerungs- und Aufsichtsfunk-tion, die Rahmenbedingungen definiert und überwacht (Compliance) sowie ein Risi-komanagement betreibt. Nur in definierten Ausnahmefällen – wie im Falle der App für das elektronische Rezept – darf sie eine ope-rative Betriebsverantwortung übernehmen.

Im Wesentlichen umfasst die betriebliche Rolle der gematik folgende Aufgaben:

- Definition betrieblicher Rahmenbedingungen
- Überwachung der Rahmenbedingungen durch geeignete Werkzeuge (z.B. Monitoring)
- Steuerung der beauftragten Dienstleister und Koordination der Anbieter
- Community-Host für die Akteure der TI (z.B. Austausch- und Informationsforen)
- Transparenz über den Betriebszustand (z.B. Reporting, Gremien, Informationen)
- Eskalations- und Koordinierungsinstanz bei übergreifenden Vorfällen (u.a. Störungen)
- Durchsetzungsmöglichkeiten bei Verstößen (z.B. Zulassungsentzug, Bußgeld/Pönalisierung, Weisungsrecht)

Neben der Unterscheidung, TI-Dienste selbst zu entwickeln und zu betreiben oder diese entwickeln und betreiben zu lassen (Make-or-Buy-Entscheidung), gilt es auch, die Gesetze für den freien Wettbewerb zu berücksichtigen und dort, wo geeignet, einen Markt zu ermöglichen. Abbildung 7 zeigt die entsprechenden Bereiche der Telematikinfrastruktur, in denen die gematik aktiv ist:

- **Telematikkern (dunkelblauer Bereich):** einmalige oder aufgrund von Sicherheits- oder Verfügbarkeitsanforderungen beauftragte Leistungen (entsprechend Vergabeverordnung) und direkter Steuerungsmöglichkeit im Betrieb (z.B. Betreiber des zentralen Netzes)
- **Telematikdienste (grüner Bereich):** zugelassene Dienste und Komponenten nach Vorgaben mit föderativen Verantwortlichkeiten und eingeschränkten Steuerungsmöglichkeiten im Betrieb (z.B. TI-Zugangsdienst)

- **Anwendungskomponenten (Wolke):** Komponenten mit eingeschränkt definierten Betriebsbedingungen ohne betriebliche Steuerungsmöglichkeiten (z.B. Hersteller einzelner Produkte oder Betreiber angeschlossener Netze)

Für das bessere Verständnis lohnt es sich, einen Blick auf die TI-Anwendung „Versichertenstammdatenmanagement (VSDM)" zu werfen und diese in deren Teilservices zu zerlegen (s. Abb. 8).

Die Darstellung verdeutlicht, dass es unterschiedlicher TI-Produkte und -Dienste bedarf, damit die gesamte Anwendung funktioniert und die zugehörigen Anwendungsfälle durchführbar sind. Erst letzteres führt zum Nutzererlebnis bei den Anwenderinnen und Anwendern. Man kann somit eine Anwendung wie VSDM mit einer Kette und jedes TI-Produkt/jeden TI-Dienst mit einem Kettenglied vergleichen. Somit ist die Telematikinfrastruktur die Summe der im Netz

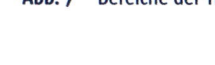

Abb. 7   Bereiche der TI

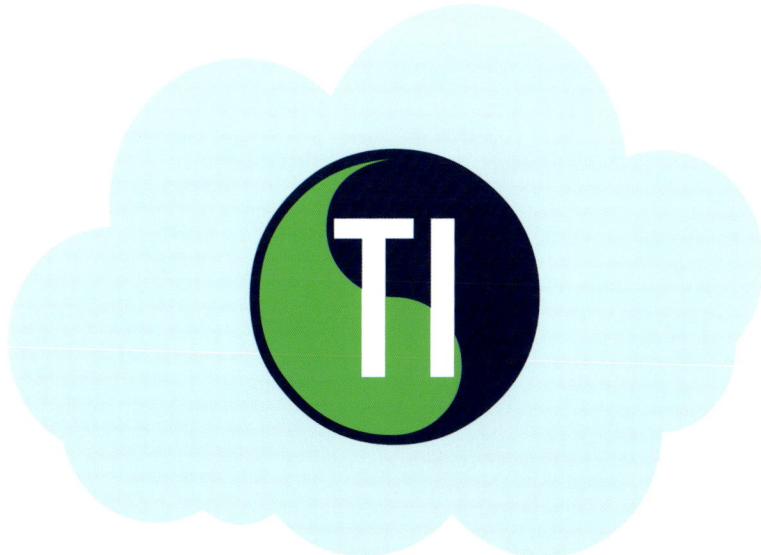

des Gesundheitswesens integrierten Produkte und Komponenten und deren Interaktionen.

> Die Telematikinfrastruktur ist die Summe der im Netz des Gesundheitswesens integrierten Produkte und Komponenten und deren Interaktion.

Eine Voraussetzung für das Nutzererlebnis ist der stabile Betrieb der Anwendungen. Dies setzt bereits in der Ideen- und Designphase die Berücksichtigung der betrieblichen Bedürfnisse voraus (Betrieb-by-Design). So gilt es, in der Entwicklung die notwendigen Support- und weitere Betriebsabläufe vorzudenken und für Überwachungsschnittstellen an Diensten und Produkten zu sorgen sowie über Business-Impact-Analysen Rückfallszenarien zu betrachten, um so für eine Resilienz des IT-Systems zu sorgen.

2.2 Die Qualifikation

In Deutschland gibt es fast 25.000 Vereine, in denen ca. 7 Mio. Mitglieder in rund 145.000 Mannschaften spielen (DFB-Statistik 2021). Damit es spannende Spiele und Wettbewerbe gibt, wurden unterschiedliche Altersklassen und Leistungsniveaus in Form von Ligen eingeführt. Das größte Interesse bei den Zuschauern wecken erwartungsgemäß die Spiele auf dem höchsten Niveau. In Deutschland ist es die Bundesliga, bei denen die Spiele in großen Stadien vor durchschnittlich etwa 44.000 Zuschauern (Deutscher Fußball-Bund 2018) stattfinden. Doch leider hat nicht jedes Vereinsmitglied diese Möglichkeit – es bedarf gewisser fußballerischer Fähigkeiten (Qualifikation), um in einem der 18 Bundesliga-Stadien zu spielen und damit für die Fans ein Ereignis zu ermöglichen. Darüber hinaus muss jeder Bundesligist definierte Rahmenbedingungen

Abb. 8 VSDM als Servicekette in der TI

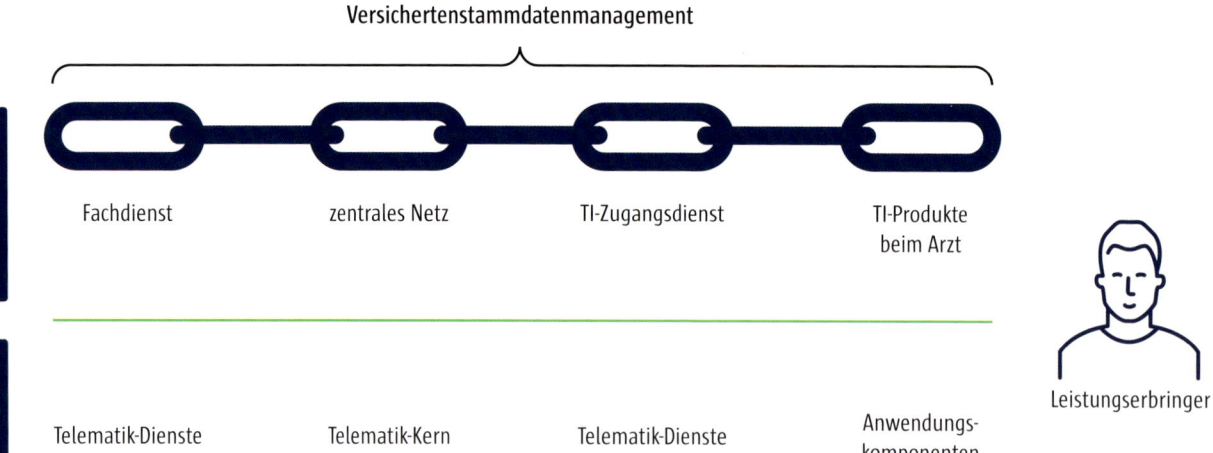

(sportliche, finanzielle, rechtliche, administrative, personelle, infrastrukturelle und medientechnische Anforderungen) für die Bundesliga-Teilnahme nachweisen, um eine Lizenz – die sogenannte Bundesliga-Spielerlaubnis – zu erhalten (Schinken o.J.).

Stellt man den Bezug zur Telematikinfrastruktur her, so entspricht diese einem Bundesliga-Stadion. Um darin im Rahmen der Bundesliga teilnehmen zu können, müssen sportliche und lizenzrechtliche Vorgaben erfüllt werden. Im Umfeld der TI werden die Vorgaben im Zuge einer Zulassung geregelt. Dabei handelt es sich um einen Vorgang aus dem Verwaltungsrecht, bei dem eine Behörde die Erlaubnis erteilt, ein Produkt oder eine Dienstleistung zu einem Markt zuzulassen oder einer Person gesetzlich festgelegte Rechte einzuräumen.

Konkret bedeutet dies, dass die gematik die in Spezifikationen und Konzepten veröffentlichten Anforderungen an Produkte und Dienste durch Testverfahren überprüft. Erfüllen diese die Vorgaben für Funktionsfähigkeit, Sicherheit und Interoperabilität, erhalten sie eine Zulassung (siehe auch § 325 SGB V, Absatz 2). Im Falle eines Produkts erhält diese der Hersteller, bei einem Dienst erhält diese der Anbieter (des Dienstes). Mit diesem Vorgehen sorgt die gematik dafür, dass nur ausreichend qualitätsgeprüfte Produkte und Dienste die Nutzer erreichen. Dabei ist allerdings zu beachten, dass komplexe Softwaresysteme immer auch Fehler aufweisen können. Diese müssen nach ihrer Erkennung zügig analysiert und behoben werden.

2.3 Der Veranstaltungsort

Die Frage des Veranstaltungsortes ist alles andere als trivial, wenn man sich fragt, warum gerade Fußball eine so beliebte Sportart ist. Der Bielefelder Soziologie-Professor Tobias Werron erläutert den Erfolg von Fußball so:

> *„Das Spiel kann jeder verstehen, kann von jedem gespielt werden, lässt sehr gut Leistungsvergleiche zu und liefert ohne Ende Stoff für spannende, heiße, lustige, absurde oder erstaunliche Erzählungen." (Werron 2018, in: Mönter 2018)*

Fragt man ein Kind, so ist die Erklärung viel einfacher: Ein Ball, vier Jacken oder Mülleimer als Pfosten und es kann losgehen. Wie so oft im Leben, ist es die Einfachheit, die überzeugt.

Das Beispiel zeigt, dass es einen Ort der Zusammenkunft für das Spiel geben muss. Im Profibereich ist es das Stadion, dessen Funktionalität deutlich mehr Aufwand und Organisation bedarf. Durch wesentliche Merkmale, z.B. ein gepflegter, der Norm entsprechender Rasenplatz, schafft die Voraussetzung für ein 90-minütiges Event. Um auch bei untergegangener Sonne spielen zu können, muss die Lichtanlage laufen. Zudem müssen ausreichend Sanitärbereiche vorhanden und Verpflegungsmöglichkeiten gegeben sein.

Stellt man sich die Telematikinfrastruktur als Stadion vor, so sorgt die gematik für den stabilen, performanten und sicheren Betrieb dieses Stadions. Dies kann und darf die gematik laut Gesetzesvorgabe aber nicht allein. Deshalb sucht sie sich Industriepartner, die sie nach einem europaweiten Ausschreibungsverfahren beauftragt. Diese sind dem im Abschnitt „Die

Rahmenbedingungen" als Telematikkern bezeichneten Bereich zuzuordnen. Damit das Stadion aber in Gänze funktioniert, ist es notwendig die Leistungen der beteiligten Industriepartner so zu orchestrieren, dass die Mehrwerte auch bei den Stadionnutzern ankommen. Dazu müssen notwendige Abläufe und deren Schnittstellen definiert und geprüft werden, Teilleistungen einzelner Dienstleister überwacht, die Einhaltung von Regeln geprüft und Optimierungen im Zuge des Austauschs mit den Partnern identifiziert und umgesetzt werden. Dafür sorgt die gematik.

2.4 Das Event

Alle geschilderten Voraussetzungen allein interessieren jedoch noch keinen Fußballfan. Fans möchten ein attraktives Event genießen, zu dem sie sich über den Kauf einer Karte berechtigt haben. Diese zeigen sie bei Eintritt vor und dürfen damit das Stadion betreten.

In Bezug auf die Telematikinfrastruktur kann man die Stadiongäste mit den Leistungserbringern und Versicherten gleichsetzen. Durch deren Ausweis – einen elektronischen Heilberufsausweis (eHBA), einen Institutsausweis (SMC-B) oder einem Versicherungsnachweis (elektronische Gesundheitskarte eGK) – erfolgt die Autorisierung, um die Anwendungen der TI nutzen zu können.

Obwohl es in der Telematikinfrastruktur keinen Wettkampf zweier Mannschaften auf dem Spielfeld gibt, gelten dennoch wesentliche Werte für den Betrieb der TI, die durchaus auch für Mannschaften gelten (s. Abb. 9).

Auch wenn die TI aus vielen Teilnehmern besteht, die um TI-Marktsegmente konkurrieren, so ist es für den TI-Betrieb von großer Bedeutung, bestimmte Werte von den Akteuren – einschließlich der gematik – einzufordern. Die aus innerer Überzeugung und gemeinsamer Verpflichtung übernommenen und ausgeführten Aufgaben sowie eingehaltene Zusagen (Verbindlichkeit) lassen gegenseitiges Vertrauen entstehen, das wesentlich für die Entwicklung eines Teamgeistes ist.

Ein solcher Teamgeist ist z.B. in Störfällen gefragt, etwa, wenn eine TI-Anwendung für Leistungserbringer – etwa die Ärzte – oder Versicherte nicht nutzbar ist. In diesem Fall müssen viele Beteiligte unter zeitlichem Druck gemeinsam die bereits erläuterte Servicekette einer TI-Anwendung reparieren. Die Erfahrung zeigt, dass in diesen hitzigen Phasen die oben aufgeführten Werte eine wesentliche Basis für die Lösungsfindung schaffen. Das bedeutet aber auch, dass die gematik in ihrer Governance-Rolle diese Werte vorleben muss. Dieser Herausforderung stellt sie sich täglich.

Abb. 9 Werte für den Betrieb der Telematikinfrastruktur

Verbindlichkeit

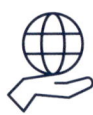

Vertrauen

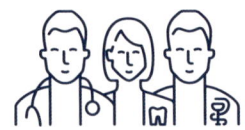

Teamgeist

2.5   Der Schiedsrichter

„Wer hat Lust mitzuspielen?" Mit diesem oder einem ähnlichen Satz beginnen häufig Fußballspiele. Der Wettkampfgedanke der beteiligten Spieler entscheidet, ob und wie streng die Regeln ausgelegt werden. Regelmäßig kann man dann beobachten, dass es unterschiedliche Auslegungen von Spielsituationen gibt. War der Ball aus? War das ein Tor? Ist jemand gefoult worden? Um diese Fragen aus einer neutralen Perspektive zu bewerten, werden im Wettkampf Schiedsrichter eingesetzt, die für ein regelkonformes Spiel sorgen sollen.

Für den Betrieb der Telematikinfrastruktur liegt diese Rolle bei der gematik. Sie sorgt dafür, dass durch Einhaltung der Betriebsregeln die oben beschriebenen TI-Services (Kettenglieder) von den Dienstleistern stabil erbracht werden. Dies äußert sich im Wesentlichen in zwei Aufgaben:

- der dienstleisterübergreifenden Störungskoordination und
- der Steuerung der einzelnen TI-Dienstleister.

Ersteres fällt meist bei lokalen Störungen an (Störungen, die klar einem Dienstleister zuzuordnen sind), die sich auf viele Nutzer und damit deren Dienstleister auswirken. Möglich sind aber auch Störungen an Schnittstellen zwischen Diensten, zu dessen Behebung die gematik den Störungsvorgang koordiniert. In diesen Fällen muss die gematik – ähnlich einer Feuerwehr – immer einsatzbereit sein.

Die zweite Aufgabe umfasst die Dienstleistersteuerung. Abweichungen in der Dienstleistungserbringung können ebenfalls zu Störungen führen. Um dies zu vermeiden, überwacht die gematik den TI-Betrieb. Dazu erhebt sie betriebliche Daten, kontrolliert die Verfügbarkeiten einzelner TI-Dienste und verschafft sich so ein Lagebild über die TI. Diese Betriebsdaten dienen dann dazu, die Dienstgüte (Service Level) zu messen und Abweichungen mit dem Dienstleister in monatlichen Regelterminen (Service Review Meetings) durchzusprechen. Ähnlich einem Foul beim Fußball gibt es dabei unterschiedliche Kategorien, die zu unterschiedlichen Maßnahmen führen. Einige entsprechen einer gelben Karte (Verwarnung/Pönale), einige aber auch einer roten. Letztere führt zum Platzverweis und entspricht in der Telematikinfrastruktur dem Entzug der Produkt- oder Anbieterzulassung. Dazwischen liegt – ähnlich wie im Fußball – viel Kommunikation der Beteiligten.

In der Informationstechnologie bezeichnet man dieses Konstrukt als SIAM – *Service Integration and Management*. Es beschreibt eine Vorgehensweise, um verschiedene Lieferanten von IT-Dienstleistungen zu steuern, mit dem Ziel, deren Dienstleistung nahtlos zu integrieren und so für Anwender durchgängige Dienste zur Bewältigung von Geschäftsvorgängen – im Falle der TI Versorgungsprozesse – zu ermöglichen.

Die dafür notwendige Kommunikation zu unterschiedlichen betrieblichen Handlungsfeldern (z.B. Störungen oder Änderungen) erfolgt anhand des De-facto-Standards ITIL (*Information Technology Infrastructure Library*) und den darin beschriebenen Prozessen. ITIL ist eine Sammlung von Best Practices zur Umsetzung eines IT-Service-Managements. Ziel ist es, durch ein geregeltes und strukturiertes Vorgehen IT-Services wirtschaftlich, kundenorientiert und qualitätsbewusst anzubieten.

Die Abbildung 10 zeigt, dass für die Telematikinfrastruktur die SIAM-Struktur nach dem Lehrbuch adaptiert werden musste. Begründet ist dies in der gesetzlichen Vorgabe, dass die gematik selbst die Dienste nicht anbieten darf, jedoch den Betrieb der TI ganzheitlich verantwortet. Bei beiden Modellen bleibt die Integrationsrolle jedoch gleich. Die gematik hat dies durch den Nachweis der Interoperabilität im Zulassungsverfahren sicherzustellen.

2.6   Die Aufsicht

Die Entwicklung der Informationstechnologie in den letzten Jahrzehnten sorgte auch im Sport für neue Möglichkeiten. So ist die gern diskutierte Rolle der Schiedsrichter durch Einsatz von Assistenzsystemen wie der Torlinientechnik unterstützt worden. Verantwortlich dafür ist der Weltfußballverband FIFA, der in seiner Rolle das Fußballspiel stetig auf Weiterentwicklungen und Optimierungsmöglichkeiten prüft.

Für die Telematikinfrastruktur wird diese Rolle durch die gematik besetzt, die aus dem laufenden Betrieb der einzelnen

Produkte und Dienste Erkenntnisse gewinnt, diese aufnimmt, klassifiziert und als neue Anforderungen für die Weiterentwicklungszyklen einbringt. Verbunden mit neuen Bedarfen der Anwender sorgt dieses Vorgehen für eine kontinuierliche Weiterentwicklung der Telematikinfrastruktur und eine steigende Nutzerakzeptanz.

2.7   Wie die gematik diesen Aufgaben gerecht wird

So wie der regelmäßige Besuch im Heimatstadion für Fans Gewohnheit ist, werden auch die neuen TI-Anwendungen mit der Zeit zunehmender Teil des Versorgungsalltags. Nutzer fangen an, sich auf diese zu verlassen und setzen sie irgendwann als selbstverständlich voraus. In der Folge rücken papiergestützte Rückfallprozesse in den Hintergrund. Dies setzt jedoch voraus, dass die IT-Technik in der Praxis verlässlich, die Telematikinfrastruktur stets verfügbar ist und deren Anwendungen nutzbar sind. Um dieser Verantwortung gerecht zu werden, hat sich die gematik vier Leitprinzipien gegeben:

Abb. 10 links: SIAM laut Lehrbuch, rechts: SIAM in der Telematikinfrastruktur

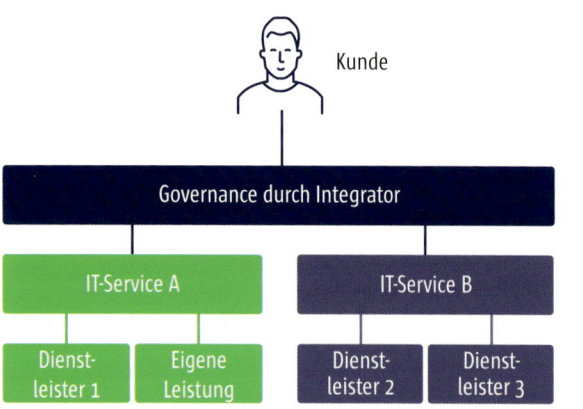
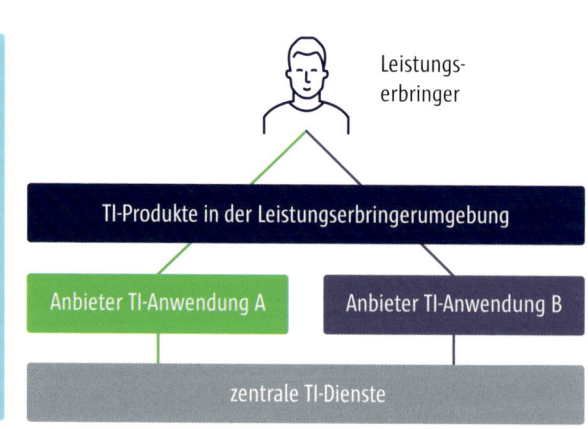

1. **Betrieb-by-Design**: Die gematik orientiert sich am IT-Servicedesign-Prinzip: „Das beste Produkt ist nichts wert, wenn man es nicht betreiben kann". Sie berücksichtigt den Betrieb bereits in der Entwicklung von Diensten und Produkten und sorgt so für deren Resilienz und Analysefähigkeit im Störungsfall.

2. **Taskforce Betrieb**: Störungsvorfälle sind in einer so großen IT-Infrastruktur unvermeidlich. Durch etablierte und regelhaft trainierte Abläufe können diese jedoch effektiv und effizient koordiniert und beseitigt werden. Die gematik orientiert sich daher am Prinzip von Rettungskräften: „Störungsbehebungen müssen regelmäßig trainiert werden!"

3. **TI-Betriebsüberwachung**: Die gematik lässt sich vom Prinzip der Logistik leiten: „Wir wollen nicht wissen, was in den Paketen enthalten ist, aber wo sich jedes zu jeder Zeit befindet." Dies hilft dabei, jederzeit den Betriebsstatus der Telematikinfrastruktur zu kennen und anhand von Anomalien präventiv agieren zu können.

4. **TI-Governance**: Die gematik folgt dem Wirtschaftsprüferprinzip: „Wir stellen betriebliche Regeln auf und prüfen diese regelmäßig." Dabei versteht sie ihre Dienstleister und Zulassungsnehmer als Partner und sorgt für eine durchgehende Kontaktpflege zu aktuellen und zukünftigen Betriebsthemen. Zur Beibehaltung der Dienstgüte auditiert sie regelmäßig und identifiziert gemeinsame Verbesserungspotenziale.

Mit dem Onlineproduktivbetrieb und der Anwendung Versichertenstammdatenmanagement nahm die Telematikinfrastruktur 2017 ihren Betrieb auf. Ziel war die Vernetzung von niedergelassenen Ärzten, Zahnärzten sowie Krankenhäusern. Mit dem Start der elektronischen Patientenakte und des elektronischen Rezepts 2021 wandert der Fokus von der ausschließlichen Vernetzung auf die Schaffung von spürbaren Mehrwerten im Versorgungsalltag. Damit beginnt die eigentliche Digitalisierung der Gesundheitsversorgung. Diese kann nur von allen Beteiligten zusammen durchgeführt werden. Die gematik ist bereit und steht jederzeit als Ansprechpartner zur Verfügung.

Literatur

Deutscher Fußball-Bund (2018) Bundesliga. Zuschauerzahlen. URL: https://www.dfb.de/bundesliga/statistik/zuschauerzahlen/ (abgerufen am 01.09.2021)

Deutscher Fußball-Bund (2021) DFB-Statistik. URL: https://www.dfb.de/verbandsstruktur/mitglieder/aktuelle-statistik (abgerufen am 01.09.2021)

Mönter A (2018) Warum ist Fußball so populär? Bielefelder Professor gibt Antworten. Neu Westfälische. URL: https://www.nw.de/lokal/bielefeld/mitte/22172772_Warum-ist-Fussball-so-populaer-Bielefelder-Professor-gibt-Antworten.html (aufgerufen am 01.09.2021)

Schinken S (o.J.) Das Lizenzierungsverfahren: Die Spielerlaubnis der Bundesliga. URL: https://www.bundesliga.com/de/bundesliga/news/das-lizenzierungsverfahren-die-spielerlaubnis-der-bundesliga-dfl-deutsche-fussball-liga.jsp (abgerufen am 01.09.2021)

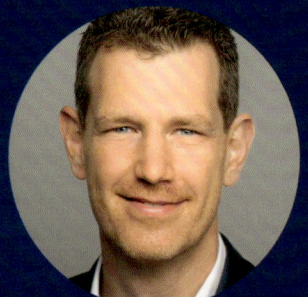

Björn Kalweit

Björn Kalweit ist Chief Operatios Officer bei der gematik und seit 2015 im Unternehmen. Nach seinem Dualstudium an der Berufsakademie Berlin in der Fachrichtung „Technische Informatik", hat er zuvor bei der Alcatel SEL (heute Teil von Nokia) an der Einführung von Telefonie über Breitbandkabelnetze mitgewirkt, bevor er zur Siemens AG wechselte und dort im Zuge der konzernweiten IT-Konsolidierung den Betrieb aller produzierenden Siemens-Standorte verantwortete. Beim Übergang der Siemens IT-Sparte an die Atos etablierte der gebürtige Berliner für Outsourcing-Deals eine Einheit, die den technischen Übergang aus dem Projekt in den Regelbetrieb sicherstellte.

3

Die Anwendungen der Telematikinfrastruktur: Wie die TI die Gesundheitsversorgung unterstützt

Lars Gottwald

Die Telematikinfrastruktur (TI) ist das sichere elektronische Kommunikationsnetzwerk für das deutsche Gesundheitswesen. Neue digitale Anwendungen – von der elektronischen Patientenakte bis zum E-Mail-Dienst KIM – sorgen für einen einfacheren Datenaustausch und somit für eine bessere Gesundheitsversorgung.

Als einheitliche sektorenübergreifende Plattform für die elektronische Kommunikation erleichtert die Telematikinfrastruktur (TI) den Informationsaustausch zwischen Ärzten, Zahnärzten, Psychotherapeuten und Angehörigen anderer Heilberufe. Die digitalen Anwendungen der TI tragen entscheidend dazu bei, dass medizinische Informationen, die für die Behandlung der Patienten benötigt werden, schneller und lückenloser verfügbar sind – bei gleichzeitig höchstem Niveau von Datenschutz und Datensicherheit.

Nach dem verpflichtenden Versichertenstammdatenmanagement (VSDM) zum Abgleich der Versichertendaten auf der Gesundheitskarte mit der Krankenkasse kommen nun erste medizinische Anwendungen in die TI. Diese sind für Patienten freiwillig und helfen, Arbeitsabläufe in den Praxen und zwischen medizinischen Einrichtungen zu erleichtern.

Darüber hinaus gibt es sogenannte Weitere Anwendungen des Gesundheitswesens und der Gesundheitsforschung. Diese erfüllen keinen konkreten gesetzlichen Auftrag, können aber nützliche Funktionen übernehmen, z.B. im Rahmen der Telemedizin. Die gematik überprüft, ob sie für einen Einsatz in der Telematikinfrastruktur zugelassen werden können (III.2).

3.1 Die elektronische Patientenakte (ePA)

Obwohl sich die Gesellschaft im digitalen Zeitalter befindet und viele Vorgänge entsprechend abgebildet werden, profitiert ein relevanter Bereich des Lebens – die Gesundheitsversorgung – im Alltag noch immer nicht von den Möglichkeiten, die die Digitalisierung mit sich bringt.

Die Situation von Patienten, die beispielsweise durch ein chronisches Leiden von immer gleichen Beschwerden eingeschränkt werden, verdeutlicht diese Problematik besonders. Der Besuch unterschiedlicher Mediziner und medizinischen Fachpersonals führt zu einer Vielzahl an Erkenntnissen, die für den weiterbehandelnden Leistungserbringer von großer Bedeutung sind. Damit diese Informationen vorliegen, sind Ärzte jedoch darauf angewiesen, dass ihre Patienten zum einen im Besitz ihrer medizinischen Dokumentation sind und diese sie zum anderen mitgebracht haben. Ist dies nicht der Fall, so müssen diese Informationen zeitaufwändig beschafft werden, etwa durch E-Mails oder Telefonate. Die Komplexität dieser Problematik lässt sich nach Belieben anpassen.

Sichere digitale Lösung für die Aufbewahrung von Patientendaten

Genau an diesem Punkt bietet die elektronische Patientenakte (ePA) einen komfortablen Ausweg, da durch die ePA Versicherte ihre behandlungsrelevanten Informationen rasch zur Hand haben, wenn diese benötigt werden. Die ePA ist damit nicht nur eine Akte über den Patienten, sondern vielmehr eine Akte des Patienten. Sie ermöglicht eine übergreifende Sicht aller Gesundheitsdaten sowie die Möglichkeit, relevante Informationen im Behandlungskontext zu teilen.

Seit dem 1. Januar 2021 haben alle gesetzlich Versicherten Anspruch auf eine elektronische Patientenakte, die als freiwillige und kostenfreie Anwendung durch die gesetzlichen Krankenversicherungen angeboten werden muss. Das Besondere an der ePA ist, dass sie auf den Spezifikationen der gematik und somit auf internationalen technischen Standards aufsetzt. Das heißt, sämtliche Schnittstellen sind standardisiert, also übergreifend nutzbar – unabhängig davon, bei welcher gesetzlichen Krankenversicherung ein Patient versichert ist. Hieraus ergibt sich wiederum, dass die ePA deutschlandweit über die verschiedenen Gesundheitssektoren hinweg und einrichtungsübergreifend genutzt werden kann.

Zusätzlich beschreiben die Spezifikationen die fachlichen, sicherheitstechnischen, datenschutzrechtlichen und betrieblichen Funktionalitäten einer elektronischen Patientenakte. Damit ist gewährleistet, dass solch sensible Daten, wie es Gesundheitsdaten sind, sicher aufbewahrt und verfügbar gemacht werden können, wenn sie benötigt werden. Jedes Aktensystem und jeder Betreiber eines solchen Systems muss vor Inbetriebnahme durch die gematik zugelassen und fortlaufend im Betrieb durch die gematik überwacht werden. So wird die Einhaltung der spezifikationsbezogenen Vorgaben sichergestellt.

Für die ePA gibt es zwei maßgebliche Nutzergruppen mit ihren jeweiligen Perspektiven. Dabei handelt es sich auf der einen Seite um die Versicherten und auf der anderen Seite um die Leistungserbringer, zu welchen Ärzte, Zahnärzte, Psychotherapeuten und andere medizinische Heilberufe gehören.

Nutzen für Versicherte

Die Dokumentenverwaltung ist von höchster Wichtigkeit, da die Akte initial keine Informationen enthält. Versicherte können zum einen selbst Dokumente in das ePA-Aktensystem einstellen oder zum anderen zugriffsberechtige Heilberufler darum bitten, Dokumente aus ihrem jeweiligen Primärsystem (z.B. Praxisverwaltungssystem, Apothekenverwaltungssystem, Krankenhausinformationssystem) einzustellen. Dabei ist jederzeit transparent hinterlegt, wer ein Dokument eingestellt hat. Darüber hinaus können Versicherte Daten, die nicht oder nicht mehr in der Akte vorhanden sein sollen, löschen.

Die Zugriffsberechtigungen können nur durch die Versicherten vergeben werden. Dabei können sie Institutionen wie Arztpraxen, Krankenhäuser oder Apotheken für den Zugriff berechtigten. Über die Dauer sowie den genauen Umfang entscheidet der/die Versicherte. Der große Vorteil der institutionsbasierten Zugriffsrechte ist, dass die elektronische Patientenakte so möglichst leicht in den gelebten Versorgungsalltag integriert werden kann, da z.B. medizinische Fachangestellte bei Prozessschritten unterstützen können.

Zusätzlich sollten und müssen Versicherte vollständige Transparenz darüber haben, was mit ihren Daten geschieht. Hierfür wurde eine Protokollfunktion eingeführt, mit der sich die Datennutzung auf der ePA nachvollziehen lässt. So werden etwa Aktivitäten beim Hoch- und Runterladen von Dokumenten ebenso protokolliert wie die Löschung von Dokumenten.

Das Schaufenster in die elektronische Patientenakte hinein ist das Frontend der Versicherten (FdV). Dieses kann als App auf einem Smartphone oder Tablet genutzt werden, aber auch als Desktopversion, die ab dem Jahr 2022 zur Verfügung steht. Lediglich der Versicherte besitzt den Schlüssel zur Öffnung der Inhalte. Durch die Zugriffsberechtigung einer weiteren Institution erhalten diese einen eigenen Schlüssel, der einen Zugriff auf die Akte ermöglicht. Hierzu benötigt das Primärsystem des Leistungserbringers ein Softwareupdate, um auf die ePA zugreifen zu können.

Nutzen für Heilberufler und Heilberuflerinnen

Auch für die Leistungserbringer, z.B. auf ärztlicher Seite, ergibt sich ein klarer Nutzen durch die ePA. Wie das Beispiel vom

Anfang zeigt, ist es wichtig, dass im Behandlungskontext jederzeit auf Befunde, Laborergebnisse usw. zugegriffen werden kann. Für den Behandlungserfolg ist es maßgeblich, dass die wichtigsten Informationen schnell für eine bestmögliche Behandlung auffindbar sind, da offene Fragen durch vorliegende Zusatzinformationen geklärt werden können. Perspektivisch werden sich daher in der elektronischen Patientenakte eine Vielzahl von Dokumenten unterschiedlichen Typs finden. Schon jetzt wird das Suchen und Finden von Dokumenten durch die zwingende Befüllung relevanter Metadaten erleichtert.

Daten, die für den Behandlungskontext relevant sind, können in die Primärdokumentation eines Leistungserbringers (z.B. Arzt, Zahnarzt) übernommen werden. Ist dies einmal geschehen, liegen diese Informationen auch nach Ablauf einer Berechtigung vor.

Die Löschung von Dokumenten aus der elektronischen Patientenakte ist nicht nur durch die Versicherten möglich: Auf Wunsch eines Patienten können Leistungserbringer ebenso von dieser Funktion Gebrauch machen. Dies ist besonders nützlich, wenn ein altes Dokument durch ein Neues ersetzt wird. Hierbei muss jedoch darauf geachtet werden, dass eine Berechtigung auch Abstufungen enthält, die sich aus den gesetzlichen Vorschriften (§ 352 SGB V) ergeben. So ist für manche Nutzergruppen ein Schreib- und Leserecht vorgesehen, für andere wiederum nur eines der beiden. Eine Nutzergruppe, die z.B. nur in die ePA schreiben darf, aber unter keinen Umständen die Inhalte kennen soll, sind die Kostenträger.

Entwicklungsschritte und Sicherheit der elektronischen Patientenakte

Eine Vielzahl von Dokumenten lassen sich ePA-Aktensystem speichern. In der ersten Stufe werden verschiedene Standardformate unterstützt. Die Anzahl an strukturierten Datensätzen ist allerdings noch überschaubar. Allerdings sind gerade diese Dokumententypen von Interesse. Hierzu wurde gesetzlich festgelegt, dass die Kassenärztliche Bundesvereinigung (KBV) sogenannte Medizinische Informationsobjekte (MIOs) syntaktisch und semantisch definiert, damit in Zukunft immer mehr Dokumente in strukturierter Form in der ePA gespeichert werden können. Begonnen wird zum 1. Januar 2022 mit den Passdokumenten – Mutterpass, Impfpass, Kinderuntersuchungsheft und Zahnbonusheft. Diese MIOs sind der Start für ein breites Portfolio unterschiedlicher Dokumententypen, das kontinuierlich ausgebaut wird. Darüber hinaus ist das Vorliegen strukturierter Dokumente zugleich der Grundstein für die zukünftige Forschung auf Basis von Daten aus der ePA.

Die elektronische Patientenakte ist zudem kein alleinstehendes Produkt, sondern vielmehr ein Zusammenspiel einer Vielzahl unterschiedlicher Komponenten. Alle Daten befinden sich als Kopien im ePA-Aktensystem, die auf Servern gespeichert sind, die von den jeweiligen gesetzlichen Krankenversicherungen betrieben werden. Für höchste Sicherheit liegen sämtliche Daten verschlüsselt auf den Servern, die wiederrum georedundant aufgestellt sind. Dies bedeutet, dass die Server in großer räumlicher Entfernung in Deutschland verteilt sind, sodass etwaige Katastrophen, z.B. Hochwasser, die Verfügbarkeit der Daten nicht gefährden. Weder die Kostenträger als Betreiber sowie niemand sonst kann auf die Informationen zugreifen oder diese ohne die richtigen Schlüssel einsehen.

Ausblick

Die elektronische Patientenakte eröffnet zahlreiche neue Möglichkeiten in der Gesundheitsversorgung. Richtig eingesetzt, kann sie zu einer verbesserten Arzt-Patienten-Kommunikation beitragen, die die Behandlungsqualität aufgrund einer gestiegenen Informationslage deutlich erhöht und die Menge an unnötigen Doppelbehandlungen minimiert. Grundlage dafür ist der Dialog zwischen Versicherten und Leistungserbringern (Ärzte u.a.). Die ePA ist als Werkzeugkasten zu verstehen, der den Behandlungsprozess unterstützt und sukzessive verbessert.

3.2 Das elektronische Rezept (E-Rezept)

Ob die Einnahme eines Medikaments gegen eine akute Erkrankung oder die regelmäßige Medikation bei chronischen Leiden: Das Verordnen von Medikamenten durch einen Arzt und das anschließende Einlösen des Rezepts in der Apotheke ist ein zentraler Prozess in der medizinischen Versorgung, den jeder kennt und der insbesondere bei chronisch erkrankten Menschen fester Bestandteil des Alltags ist. So wurden im Jahr 2020 – bedingt durch die Coronavirus-Pandemie gegenüber dem Vorjahr leicht rückläufig – laut ABDA 445 Mio. Rezepte in Apotheken eingelöst (ABDA 2021).

Von der Ausstellung eines Rezepts bis zu seiner Einlösung: Bis heute basiert dies auf einem rosa Zettel, der für alle Beteiligten mit zusätzlichen Aufwänden und Wegen verbunden ist. In der Arztpraxis werden Rezepte zwar meist schon elektronisch erfasst und ausgefüllt, anschließend aber ausgedruckt, händisch unterschrieben und den Patienten ausgehändigt. Danach werden die Rezepte in die Apotheke überbracht. Sofern das Medikament nicht vorrätig ist, erfolgt ein zweiter Gang zur Apotheke, um das Medikament abzuholen. In der Apotheke schließlich werden die ursprünglich in der Arztpraxis schon digital erfassten Rezeptinhalte erneut digital erfasst, geprüft und mit weiteren Angaben angereichert, damit am Ende eine Abrechnung erfolgen kann.

Komfortables digitales Ausstellen und Einlösen von Rezepten

Mit der Einführung des elektronischen Rezepts (E-Rezept) wird für die Verschreibung von apothekenpflichtigen Arzneimitteln die Zettelwirtschaft beendet und durch ein für alle komfortables und flexibles digitales Verfahren ersetzt. Ärzte können damit künftig Rezepte ausstellen, ohne dass diese persönlich in der Arztpraxis abgeholt werden müssen. Das ermöglicht z.B. Videosprechstunden mit der anschließenden elektronischen Ausstellung von Rezepten. Patienten können Rezepte weiterhin in der Apotheke ihrer Wahl einlösen. Sie können diese jedoch schon vorab ihrer Stammapotheke übergeben und Abholung oder Belieferung klären. In den Apotheken wird der Aufwand für die Dateneingabe und Rezeptprüfung erheblich reduziert, alle Informationen zur ärztlichen Verordnung kommen vollständig digital an. Damit bleibt mehr Zeit für die pharmazeutische Beratung der Patienten. Das bedeutet letztlich mehr Arzneimitteltherapiesicherheit (AMTS).

Das E-Rezept ist in Deutschland am 1. Juli 2021 gestartet. Beginnend mit der Fokusregion Berlin-Brandenburg wird es ab dem 4. Quartal 2021 bundesweit ausgerollt. Ab dem 1. Januar 2022 wird der rosa Zettel für die Verschreibung von apothekenpflichtigen Arzneimitteln dann endgültig Vergangenheit sein. Nur in Ausnahmefällen, z.B. bei technischen Störungen oder bei Hausbesuchen (wenn kein Zugriff auf die Telematikinfrastruktur möglich ist), kann das Papierrezept weiter genutzt werden.

Patienten können ihre Rezepte künftig vollständig papierlos verwalten: Die gematik hat die E-Rezept-App entwickelt und zur Verfügung gestellt, über die die elektronischen Rezepte in der Apotheke eingelöst werden können. Die App ermöglicht u.a. eine Suche über alle Apotheken und die Verwaltung von Stammapotheken. Sie steht kostenlos im Google Play Store, im App Store und der Huawei AppGallery zur Verfügung (Stand: Juli 2021). Um die App vollständig nutzen zu können und beispielsweise alle Inhalte der Rezepte einsehen zu können, wird neben einem Smartphone eine NFC-fähige, d.h. eine mit einer Schnittstelle für kontaktlose Kommunikation ausgestattete Gesundheitskarte mit zugehöriger PIN benötigt. Beides erhalten Versicherte bei ihrer Krankenkasse. Sofern Patienten kein Smartphone besitzen oder ihre Rezepte nicht digital verwalten möchten, können sie weiterhin einen Ausdruck erhalten. Dieser enthält das Rezept als QR-Code und kann so in der Apotheke elektronisch ausgelesen werden.

Stufenweiser Ausbau der E-Rezept-App

Die App wird von der gematik nach und nach weiter ausgebaut und um zusätzliche Funktionen ergänzt. Für die Entwicklung und den weiteren Ausbau der App hat die gematik einen nutzerorientierten Ansatz gewählt: In Interviews mit Nutzern und begleiteten Tests wird die App fortlaufend auf ihre Funktionen und Usability überprüft. So können Rückmeldungen direkt in die Feature-Planung übernommen werden. Beispielsweise zeigte sich in den ersten Tests, dass viele Nutzer nicht nur ihre eigenen, sondern auch die E-Rezepte ihrer Kinder oder pflegebedürftigen Eltern in der App verwalten möchten. Diese wichtige Funktion hat die gematik in der Folge umgesetzt.

Nach den apothekenpflichtigen Arzneimitteln werden künftig zudem weitere Rezepttypen als E-Rezept folgen. Dazu gehören Betäubungsmittel-Rezepte (2023) sowie die Verschreibung von häuslicher Krankenpflege und außerklinischer Intensivpflege (2024), Soziotherapien (2025) sowie Heil- und Hilfsmitteln (2026). Ab 2023 sollen zudem auch Digitale Gesundheitsanwendungen (DiGAs) in einem vollständig digitalen Prozess verschrieben und angewendet werden.

Ausblick

Mit der Digitalisierung des Versorgungsablaufs für die Verordnung und Abgabe von Medikamenten ist ein wesentlicher erster Schritt getan, der zugleich die Voraussetzung für weitere Verbesserungen in der medizinischen Versorgung darstellt. Die gematik wird die verschiedenen Anwendungen der Telematikinfrastruktur konsequent weiter ausbauen und vernetzen, so dass diese sich künftig mehr und mehr in einem gemeinsamen Zusammenspiel ergänzen.

E-Rezepte können z.B. auf Wunsch der Patienten dauerhaft in der elektronischen Patientenakte (ePA) abgelegt werden. Dort sind sie für alle behandelnden Ärzte und abgebenden Apotheken einsehbar und ermöglichen eine Übersicht über alle in der Vergangenheit verschriebenen Medikamente. Die Informationen können zudem für die Erstellung eines elektronischen Medikationsplans (eMP) genutzt und müssen nicht mehr in mühsamen Recherchen manuell erfasst werden. So bilden die Daten die Grundlage für Wechselwirkungschecks bei der Verordnung von neuen Medikamenten und erhöhen die Sicherheit für Patienten.

3.3 Der elektronische Medikationsplan (eMP)

In einer aktuellen Umfrage gaben 25 Prozent der Befragten an, dauerhaft drei oder mehr Medikamente einzunehmen (Statista 2020a). Der überwiegende Teil der eingenommenen Arzneimittel wurde ärztlich verordnet. Etwa ein Drittel der in den Apotheken abgegebenen Arzneimittel kaufen sich Patienten eigenständig im Rahmen der Selbstmedikation (Bundesministerium für Gesundheit 2021a).

Ziel einer medikamentösen Therapie ist es, krankheitsbedinge Beschwerden zu heilen oder zu lindern. Vor dem Hintergrund der stetig wachsenden Anzahl an verfügbaren Wirkstoffen ergeben sich jedoch zunehmend komplexe Arzneimittel-Wechselwirkungen. Hinzu kommen weitere Herausforderungen in der Arzneimitteltherapie: Neben der Personal- und Zeit-

knappheit im Gesundheitssektor sind dies vor allem zunehmend älter werdende Patienten, die häufig an multiplen Erkrankungen leiden und mit mehreren Arzneien gleichzeitig behandelt werden müssen. Dies wiederum kann zu Medikationsfehlern und damit zu unerwünschten Arzneimittelwirkungen (UAW) führen. Durchschnittlich 6,5 Prozent der Vorstellungen in der Krankenhausnotaufnahme, die zu einer stationären Aufnahme führen, sind durch UAW veranlasst (Bundesministerium für Gesundheit 2021a).

Um dies zu vermeiden und die Risiken für Patienten so weit wie möglich zu reduzieren sowie um die hierdurch entstehenden Kosten für das Gesundheitssystem zu senken, spielt die Erhöhung der Arzneimitteltherapiesicherheit (AMTS) eine wesentliche Rolle. Unter AMTS ist dabei die Gesamtheit aller Maßnahmen zur Gewährleistung eines optimalen Medikationsprozesses zu verstehen, der das Ziel hat, Medikationsfehler und damit vermeidbare Risiken für Patienten bei der Arzneimitteltherapie zu verringern (Aly 2015).

Digitaler Beitrag zu mehr Arzneimitteltherapiesicherheit

Der elektronische Medikationsplan (eMP) ist ein zentraler Ansatzpunkt für die Reduktion von vermeidbaren Medikationsfehlern und damit die Erhöhung der Arzneimitteltherapiesicherheit, da der eMP verlässliche Informationen zur medikamentösen Therapie von Patienten bereitstellt. Das unterstützt nicht nur die Betroffenen selbst, die notwendigen Informationen zur Einnahme ihrer Medikation erhalten. Es unterstützt auch die behandelnden Ärzte sowie Apotheker, denen oftmals ein vollständiger Überblick über die Medikation der von ihnen behandelnden Patienten bzw. ihrer Kunden fehlt.

Bereits seit Oktober 2016 haben Versicherte einen Anspruch auf den bundeseinheitlichen Medikationsplan (BMP), wenn sie mindestens drei zu Lasten der gesetzlichen Krankenkasse verordnete, systemisch wirkende Medikamente gleichzeitig einnehmen oder anwenden. Die Anwendung muss dauerhaft, d.h. über einen Zeitraum von mindestens 28 Tagen, vorgesehen sein. Der eMP unterstützt und ergänzt den BMP, indem er zusätzlich die relevanten Informationen zur Arzneimitteltherapie für alle an der Behandlung Beteiligten elektronisch zur Verfügung stellt und ihnen sektorenübergreifend den Austausch von Informationen ermöglicht.

Alle eingenommenen Medikamente an einem Ablageort

Der elektronische Medikationsplan ist dabei eine freiwillige medizinische Anwendung der Telematikinfrastruktur. Versicherte, die diesen nutzen möchten, erteilen vorab ihre Einwilligung. In der Regel erfolgt dies gegenüber dem behandelnden Arzt.

Die Daten des eMP werden auf der elektronischen Gesundheitskarte (eGK) der Versicherten gespeichert. Neben Ärzten und Zahnärzten können auch Apotheker den eMP schreiben und lesen, Psychotherapeuten nur lesen. Voraussetzung für den Zugriff ist immer das Einverständnis der Patienten, die dieses durch die Eingabe ihrer PIN erteilen können. Versicherte erhalten die PIN bei ihrer Krankenkasse. Sie ist standardmäßig aktiviert, kann auf Wunsch aber auch deaktiviert werden.

Neben Angaben zum Versicherten wie Name, Adresse und Geburtsdatum (Patientenstammdaten) umfasst der elektronische Medikationsplan möglichst vollständig alle verordneten als auch selbst erworbenen, rezeptfreien Medikamente inklusive Angaben zu Dosis, Zeitpunkt, Häufigkeit usw. Neben den aktuell eingenommenen Medikamenten können auch in der Vergangenheit eingenommene (historisierte) Medikamente sowie ggf. der Grund für das Absetzen im Datensatz dokumentiert werden. Des Weiteren können zusätzliche medikationsrelevante Daten wie Allergien, Unverträglichkeiten und medizinische Individualparameter wie Gewicht oder Kreatinin-Wert im eMP festgehalten werden (s. Abb. 11).

Der elektronische Medikationsplan wurde von der gematik in engem Abgleich mit dem bundeseinheitlichen Medikationsplan konzipiert, so dass Ärzte und Apotheker dabei unterstützt werden, Informationen aus einem bereits vorhandenen BMP in den eMP zu übernehmen. Da es zunächst nicht vorgesehen ist, dass Patienten die Daten, die auf ihrer elektronischen Gesundheitskarte gespeichert sind, einsehen und auslesen können, kann auf der Basis des eMP zudem jederzeit ein BMP erstellt werden. Zusätzlich kann der elektronische Medikationsplan auf Wunsch des Patienten als Kopie in seiner elektronischen Patientenakte abgelegt werden.

Ausblick

Seit Mitte 2020 können elektronische Medikationspläne auf der elektronischen Gesundheitskarte von Versicherten angelegt werden. Die gematik hat die Einführung mit einer wissenschaftlichen Evaluation begleitet. Ein zentrales Ergebnis ist die hohe Motivation der befragten Ärzte und Apotheker, die vor allem die Praxistauglichkeit des eMP in der Versorgung von Patienten bzw. Kunden sehen. Dies bestätigt auch das Praxisbarometer der Kassenärztlichen Bundesvereinigung, wonach der eMP an zweiter Stelle für den Wunsch des Ausbaus digitaler Angebote rangiert (Albrecht et al. 2020).

Gleichwohl zeigen die Untersuchungsergebnisse Potenziale zum Optimieren und Erweitern des eMP auf. Dies umfasst u.a. eine einfachere Handhabung in Zusammenhang mit der Anlage des Medikationsplans sowie vereinfachte Zugriffsmöglichkeiten, insbesondere da Patienten ihren eMP derzeit lediglich in der verkürzten Darstellung des BMP oder über eine Kopie in der elektronischen Patientenakte einsehen können.

In einem nächsten Schritt wird die gematik daher die Funktionsweise, vor allem den Speicherort des elektronischen Medikationsplans, weiterentwickeln. Geplant ist eine Online-Anwendung, auf die alle Beteiligten gleichermaßen zugreifen können. In weiteren Schritten wird es dann u.a. um die Optimierung der Inhalte, z.B. der Überarbeitung des Dosierschemas und der Darstellung von komplexen Dosierinformationen, sowie der Berücksichtigung

aller in den Medikationsprozess eingebundenen Akteure, insbesondere der Pflege, gehen. Ziel ist es, den eMP schrittweise zu einer umfassenden Informationsquelle für alle Beteiligten auszubauen, der diese bei der Verordnung, Abgabe und Anwendung von Arzneimitteln unterstützt und somit zur Verbesserung der Arzneimitteltherapiesicherheit beiträgt.

3.4 Das Notfalldaten-Management (NFDM)

Für die medizinische Versorgung von Menschen in einem Notfall ist es wichtig, dass Ärzte und Sanitäter schnell die notfallrelevanten medizinischen Informationen zum Gesundheitszustand erhalten, um gezielt Entscheidungen zu treffen oder Maßnahmen einzuleiten, die zur Abwendung eines ungünstigen Krankheitsverlaufs notwendig sind.

Notfallsituationen sind jedoch häufig gerade dadurch gekennzeichnet, dass der Patient z.B. wegen einer Ohnmacht oder starker Schmerzen nicht dazu in der Lage ist, zur Anamnese beizutragen. Da Patient und behandelnder Arzt sich nicht kennen, können so wesentliche Informationen zur richtigen Behandlung fehlen.

Abb. 11 Der elektronische Medikationsplan

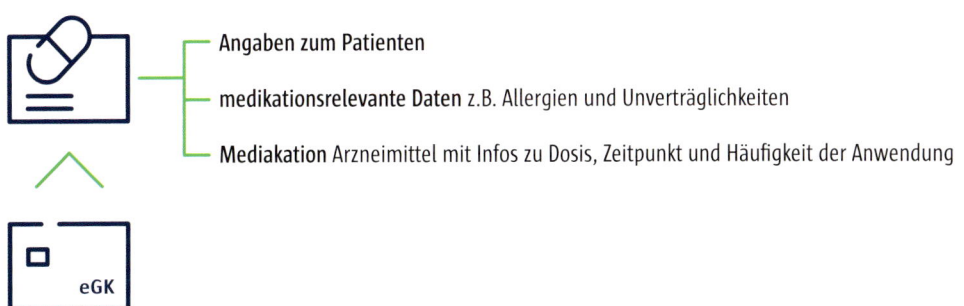

Angaben zum Patienten

medikationsrelevante Daten z.B. Allergien und Unverträglichkeiten

Mediakation Arzneimittel mit Infos zu Dosis, Zeitpunkt und Häufigkeit der Anwendung

eGK

Schneller Zugriff auf wichtige Patientendaten in Notfällen

Das Notfalldaten-Management (NFDM) unterstützt Ärzte, Zahnärzte und das medizinische Fachpersonal in Notsituationen, indem es schnell und sicher Zugriff auf die relevanten Informationen ermöglicht. Es besteht aus zwei Datensätzen, die auf der elektronischen Gesundheitskarte (eGK) der Versicherten gespeichert werden: dem Notfalldatensatz und dem Datensatz Persönliche Informationen (DPE). Zugriff auf das NFDM haben neben Ärzten, Zahnärzten und Psychotherapeuten (schreibend) auch Apotheker, Gesundheits- und Krankenpfleger, Altenpfleger, Hebammen, weitere Heilmittelerbringer wie Physiotherapeuten, sowie Fachärzte in Arbeite/Betriebsmedizin und Ärzte in öffentlichen Gesundheitsdiensten.

Der Notfalldatensatz (NFD) enthält die medizinischen Informationen des Patienten und unterstützt damit eine möglichst gezielte Diagnostik und Therapie. Er enthält Angaben zu Diagnosen, chronischen Erkrankungen (z.B. Diabetes), früheren Operationen (z.B. Organtransplantation), regelmäßig eingenommenen Medikamenten, Allergien und Unverträglichkeiten (insbesondere bei Arzneimittelallergien). Darüber hinaus können ergänzend Kontaktdaten (z.B. von Angehörigen oder behandelnden Ärzten) hinterlegt sowie weitere Hinweise notiert werden, die wichtig sind (z.B. Schwangerschaft, Implantate, Demenzerkrankung mit einer Weglaufgefährdung) (s. Abb. 12).

Ergänzend können im *Datensatz persönliche Erklärungen* (DPE) Hinweise auf das Vorhandensein und den Aufbewahrungsort von Gewebe- und Organspendeausweis, Patientenverfügung und Vorsorgevollmacht (soweit vorhanden) hinterlegt werden, nicht jedoch die Erklärungen selbst. So erfahren Ärzte im Notfall, dass es eine solche Erklärung gibt und wo sie zu finden ist (z.B. im Portmonee).

Zugriff nur durch berechtigte Personen

Die Nutzung des Notfalldaten-Managements ist freiwillig. Versicherte müssen hierfür vorab ihre Einwilligung erteilen. In der Regel erfolgt dies gegenüber dem behandelnden Hausarzt, der den Notfalldatensatz anlegt. Über die Telematikinfrastruktur (TI) wird sichergestellt, dass nur berechtigte Personen auf die Informationen zugreifen können.

Grundsätzlich ist für jeden Zugriff das Einverständnis der Versicherten notwendig. Können Patienten bei einem Notfall aufgrund ihrer medizinischen Situation ihr Einverständnis nicht erklären, dürfen Ärzte, Zahnärzte und medizinisches Personal auch ohne Einverständnis darauf zugreifen. Der Zugriff auf den Datensatz Per-

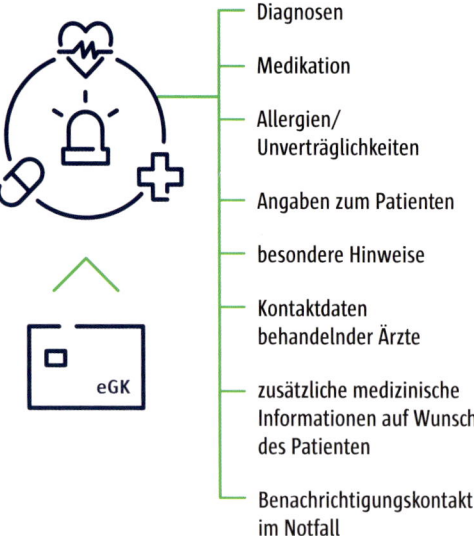

Abb. 12 Speicherbare Daten im Rahmen des Notfalldatensatzes

Diagnosen

Medikation

Allergien/ Unverträglichkeiten

Angaben zum Patienten

besondere Hinweise

Kontaktdaten behandelnder Ärzte

zusätzliche medizinische Informationen auf Wunsch des Patienten

Benachrichtigungskontakt im Notfall

eGK

sönliche Erklärungen ohne Einwilligung bleibt ausschließlich Ärzten vorbehalten.

Über Notfallsituationen hinaus kann die Anwendung NFDM auch in regulären Behandlungssituationen eingesetzt werden. So können z.B. Ärzte bei einer ungeplanten Patientenversorgung im Rahmen des ärztlichen Bereitschaftsdienstes ober bei einer Praxisvertretung auf die Daten zugreifen, sofern der Patient dem zustimmt.

Ausblick

Versicherte können das Notfalldaten-Management seit Mitte 2020 nutzen und ihre Notfalldatensätze auf ihrer elektronischen Gesundheitskarte anlegen lassen. Die gematik hat die Einführung der Anwendung mit einer wissenschaftlichen Evaluation begleitet. Die befragten Ärzte zeigen großes Interesse am NFDM, insbesondere aufgrund des praktischen Nutzens der Anwendung in der Patientenversorgung. Auch die befragten Patienten äußerten eine hohe Bereitschaft für die Anlage des Datensatzes.

Gleichzeitig ergab die Befragung viele wertvolle Hinweise für die Weiterentwicklung des Notfalldaten-Managements. In einem nächsten Schritt wird die gematik die kartenbasierte Anwendung durch eine Online-Anwendung ersetzen: Ab Mitte 2023 wird das NFDM zur elektronischen Patientenkurzakte, auf die auch weitere Berechtigte wie Psychotherapeuten oder Hebammen zugreifen können. Geplant ist eine Online-Anwendung, über die alle Beteiligten die wichtigsten Gesundheitsdaten von Patienten hinterlegen bzw. sich darüber informieren können. Damit wird die Kurzakte nicht nur im Notfall, sondern auch bei alltäglichen Besuchen, beispielsweise beim Erstkontakt, zum Einsatz kommen. Außerdem sollen Versicherte die Inhalte ihrer Kurzakte auch Ärzte im europäischen Ausland zur Verfügung stellen können.

3.5 Kommunikation im Medizinwesen (KIM)

Im deutschen Gesundheitswesen kommunizieren die Akteure noch immer mehrheitlich papierbasiert (Albrecht et al. 2020, S. 25). So werden Befunde und Arztbriefe zwar elektronisch in den jeweiligen Informationssystemen erfasst und bearbeitet (z.B. Praxisverwaltungssystem, Apothekenverwaltungssystem, Krankenhausinformationssystem), aber zur Weitergabe an andere Beteiligte per Papier ausgegeben, um dann per Brief oder Fax an Adressaten zu gelangen. Nach Angaben der Kassenärztlichen Bundesvereinigung werden so jährlich bis zu 150 Mio. Briefe ausgetauscht (ÄrzteZeitung 2016) Auch Verwaltungsvorgänge wie Arbeitsunfähigkeitsbescheinigungen oder Antrags- und Genehmigungsverfahren finden papierbasiert statt. Das Volumen schätzt der GKV-Spitzenverband bei den Arbeitsunfähigkeitsbescheinigungen jährlich auf bis zu 80 Mio. Vorgänge (GKV-Spitzenverband 2021).

Durch die immer stärker werdende Verzahnung der unterschiedlichen medizinischen Berufsgruppen steigt jedoch unweigerlich der Bedarf an elektronischer Kommunikation. Aufgrund mangelnder bundeseinheitlicher Vorgaben entstanden in verschiedenen Initiativen regionale Vernetzungsprojekte, die unterschiedliche Berufsgruppen verbinden. Für sich gesehen sind diese Initiativen erfolgreich, da gezielte Informationsbedarfe abgedeckt werden können. Nicht selten bleiben diese regionalen Vernetzungen aber lokal begrenzt und scheitern an sektoralen Grenzen sowie Zuständigkeiten. Zudem ist die Aufnahme weiterer Akteure in lokale Vernetzungsprojekte mit hohem Aufwand für die Identitätsprüfung verbunden.

Der zunehmende Wunsch, auch im Gesundheitswesen sektorübergreifend auf einfache digitale Lösungen wie E-Mail zu setzen, ist daher zwar nachvollziehbar, aber aufgrund des hohen Schutzbedarfs von Patientendaten datenschutzrechtlich nicht vertretbar. Für die Realisierung einer bundeseinheitlichen Kommunikationslösung mit Identitätsmanagement und zentraler Adressverwaltung unterschiedlicher Akteure des Gesundheitswesens sind neben hohen Initialaufwendungen auch ein enormer Regulierungs- und Abstimmungsbedarf erforderlich.

Sichere E-Mails zwischen Akteuren im Gesundheitswesen

Mit der Telematikinfrastruktur (TI) steht dem deutschen Gesundheitswesen und damit allen Akteuren ein gemeinsamer Ausgangspunkt für eine solche Lösung zu Verfügung. Denn in der TI sind die wesentlichen Fragestellungen zur datenschutzrechtlich unbedenklichen Datenverarbeitung durch Ende-zu-Ende Verschlüsselung, zur Identitätsklärung der Teilnehmenden sowie die technische Erreichbarkeit bereits beantwortet und organisiert.

Aufbauend auf die TI wurde daher ein neues, sicheres Übermittlungsverfahren im Gesundheitssektor entwickelt: KIM – Kommunikation im Medizinwesen. Damit können alle an die TI angeschlossenen Akteure, unabhängig von Profession oder sektoraler Zugehörigkeit, medizinische Informationen und Dokumente in einem geschlossenen System sicher per E-Mail austauschen. Denn KIM verwendet die für die Verarbeitung von Patientendaten erforderlichen Datenschutz- und Sicherheitsmechanismen der TI. Alle Teilnehmenden müssen vor der Nutzung ihre Identität nachweisen, z.B. über den Heilberufsausweis (HBA) oder Institutionsausweis (SMC-B), und werden in einem zentralen KIM-Adressbuch gespeichert. Seit Juli 2020 ist KIM für Ärzte, Zahnärzte, Psychotherapeuten und Krankenhäuser vorgeschrieben, für Apotheken ist die Nutzung freiwillig.

Ein exemplarisches Szenario aus dem Versorgungsalltag

Im Rahmen einer Behandlung stellt ein Allgemeinmediziner fest, dass die Patientin eine kardiologische Untersuchung benötigt. Mit der Überweisung der Patientin fordert der Arzt die kardiologische Befundung an. Nachdem die Kardiologin die Abklärung des Verdachts vornimmt, wird das Ergebnis der Untersuchung in einem Brief für den überweisenden Kollegen dokumentiert. Üblicherweise wird der Ausdruck des Befunds der Patientin ausgehändigt oder direkt auf dem Postweg an den Überweiser übermittelt. Bei Wiedervorstellung der Patientin beim überweisenden Allgemeinmediziner händigt diese den Befund bei der Anmeldung aus. Das Praxispersonal überführt die Dokumentation von Papier in ein elektronisches Format, das wiederum manuell der Primärdokumentation zugeführt werden muss. Durch die Ersetzung des Postwegs durch KIM kann die Kardiologin nun E-Mail-basiert mit dem überweisenden Allgemeinmediziner kommunizieren (s. Abb. 13): Der ohnehin bereits im Praxisverwaltungssystem elektronisch erfasste Arztbrief (1) der Kardiologin wird somit ohne Medienbruch und Zeitversatz an den Überweiser übermittelt. Der Arztbrief kann mit einer qualifizierten elektronischen Signatur versehen werden. Die Kardiologin wählt (2) dazu den überweisenden Arzt aus dem Verzeichnisdienst, dem zentralen Adressbuch, aus. Beim Versenden des Briefes mit KIM wird dieser automatisch durch Komponenten der Telematikinfrastruktur verschlüsselt (3). Beim Abrufen der KIM-Mails durch den überweisenden Arzt wird die E-Mail automatisch entschlüsselt und ist somit für den Nutzer lesbar. Das Praxispersonal behandelt die eingehenden KIM-Mails wie den Praxisbriefkasten und überwacht die eingehenden Dokumente und entscheidet über deren Relevanz.

Ausblick

Mit KIM steht dem gesamten Gesundheitswesen ein E-Mail-basiertes Übermittlungsverfahren zur Verfügung, das alle angeschlossenen Akteure sektorübergreifend auffindbar und adressierbar macht. Durch die Ende-zu-Ende-Verschlüsselung der KIM-Mails und die geprüften Identitäten im KIM-Adressbuch sind die grundlegenden sicherheits- und datenschutztechnischen Fragestellungen beantwortet worden.

Das Überführen etablierter papierbasierter Verfahren wie Arbeitsunfähigkeitsbescheinigungen, Antrags- und Genehmigungsverfahren, Arztbriefe, Labordaten, Abrechnungen, Kostenübernahmen usw. in die elektronische Welt wird damit für einen wachsenden Nutzerkreis attraktiv. So können z.B. weitere im Gesundheitssektor Tätige, etwa Pflegeeinrichtungen, Rehaeinrichtungen und Physiotherapeu-

Abb. 13 E-Arztbrief Versand mit KIM

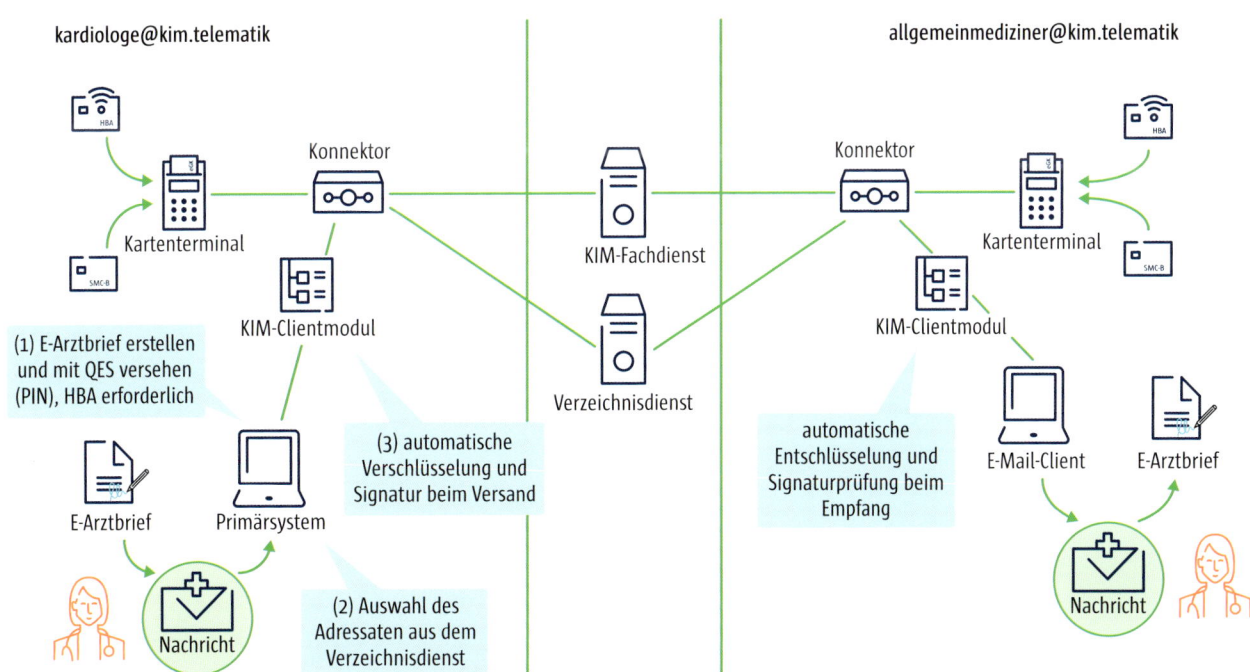

ten, aber auch Krankenkassen, Kassenärztliche Vereinigungen und Behörden an KIM angeschlossen und somit die Kommunikation im Versorgungsalltag erleichtert werden. 2022 erweitert die gematik das Produktportfolio um eine Video- und Messengerfunktion.

Literatur

ABDA (2021) Pressemitteilung. Arzneimittel 2020: Weniger Rezepte, aber höhere GKV-Ausgaben im Pandemie-Jahr. URL: https://www.abda.de/aktuelles-und-presse/pressemitteilungen/detail/arzneimittel-2020-weniger-rezepte-aber-hoehere-gkv-ausgaben-im-pandemie-jahr/ (abgerufen am 01.09.2021)

Albrecht M, Otten M, Sander M et al. (2020) PraxisBarometer Digitalisierung 2020. Stand und Perspektiven der Digitalisierung in der vertragsärztlichen und -psychotherapeutischen Versorgung. Ergebnisbericht für die Kassenärztliche Bundesvereinigung. URL: https://www.kbv.de/media/sp/IGES_KBV_PraxisBarometer_2020.pdf (abgerufen am 01.09.2021)

Aly A-F (2015) Definitionen zu Pharmakovigilanz und Arzneimitteltherapiesicherheit (AMTS). In: Arzneiverordnung in der Praxis (AVP), 2015; 42: 99–104

ÄrzteZeitung (2016) Telemedizin – Höheres Honorar für Faxe als für E-Arztbriefe? Springer Medizin Verlag GmbH, Berlin. URL: https://www.aerztezeitung.de/Wirtschaft/Hoeheres-Honorar-fuer-Faxe-als-fuer-E-Arztbriefe-295415.html (abgerufen am 01.09.2021)

Bundesministerium für Gesundheit (2021a) Aktionsplan 2021–2024 des Bundesministeriums für Gesundheit zur Verbesserung der Arzneimitteltherapiesicherheit in Deutschland. URL: https://www.bundesgesundheitsministerium.de/fileadmin/Dateien/5_Publikationen/Gesundheit/Berichte/Aktionsplan_2021-2024_BMG_AMTS.pdf (abgerufen am 01.09.2021)

Bundesministerium für Gesundheit (2021b) FAQ Implantateregister Deutschland. URL: https://www.bundesgesundheitsministerium.de/implantateregister-deutschland/faq-implantateregister-deutschland.html (abgerufen am 01.09.2021)

Deutscher Ärzteverlag GmbH (2021a) Organspenderegister soll im März 2022 kommen. dpa/aerzteblatt.de. URL: https://www.aerzteblatt.de/nachrichten/120243/Organspenderegister-soll-im-Maerz-2022-kommen (abgerufen am 01.09.2021)

Deutscher Ärzteverlag GmbH (2021b) Organspenderzahl bleibt trotz Pandemie stabil. afp/aerzteblatt.de. URL: https://www.aerzteblatt.de/nachrichten/120156/Organspenderzahl-bleibt-trotz-Pandemie-stabil (abgerufen am 01.09.2021)

GKV-Spitzenverband (2021) Elektronische Arbeitsunfähigkeitsbescheinigung (eAU). URL: https://www.gkv-spitzenverband.de/krankenversicherung/digitalisierung_und_innovation/eau/eau.jsp (abgerufen am 01.09.2021)

Ritzert B (2018) Zahnimplantate zunehmend erste Wahl: 1,3 Millionen werden in Deutschland pro Jahr eingepflanzt. URL: https://idw-online.de/de/news707107 (abgerufen am 01.09.2021)

Statista (2018) Was am häufigsten implantiert wird. URL: https://de.statista.com/infografik/16204/operationen-zum-einsetzen-von-implantaten-in-deutschland/ (abgerufen am 01.09.2021)

Statista (2020a) Bevölkerungsanteil in Deutschland nach Anzahl eingenommener Medikamente im Jahr 2019. URL: https://de.statista.com/statistik/daten/studie/561628/umfrage/bevoelkerungsanteil-in-deutschland-nach-anzahl-eingenommener-medikamente/ (abgerufen am 01.09.2021)

Statista (2020b) Anzahl der Implantationen künstlicher Hüftgelenke in deutschen Krankenhäusern in den Jahren 2005 bis 2019. URL: https://de.statista.com/statistik/daten/studie/785136/umfrage/implantationen-kuenstlicher-hueftgelenke-in-deutschen-krankenhaeusern/ (abgerufen am 01.09.2021)

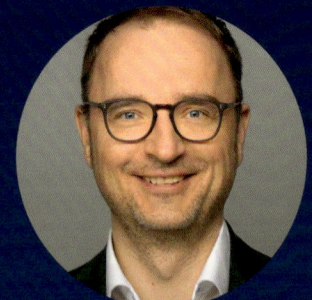

© gematik GmbH

Lars Gottwald

Lars Gottwald ist seit über 10 Jahren in der gematik tätig. Bis Ende 2019 verantwortete er als Leiter Projektmanagement die Projekte und Programme des Unternehmens. Seit 2020 ist er als Leiter Business Teams für die nutzerorientierte Entwicklung und Weiterentwicklung der Produkte und Services der gematik verantwortlich. Zusammen mit seinem Team treibt er u.a. die elektronische Patientenakte, das elektronische Rezept und den Kommunikationsdienst KIM mit den Zielen Qualitäts- und Effizienzverbesserung in der Patientenversorgung und Stärkung der Patientensouveränität voran. In vorigen beruflichen Stationen arbeitete Herr Gottwald mehrere Jahre als IT-Berater und Projektleiter in verschiedenen Unternehmen.

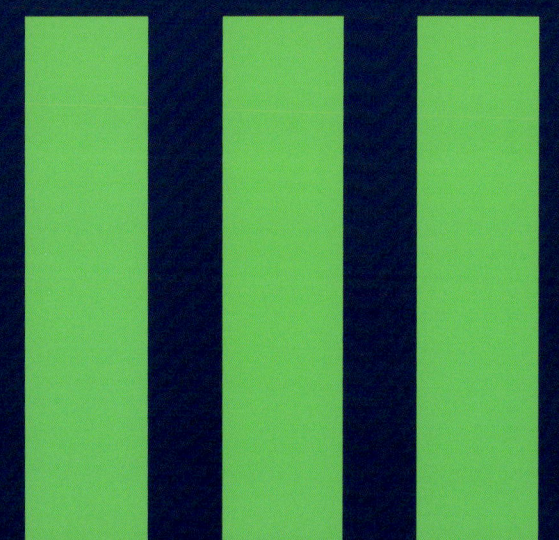

Digitaler Support für Versorgung und Public Health – wo stehen wir?

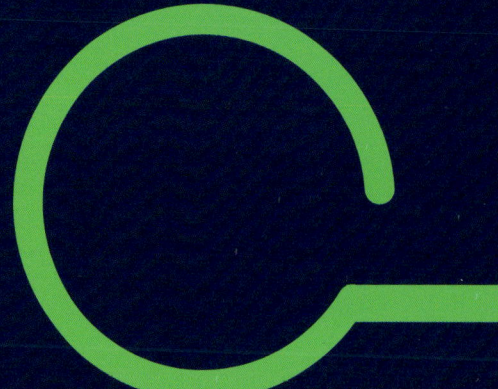

1

Endlich einheitliche Standards – Mit Interoperabilität zu mehr Qualität und Effizienz im Gesundheitssystem

Steffen Hennecke und Stefan Höcherl

Datenbasierte Medizin ist abhängig von der flexiblen Nutzbarkeit medizinischer Daten, sprich der Bereitstellung und Verwendung über alle System-, Sektoren und Landesgrenzen hinaus – also von Interoperabilität (IOP). Damit diese jedoch in einem so komplexen Bereich wie dem Gesundheitswesen erreicht werden kann, braucht es eine aktive, neutrale und unabhängige Koordinationsstelle, um zur ersten gemeinsam erarbeiteten nationalen Roadmap für Standards im Gesundheitssystem zu gelangen – als notwendige Start- und Landebahn für medizinische und technologische Innovation.

Der verlustfreie, nahtlose, interoperable Datenaustausch ist die Grundlage der digitalen Weiterverarbeitung und Wertschöpfung. Dies gilt auch im Gesundheitswesen mit seinen nach wie vor existierenden Sektoren (hih et al. 2020) Häufig liegt die Verantwortung und die Hoheit für die Definition von (digitalen) Austauschformaten noch immer in diesen Sektoren mit ihren jeweiligen Körperschaften und Organisationen. Diese nicht neutrale Interessenslage ist hinderlich dabei, sektoren- und grenzüberschreitende Nutzbarkeit und Anschlussfähigkeit von medizinischen Daten, kurz Interoperabilität, zu erreichen.

Essenziell für die datenbasierte Medizin ist jedoch ein interoperabler Datenaustausch. Dieser muss, zusammen mit allen Aktivitäten rund um das Thema Interoperabilität und der daran beteiligten Akteure, durch eine neutrale und unabhängige Koordinierungsstelle gewährleistet werden. Dafür ist eine Gesamtperspektive über die Akteurs- und Sektorengrenzen hinaus notwendig, ebenso, wie es erforderlich ist, die Interessen und die Beteiligung aller Akteure in ausgewogener Weise zu berücksichtigen. Denn nur durch diese neutrale Stelle als „Moderator und Concierge" ist es möglich, die Beteiligten aus Wissenschaft, Versorgung, Industrie und Forschung entlang einer klaren Roadmap – mit verbindlichen Leitplanken für alle – zusammenzubringen und die erzielten Ergebnisse nachzuhalten. Die gematik hat den Auftrag erhalten (vgl. § 311 SGB V), eine sektorenübergreifende Infrastruktur für den sicheren Transport von medizinischen Daten bereitzustellen und die Interoperabilität der zu übertragenden Daten sicherzustellen. Dadurch können interoperable Datenstrukturen und -inhalte in der Dokumentation der medizinischen Versorgung festgelegt werden.

1.1 Interoperabilität ist mehr, als vorhandene IT-Standards in „gelben Seiten" zusammenzufassen

Um die Notwendigkeit einer einheitlichen Koordination und die Festlegung einheitlicher Standards nachvollziehen zu können, ist es wichtig, ein Verständnis darüber zu erlangen, was Interoperabilität in der Gesundheitsversorgung des Menschen kann, braucht und bringt.

Denn Patienten haben einen Anspruch auf interoperable Daten in der medizinischen Versorgung, was nachweisbar die Sicherheit in der Behandlung erhöht (vgl. dazu die europäische Datenschutz-Grundverordnung, Erwägungsgrund 68 – Recht auf Datenübertragbarkeit, https://dsgvo-gesetz.de/). Dadurch können z.B. kommunikative oder inhaltliche Missverständnisse vermieden werden. Zudem gilt das Wirtschaftlichkeitsgebot (siehe § 12 SGB V) demzufolge „ausreichend, zweckmäßig und wirtschaftlich" gehandelt werden soll.

Der Schlüssel für diese Bedarfe lautet „Standardisierung". Diese wird in anderen Branchen durch die Industrie selbst organisiert, sofern sich daraus Kostensenkungen und damit finanzielle Vorteile ergeben. In stärker regulierten oder in Sektoren aufgeteilten Branchen wie im Gesundheitssystem tritt dieser Effekt der Marktbereinigung später oder gar nicht ein. Hier wurde daher in der Fachcommunity der Standardisierung der Ruf nach einer solchen sektorenübergreifenden und unabhängigen Koordinierungsstelle für die Interoperabilität im Gesundheitswesen laut, die gleichermaßen von der Wissenschaft, der Forschung und der Industrie unterstützt werden soll. Die Vorteile, aber auch die Notwendigkeit einer zentral koordinierten und auf Basis von verbindlichen Standards klar verorteten Zielvorstellung für Interoperabilität im Gesundheitssystem liegen klar auf der Hand:

1. **Mehr Sicherheit für Patienten** durch verfügbare und nutzbare Daten, welche die Basis für bessere Informationen für die Diagnose und/oder Behandlung durch Ärzte bilden.

2. **Entlastung für alle Mediziner und Heilberufler** durch digital unterstütztes Teamwork, bessere Koordination, mehr Koopera-

tion und im Endeffekt mehr Zeit für Medizin.

3. **Positive wirtschaftliche Effekte für das Gesundheitssystem**, weil es weniger redundante Systeme, Medienbrüche und Insellösungen gibt.

4. **Mehr Freiheit**, denn grenzüberschreitende medizinische Versorgung und ortsungebundene Sicherheit für Patienten wird erst durch Interoperabilität möglich.

5. **Mehr Wettbewerbsfähigkeit für den Standort Deutschland**, denn Krankheiten kennen keine nationalen Grenzen, auch medizinische Forschung ist international und multizentrisch. Digitale Gesundheitsversorgung braucht sektoren- und grenzüberschreitend anschlussfähige Standards, sowohl in Deutschland selbst als auch in der EU, wie die COVID-19-Pandemie einmal mehr gezeigt hat.

6. **Mehr Datenqualität und Nutzen in der Versorgung und Forschung**, denn standardbasierte strukturierte Daten und Schnittstellen erhöhen die Verfügbarkeit bei Produkten und Services sowie die Interaktion mit der Versorgung und Forschung.

1.2 Wie lassen sich diese Potenziale nutzen in einem föderalen Gesundheitssystem mit starker sektoraler Betrachtung?

Aktuell (Stand: September 2021) sind gleichzeitig mehrere Institutionen im deutschen Gesundheitswesen gesetzlich befugt und beauftragt, jeweils sektorenspezifische oder anwendungsspezifische Interoperabilitätsvorgaben (z.B. für die elektronische Patientenakte in der Tele-

matikinfrastruktur [TI]) zu definieren. Das ist nicht nur eine herausfordernde Konstellation, wenn nicht gar Schwachstelle für das gesamte System. Sondern es fehlt für eine sektorenübergreifende Sicherstellung der Interoperabilität derzeit dadurch auch an einem geeigneten moderierten Austausch-Mechanismus und an der Rolle eines „Moderators und Concierges" mit der notwendigen Expertise und Beteiligung an europäischen und nationalen Vorhaben und Diskussionen. Doch nur durch die Installation und das Knowhow einer solchen Position und Funktion ist ein übergreifender Blick auf sich abzeichnende Risiken und Chancenfelder für Marktteilnehmer und für die TI möglich.

Im Ergebnis gibt es daher bislang keine gemeinsame nationale IOP-Roadmap aller maßgeblichen Akteure im Gesundheitswesen. Es fehlen also verbindliche „Leitplanken" im Sinne von Interoperabilitäts-Regeln, innerhalb derer sich Innovationen entfalten können.

Damit wir zu diesen hilfreichen Leitplanken kommen und diese in einer Roadmap fortentwickeln und fortschreiben können, ist eine Koordinierungsstelle erforderlich, die als erster Ansprechpartner für alle Stakeholder dient. Diesen nationalen runden Tisch kann die gematik moderieren, denn sie hat die dafür notwendige Expertise sowohl als Anbieter der TI als auch durch die vielen Schnittstellen zu maßgeblichen nationalen und internationalen Akteuren. Im Ergebnis wäre damit eine elementare Weichenstellung zu einer Neuausrichtung auf dem facettenreichen Weg möglich, den Deutschland bei der digitalen Transformation des deutschen Gesundheitssystems bis dato beschritten hat.

1.3 Entwickler, Anwender und Nutzer an den Runden Tisch

Wenn nun Einigkeit besteht, dass es einen moderierten runden Tisch braucht, um im Dialog mit den Experten aus den relevanten Feldern der Versorgung, Forschung, Wissenschaft, Standardisierungsorganisationen und Industrie die erste nationale Roadmap zu erstellen. Wie erfährt man davon?

Von VESTA zur nutzerfreundlichen Wissensmanagementplattform

Basierend auf einer Planungsstudie zur Interoperabilität im Jahr 2013 (Bundesministerium für Gesundheit 2013) erhielt die gematik mit dem E-Health-Gesetz, das 2016 in Kraft getreten ist, den Auftrag, ein Interoperabilitätsverzeichnis für IT-Standards und Anwendungen im Gesundheitswesen aufzubauen. Dieses „Verzeichnis für Standards und Anwendungen", oder schlicht: vesta (vgl. https://www.vesta-gematik.de), ist am 30.06.2017 an den Start gegangen. Jeder Interessierte hat seither die Möglichkeit, IT-Standards und Anwendungen für das Gesundheitswesen zur Veröffentlichung und Kommentierung in vesta einzureichen. Zudem ist die gematik verpflichtet, relevante Spezifikationen als verbindliche Festlegungen in vesta aufzunehmen. Neben ausgewählten Experten kann sich auch die Öffentlichkeit an den Kommentierungsprozessen für IT-Standards und Festlegungen der gematik beteiligen. vesta soll damit ein transparentes Werkzeug zur Förderung der Interoperabilität im deutschen Gesundheitswesen darstellen.

Doch diesen Anspruch an Transparenz kann das Verzeichnis in der realen Umsetzung nicht zufriedenstellend erfüllen: Es bildet aktuell (Stand: September 2021) eine Liste von Standards, Profilen und Leitfäden sowie Projekten und Anwendungen ab, ohne einen konkreten Bezug, keine Vernetzung untereinander herzustellen. Es lässt sich in diesem Format mit den „gelben Seiten" des Gesundheitswesens vergleichen, während die Bedarfe der Nutzer des Verzeichnisses aber andere sind. Die Informationen zusammenhängend aufzubereiten und vernetzt darzustellen, sind entscheidende Ansätze zur Verbesserung, damit mehr Transparenz und darüber auch Beteiligung in der Community erreicht werden kann.

Um das Verzeichnis konzeptionell weiterzuentwickeln, hat die gematik das konkrete Nutzerfeedback, die Erfahrungen über die Vitalität der bisherigen Plattform und die Erwartungen der Standardisierungs-Community eingeholt.

Die Ergebnisse zusammengefasst, fehlt z.B. den Anbietern von IT-Systemen und digitalen Gesundheitsanwendungen (DiGAs) ein Überblick zu den bestehenden Vorgaben und Regelungen zur Interoperabilität. Auch eine verlässliche Übersicht über existierende IT-Systeme, Anwendungen, Projekte sowie Standards, Profile und Leitfäden ist nicht vorhanden. Den Diskussions- und Entwicklungsprozess, der u.a. in Stakeholder-Workshops auf Einladung der gematik vorgestellt und diskutiert wurden, hat die gematik fortlaufend online verfügbar gemacht (vgl. vesta Standards o.J.). Denkt man den notwendigen und gewünschten Wandel des Verzeichnisses weiter – und das hat die gematik auf Grundlage des Feedbacks der Stakeholder und „IOP-Community" getan –, ergibt sich eine inhaltliche und strategische Neuausrichtung.

National First Point of Contact für Interoperabilität

Eine zentrale, unabhängige und verlässliche digitale Wissensmanagementplattform soll als nationaler First Point of Contact für Fragen rund um die Themen Standardisierung in der deutschen Digital-Health-Branche etabliert werden. Nationale und internationale Anbieter sollen durch die Bereitstellung vernetzter Inhalte zu bestehenden Vorgaben und Regelungen Klarheit im Sinne einer Transparenz hinsichtlich der Interoperabilität und damit der Orientierung am wachsenden Markt der Digitalen Medizin erhalten.

Ganz grundlegend dabei ist eine stärkere Lotsenfunktion, auch als Analyse- und Arbeitswerkzeug für die Nutzer auf Basis des heutigen Verzeichnisses vesta. Schrittweise soll diese Plattform zu einer zentralen Wissensmanagementplattform weiterentwickelt werden, schon ab Ende 2021 mit mehr Funktionalitäten und einem mehrsprachigen Angebot. Damit wird die interoperable Digitalisierung des deutschen Gesundheitswesens sowie dessen europäische Anbindungsfähigkeit weiter unterstützt.

Die mit der Wissensmanagementplattform erzeugte Transparenz bietet Vorteile für verschiedene Akteure und Nutzergruppen:

1. Ärzte, Patienten, Wissenschaftler und Forscher können die Plattform als Analyse- und Nachschlagewerkzeug nutzen. Sie profitieren von der verbesserten Nutzerfreundlichkeit von Anwendungen, der Möglichkeit zum Beispiel indikationsspezifisch oder regional zu suchen und sich damit bedarfsgerecht zu Anwendungen in der Versorgung zu informieren.

2. Anbieter von IT-Systemen erhalten eine Orientierung über existierende Vorgaben, Standards, Profile, Leitfäden etc. Damit wird die effiziente Suche sowie die Umsetzung von Interoperabilitätsanforderungen erleichtert. Damit kann ein zusätzlicher Push-Effekt hinsichtlich der Akzeptanz im Markt unterstützt werden.

3. Politische Entscheider erhalten einen gebündelten sektorenübergreifenden Überblick über die Digitale-Medizin-Landschaft und über die verwendeten IT-Standards. Damit können z.B. Anreize und finanzielle Förderungen effektiv weiterentwickelt werden.

Im Zuge der Diskussion rund um das Digitale-Versorgung-und-Pflege-Modernisierungs-Gesetz (DVPMG) wurde dieser Ansatz 2021 vorgestellt und im Rahmen einer ergänzenden Rechtsverordnung durch das Bundesministerium für Gesundheit rechtlich verankert.

Blaupause für Interoperabilitätsstandards und Kollaboration: ISiK

Für eine „Nahaufnahme" der Relevanz von Interoperabilität und der Rolle der gematik eignet sich besonders der Blick auf den stationären Sektor und dessen Datenaustausch: Die Landschaft informationstechnischer Systeme in Krankenhäusern ist äußerst heterogen. Für die Patientenverwaltung und -abrechnung, die medizinische Dokumentation, die Laborverwaltung, die Blutbank bis hin zum Dokumentenarchiv, werden verschiedene, auf das jeweilige Fachgebiet spezialisierte Systeme verwendet. Es besteht daher der Bedarf, diese Systeme über die Festlegung und Verwendung von offenen und standardisierten Schnittstellen interoperabler und effizienter zu gestalten.

Der aktuell (Stand: Juni 2021) in Krankenhäusern vorherrschende Integrationsansatz nach dem Standard HL7 Version 2 (HL7v2, https://www.hl7.org/fhir/http.html) sieht vor, dass fachdomänenspezifische Systeme Nachrichten versenden, sobald für andere Systeme interessante Ereignisse eintreten. Wird in einem System für medizinische Dokumentation eine Diagnose angelegt, wird beispielsweise eine entsprechende Nachricht versendet, die vom Abrechnungssystem konsumiert und in der Rechnungslegung berücksichtigt wird. Für diesen Ansatz ist es nötig, dass die konsumierenden Systeme direkt auf die für sie passenden Nachrichten reagieren können. Jedoch werden dieselben Inhalte in verschiedenen Krankenhäusern oft unterschiedlich in HL7v2-Nachrichten kodiert. Darum wird häufig ein Kommunikationsserver verwendet, der die krankenhausspezifischen Nachrichten in ein Format übersetzt, das die konsumierenden Systeme verarbeiten können. Erst wenn diese Übersetzung der HL7v2-Nachrichten eingerichtet ist, können Daten zwischen den Systemen ausgetauscht werden.

Daraus ergeben sich einige relevante Nachteile:

- Es ist nur eine im Voraus definierte Datenverarbeitung möglich.
- Es müssen Verarbeitungsregeln im Kommunikationsserver festgelegt werden, die empfangene HL7v2-Nachrichten zur Weiterverarbeitung in ein geeignetes Format überführen.
- Es können keine HL7v2-Nachrichten genutzt werden, die vor Aktivierung der Verarbeitungsregeln im Krankenhaus versandt wurden.
- Damit bleibt ein großer Teil der verfügbaren Daten des Krankenhauses ungenutzt.

Gerade große Krankenhäuser müssen Tausende dieser Verarbeitungsregeln verwalten. Das erschwert den Überblick, und nicht mehr benötigte Regeln belasten den Kommunikationsserver.

Wenn es darum geht, hier Abhilfe zu schaffen, kommt die gematik ins Spiel:

Mit dem Patientendaten-Schutz-Gesetz (PDSG, vgl. Bundesministerium für Gesundheit 2020) hat die gematik den Auftrag erhalten, offene und standardisierte Schnittstellen zu spezifizieren, die über den reaktiven Datenaustausch hinaus einen bedarfsgerechten Datenaustausch ermöglichen. D.h. benötigte Daten werden zum gewünschten Zeitpunkt im nötigen Umfang angefragt und zur Verfügung gestellt. So sind prinzipiell alle Daten eines Krankenhauses nutzbar, auch wenn sie lange vor dem Bedarf zur Nachnutzung erhoben wurden. Es müssen keine statischen Verarbeitungsregeln in einer Drittsoftware – dem Kommunikationsserver – verwaltet werden.

Diese Art des bedarfsgerechten Datenaustausches wird in ISiK durch den internationalen HL7-Standard FHIR in seiner aktuellen Version R4 realisiert (vgl. HL7 Deutschland e.V. o.J.). Dabei folgt die Kommunikation dem Architekturstil Representational State Transfer – REST –, auf dem auch wesentliche Teile der Kommunikation im Internet und mit mobilen Geräten im Besonderen basieren (vgl. https://www.red-hat.com/de/topics/api/what-is-a-rest-api).

Die Einhaltung dieser Spezifikation wird von der gematik in einem Bestätigungsverfahren zur Bestätigung des interoperablen Datenaustauschs durch Informationssysteme im Krankenhaus (ISiK) geprüft. Dies ist gemäß § 373 SGB V verpflichtend für Softwareprodukte, die als zentrale primäre Informationssysteme im Krankenhaus genutzt werden und die üblicherweise Krankenhausinformationssystem (KIS) oder klinisches Arbeitsplatzsystem (KAS) genannt werden (vgl. Themenseite der gematik zu ISiK: gematik 2021).

Mit ISiK sollen eine Vielzahl digital unterstützter Anwendungsfälle im Krankenhaus realisiert werden. Dabei soll nicht die Vielfalt an möglichen Anwendungsfällen im Voraus komplett spezifiziert werden – damit würde die Implementierung von ISiK durch zu enge und komplexe Vorgaben eher verhindert werden, gerade mit Blick auf zu erwartende zukünftige Anwendungsfälle. Das Ziel von ISiK ist es vielmehr, digitale Interaktionen in den Anwendungsfällen zu identifizieren, für die eine Standardisierung besonders wertstiftend ist. Wertstiftend sind Interaktion, die z.B. viele Anwendungsfälle unterstützen oder in einem Anwendungsfall einen besonders aufwändigen manuellen Schritt automatisieren.

Solche Use-Case-übergreifenden Funktionalitäten, die vom Implementierungsleitfaden unterstützt werden, sind zum Beispiel:

- Suche nach Patienten anhand demografischer Kriterien (Name, Adresse, Geburtsdatum)

- Abfrage der Versicherungsinformationen eines Patienten
- Abfrage aller Diagnosen eines Patienten
- Suche nach dem aktuellen Aufenthalt eines Patienten
- Suche nach Fallinformationen anhand einer Fallnummer

Außerdem können z.B. die folgenden Use Cases per Implementierungsleitfaden in Kombination mit weiteren Profilen und Standards umgesetzt werden:

- Integration mobiler (Mess-)Geräte ohne eigene Server-Infrastruktur, um Patienten- und Fallinformationen aus dem Primärsystem oder ins Primärsystem zu übermitteln (z.B. per Scan eines Barcodes)
- Integration selten eingesetzter Subsysteme für die interoperable Übertragung von Patientendaten ins Primärsystem
- Integration von Entscheidungsunterstützungssystemen
- standardisierter Ansatz für Massendatentransfer zwischen Systemen
- Integration von webbasierten Applikationen von Drittherstellern in Primärsysteme („Fremdaufruf").

Um die Festlegungen des Bestätigungsverfahrens erfolgreich einsetzen zu können, ist es zwingend erforderlich, die Probleme und Bedürfnisse der Krankenhäuser zu verstehen und gemeinsam zu erarbeiten, wie ISiK im täglichen Arbeitsalltag Erleichterungen bewirken können. Gleichzeitig ist ein enger Austausch mit denjenigen Softwareherstellern essenziell, die die Festlegungen des Verfahrens in der gesetzlich vorgegebenen Zeit umsetzen müssen.

Ein so genanntes Open-House-Verfahren zur Identifizierung praktischer Positiv-Beispiele für die Einführung von Interoperabilitätsvorgaben gemäß § 373 SGB V mit HL7 FHIR und damit von standardisierten, zukunftsfähigen Schnittstellen im klinischen Arbeitsalltag wurde am 02.04.2021 mit einer sehr positiven Resonanz abgeschlossen: Es wurden (Stand Juni 2021) sieben Krankenhäuser mit der Umsetzung der Showcases beauftragt (vgl. Pressemitteilung der gematik vom 09.06.2021: „ISiK: Für eine gemeinsame digitale Sprache im Klinikalltag. gematik etabliert einheitliche Standards für Informationstechnische Systeme in Krankenhäusern [ISiK]", gematik 2021; s. Abb. 14).

Interoperabilität und gematik: quo vadis?

Das Ziel der gematik ist es, den nationalen runden Tisch für Interoperabilität als Gastgeber so anzubieten und den gemeinsamen sektorenübergreifenden Dialog so zu moderieren, dass im Ergebnis das Ausschöpfen von medizinischen und wissenschaftlichen Potenzialen von allen Beteiligten gemeinsam erreicht werden kann. Maßgeblich ist dabei die Integration der bereits durch den Gesetzgeber beauftragten Institutionen, oder Initiativen der öffentlichen Hand und privater Organisationen sowie Projekte aus der klinischen Forschung, die sich ebenfalls mit der Spezifikation von Interoperabilitätsaspekten befassen. Als nationale Koordinierungsstelle für Interoperabilität im deutschen Gesundheitswesen wird es vor allem darum gehen, wirkungsvoll Fachexperten einzubinden, um die erste nationale Roadmap für Interoperabilität ins Leben zu rufen und gezielt fortzuentwickeln. Dafür wird die notwendige Arbeitsstruktur zur Vernetzung der verschiedenen Bedarfe und Expertisen koordiniert. Im Ergebnis müssen verbindliche IOP-Festlegungen die notwendigen verlässlichen Leitplanken für die Anbie-

Abb. 14 Teilnehmer
Show Case ISiK Stufe 1

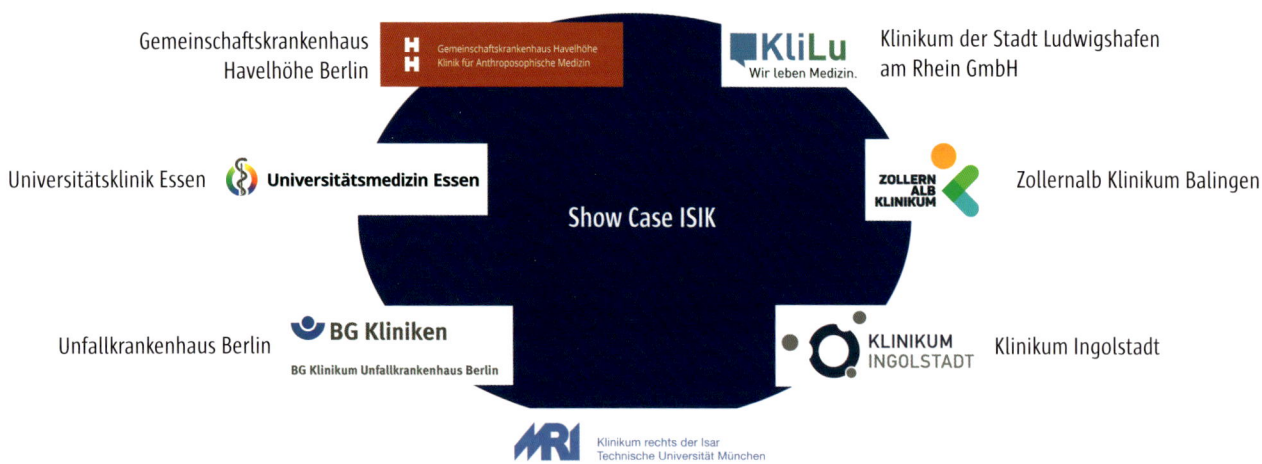

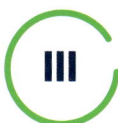

ter und Anwender bereitstellen, um dem aktuellen Digitalisierungsschub im Gesundheitswesen weiter Auftrieb zu geben. Der ganzheitliche Ansatz zur Förderung von gelebten international anschlussfähigen Standards im Gesundheitswesen basiert zum einen auf diesen kollaborativen Strukturen zur Einbindung der notwendigen Expertise und Arbeitsgremien sowie auf der weiterentwickelten da Wissensmanagementplattform. Diese dient als Weiterentwicklung von vesta (s.o.) als erste Anlaufstelle im Markt, bietet als Nachschlagewerk sowie Analysewerkzeug

Orientierung und stellt eine umfassende Transparenz sicher. Auch über den nationalen Rahmen hinaus ist es eine Aufgabe, die Vernetzung mit ausländischen Partnern und europäischen National Digital Health Agencies auszubauen.

Das neue Governance-System „IOP 2.0" wird also in offener und kooperativer Weise umgesetzt und bringt am nationalen „runden Tisch" die interdisziplinäre Expertise zusammen für die Erarbeitung und Weiterentwicklung der nationalen Roadmap für Interoperabilität im deutschen Gesundheitssystem (s. Abb. 15).

Abb. 15 Governance System für IOP 2.0

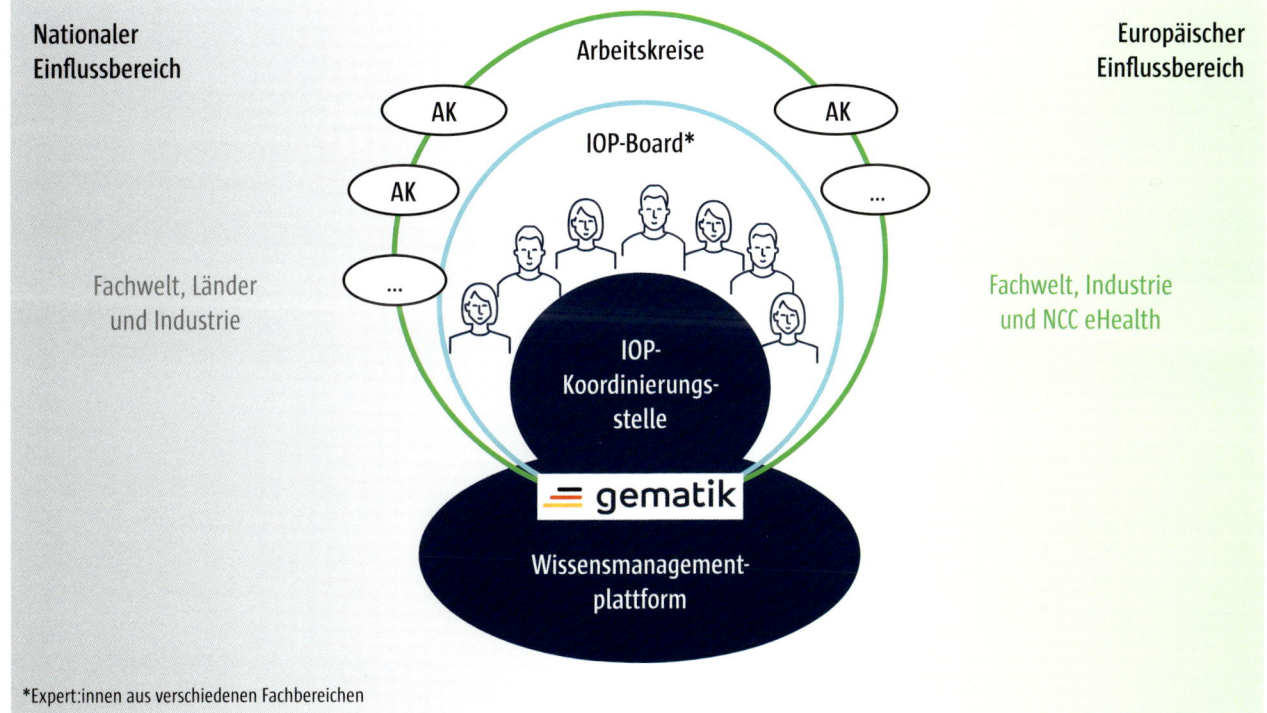

Literatur

Bundesministerium für Gesundheit (2013) eHealth – Planungsstudie Interoperabilität. Ergebnisbericht Ist-Analyse. URL: https://docplayer.org/9961197-Bundesministerium-fuer-gesundheit-ehealth-planungsstudie-interoperabilitaet-ergebnisbericht-ist-analyse.html (abgerufen am 03.09.2021)

Bundesministerium für Gesundheit (2020) Patientendaten-Schutz-Gesetz. URL: https://www.bundesgesundheitsministerium.de/patientendaten-schutz-gesetz.html (abgerufen am 03.09.2021)

Health innovation hub – hih, gematik, bvitg e.V. Bitkom (2020) Interoperabilität 2025 – Teil A: Voraussetzungen für ein interoperables Gesundheitswesen schaffen. Version 1.6. URL: https://www.gematik.de/fileadmin/user_upload/gematik/files/Presseinformationen/Interoperabilitaet_2025_Teil_A_v16.pdf (abgerufen am 03.09.2021)

HL7 Deutschland e.V. (2021) Warum FHIR? URL: https://hl7.de/themen/hl7-fhir-mobile-kommunikation-und-mehr/warum-fhir/ (abgerufen am 03.09.2021)

HL7v2 (2019) FHIR Release 4 – RESTful API. URL: https://www.hl7.org/fhir/http.html (abgerufen am 03.09.2021)

gematik (2021) Interoperabilität dank ISiK. URL: https://fachportal.gematik.de/informationen-fuer/isik (abgerufen am 03.09.2021)

gematik (2021) ISiK: Für eine gemeinsame digitale Sprache im Klinikalltag. URL: https://www.gematik.de/news/news/isik-fuer-eine-gemeinsame-digitale-sprache-im-klinikalltag/ (abgerufen am 03.09.2021)

vesta Standards (2020) IOP 2.0 – Neues Konzept zur Schaffung von Interoperabilität. URL: https://www.vesta-gematik.de/ueber-iop-20/ (abgerufen am 03.09.2021)

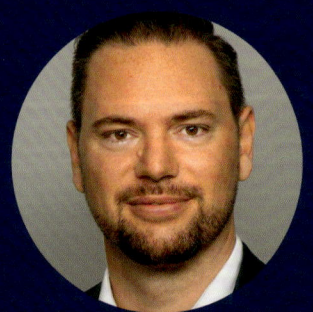

Stefan Höcherl

Stefan Höcherl ist seit April 2020 in der gematik tätig und leitet dort den Bereich Strategie & Standards. Er verantwortet die strategischen Fragen zur Unternehmensentwicklung sowie die Themen Standardisierung und Interoperabilität im deutschen Gesundheitswesen, als auch die europäische Zusammenarbeit im Bereich Digital Health. Herr Höcherl hat davor in verschiedenen Positionen im Gesundheitswesen Zukunftsfragen mitgestaltet und war als Consultant für einen Industrieverband sowie für Strategie- und Public Affairs-Beratungen mit den Schwerpunkten Gesundheitswesen & digital Pharma in Berlin tätig.

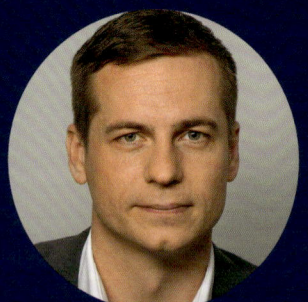

Steffen Hennecke

Steffen Hennecke ist seit 2018 bei der gematik tätig. Als Teamlead und Themenmanager im Bereich Strategie & Standards liegt sein Fokus auf dem Thema Interoperabilität im Gesundheitswesen. Er setzt sich hauptsächlich mit einem Governance System zur Erreichung von Interoperabilität in Deutschland auseinander und ist maßgeblich an dem Aufbau einer Wissensmanagementplattform für Interoperabilität im Bereich E-Health beteiligt. Herr Hennecke hat an der Dualen Hochschule Baden-Württemberg, Stuttgart, Wirtschaftsinformatik (Dipl.) studiert und war parallel dazu von 2005 bis 2018 in dem Automotive Konzern DEKRA SE als Projekt- und Produktmanager tätig.

2

Weitere Anwendungen des digitalen Gesundheitswesens in der Telematikinfrastruktur

Lars Gottwald

An der Digitalisierung des Gesundheitswesens führt kein Weg vorbei. Die Telematikinfrastruktur (TI) bietet dabei die technischen Voraussetzungen für sichere und nutzerfreundliche Anwendungen. Mit „Weiteren Anwendungen" haben Drittanbieter, z.B. aus Gesundheitsforschung oder Industrie, die Möglichkeit, digitale Lösungen über das Netz der TI bereitzustellen.

Bei marktwirtschaftlich agierenden Unternehmen hat sich die Erkenntnis durchgesetzt, dass es zur digitalen Transformation keine Alternative gibt. Diese Erkenntnis kann und muss auch auf das deutsche Gesundheitswesen übertragen werden. Mit anderen Worten: Die weitere Digitalisierung der Gesundheitsversorgung ist zwingend.

Eine Digitalisierung, die sich an den Bedarfen der im Gesundheitswesen tätigen Menschen einerseits sowie den Patienten andererseits orientiert, wird wesentlich zur Bewältigung großer Herausforderungen wie Alterung der Gesellschaft, Fachkräftemangel und Umgang mit großen Datenmengen beitragen. Die digitale Transformation ist hierbei jedoch kein Selbstzweck. Sie ist die Grundlage für ein zukunftsfestes Gesundheitssystem, das eine weiterhin hohe Qualität in der Patientenversorgung sichert, die Patientensouveränität stärkt und Innovationen ermöglicht, z.B. in der Erforschung seltener Krankheiten.

Im Fünften Buch Sozialgesetzbuch (SGB V) hat der Gesetzgeber Regelungen für einzelne Anwendungen der Telematikinfrastruktur (TI) getroffen. Hierzu zählen u.a. die elektronische Patientenakte und das elektronische Rezept. Für diese Anwendungen ist die gematik – verkürzt dargestellt – in der Verantwortung, die normativen Festlegungen in Form von Konzepten und Spezifikationen zu treffen und Produkt- bzw. Anbieterzulassungen zu erteilen. Diese Anwendungen sind wichtige Impulsgeber für die digitale Transformation im deutschen Gesundheitswesen.

2.1 Weitere Anwendungen zur Nutzung der TI

Ergänzend zu diesen in der Öffentlichkeit sehr präsenten Anwendungen sind im Fünften Buch Sozialgesetzbuch Regelungen zu sogenannten „weiteren Anwendungen" zu finden. Dies sind laut § 327 SGB V Anwendungen des Gesundheitswesens und der Gesundheitsforschung, die über die gesetzlich geregelten Fachanwendungen der elektronischen Gesundheitskarte hinausgehen. Sie sollen Einrichtungen, Organisationen oder Personen dabei unterstützen, ihre Aufgaben zu erfüllen, etwa in der medizinischen Versorgung, der Rehabilitation oder der Pflege sowie zur systematischen Suche nach neuen wissenschaftlichen Erkenntnissen auf dem Gebiet der Gesundheitsforschung. Anbieter müssen ihre Berechtigung bei der gematik nachweisen.

Für eine weitere Anwendung können die Anbieter, etwa aus Gesundheitsforschung oder Industrie, die Telematikinfrastruktur als primäre Plattform für eine sichere Vernetzung nutzen. Damit wird die TI zu einer digitalen Plattform für das Gesundheitswesen, die Netzwerkeffekte nicht nur ermöglicht, sondern bewusst stimuliert. Mit den weiteren Anwendungen können Akteure im Gesundheitswesen verknüpft werden, die ohne die Plattform nicht oder nur schwer miteinander interagieren könnten. Zudem werden so neue digitale Angebote geschaffen. Hieraus entstehen Mehrwerte für die Beteiligten im Gesundheitswesen.

2.2 WANDA – das gematik-Bestätigungsverfahren für „Weitere Anwendungen"

Die Voraussetzung für die Nutzung der Telematikinfrastruktur als primäre zentrale Plattform ist das Bestätigungsverfahren WANDA (Weitere Anwendungen für den Datenaustausch). Alle Weiteren Anwendungen nach § 327 SGB V müssen dieses Verfahren bei der gematik durchlaufen und erfolgreich absolvieren.

Die Anwendungen können als Option „Smart" oder „Basic" bei der gematik gebucht werden. WANDA-Smart-Nutzer können dabei auf zentrale Dienste der Telematikinfrastruktur zugreifen oder kryptografische Identitäten der TI für eigene Anwendungszwecke mitnutzen. Bei der Anbindungsoption Basic hingegen ist der Anschluss an die TI ohne die Nutzung dieser Dienste möglich (gematik 2021a).

Beiden Optionen ist die Anbindung an die TI gemein. Die Anbindung erfolgt aktuell über einen sicheren zentralen Zugangspunkt, der hinsichtlich der Performance- und Datenvolumen-Anforderungen unterschiedlich dimensioniert werden kann. Anbindung an und Nutzung der Telematikinfrastruktur sind für die

Anbieter der weiteren Anwendungen gebührenpflichtig.

Mit Stand vom Mai 2021 sind 31 Anwendungen als weitere Anwendung bestätigt. Der überwiegende Teil dieser bestätigten Anwendungen wird von Institutionen bzw. Organisationen des Gesundheitswesens angeboten. Hierunter fallen insbesondere Dienste im Netz der Kassenärztlichen Vereinigungen. Das Organspende- und Implantateregister sowie das Deutsche Elektronische Melde- und Informationssystem für den Infektionsschutz (DEMIS) werden in den Jahren 2021 und 2022 folgen. Hiermit wird die Positionierung der Telematikinfrastruktur als Plattform gestärkt, da wichtige, zentrale Themen für die Patientenversorgung erlebbar und nutzbar werden.

Implantateregister

Das Implantateregister Deutschland, abgekürzt IRD, ist, wie der Name bereits sagt, ein bundesweites Register, welches zum Ziel hat, sowohl die Sicherheit als auch die Qualität von Implantaten und deren medizinische Versorgung zu erhöhen. Produkt- oder versorgungsbezogene Probleme können somit schneller identifiziert und die Risiken für Patienten minimiert werden (Bundesministerium für Gesundheit 2021b). In der Anfangsphase sollen zunächst Brustimplantate erfasst werden, bevor in einer weiteren Ausbaustufe Knie- und Hüftimplantate folgen sollen. Zuletzt wurden 2019 243.477 Hüftgelenke (Statista 2020b) und 2017 191.272 Kniegelenke (Statista 2018) in Deutschland implantiert, während die Zahnimplantate mit 1,3 Millionen im Jahr 2018 am häufigsten implantiert werden (Ritzert 2018). Vor 20 Jahren wurden insgesamt gerade einmal 20.000 Implantate gesetzt. Gesundheitseinrichtungen, Patienten, gesetzliche und private Krankenversicherungen sowie die Hersteller von Implantaten sind zur Nutzung des Implanteregisters verpflichtet, wie aus dem Implantateregistergesetz (IRegG) hervorgeht (Bundesministerium für Gesundheit 2021b).

Organspenderegister

Das Organspenderegister, welches am 1. März 2022 in Deutschland in Kraft treten soll, ermöglicht es allen Organspendern sich über das Internet oder persönlich im zuständigen Bürgeramt in das Online Register einzutragen und damit der Spende eines Organs ausdrücklich zuzustimmen (Deutscher Ärzteverlag GmbH 2021a). Die erklärenden Personen erhalten ihren Zugriff über die Krankenkassen-App. Auch soll im Zuge dieser Einführung das Aufklärungsangebot für eine Organspende erweitert werden (Deutscher Ärzteverlag GmbH 2021b). In Deutschland gibt es zurzeit 1.250 Entnahmekrankenhäuser und 1,34 Mio. Organspendeerklärungen pro Jahr. Durch die Einführung des Organspenderegisters und die verstärkte Aufklärung der Bevölkerung sollen mehr Menschen noch zu Lebzeiten eine Entscheidung zur Organspende treffen, die Leben retten kann (Deutscher Ärzteverlag GmbH 2021a).

2.3   Nutzen der TI für Anbieter

Die bestehenden Nutzungs- und Anbindungsvarianten für die weiteren Anwendungen sind jedoch im Zuge der TI 2.0 weiterzuentwickeln. Eine Orientierung aus Nutzerperspektive liefern die Ergebnisse aus einer Umfrage aus dem Jahr 2020: Mit fast 75 Prozent wird das Nutzererlebnis als wichtigster Erfolgsfaktor für Digital-Health-Plattformen benannt, um Kunden anzuziehen und zu binden (Statista 2021).

Aus Sicht eines Anbieters einer weiteren Anwendung, z.B. eines Dienstes für Telemedizin, stellt sich also die Frage, wie bequem und überzeugend die Nutzung der Telematikinfrastruktur wahrgenommen wird und warum gerade die Telematikinfrastruktur genutzt werde sollte. Die Beantwortung dieser Frage beinhaltet insbesondere die Aspekte Aufwand und Dauer für die Integration, Offenheit und flexible Skalierbarkeit für Innovationen sowie die Interoperabilität. Unabhängig davon hat die TI zwei starke Alleinstellungsmerkmale auf ihrer Seite, die die Basis für die nutzerorientierte Weiterentwicklung sind: Dies sind eine bundesweite, sektorenübergreifende Reichweite sowie die nachgewiesene Sicherheit.

2.4   Chancen für die digitale Gesundheitsversorgung

Mit dem Whitepaper der gematik von 2021 sind wichtige Rahmenbedingungen und architektonische Säulen für die Weiterentwicklung der TI-Plattform zu einem Ökosystem aufgezeigt (gematik 2021b). Die aktuell noch nicht im Rampenlicht stehenden weiteren Anwendungen werden damit zu zentralen Treibern für die digitale Transformation. Die Potenziale einer nachhaltigen und übergreifenden Vernetzung von digitalen Produkten werden insbesondere durch die Corona-Krise deutlich. Gleichzeitig hat die Corona-Krise zu einer erhöhten Akzeptanz bei den Patienten in Bezug auf digitale Lösungen geführt.

Erfahrungen aus Dänemark und England belegen zudem, dass eine erfolgreiche digitale Transformation die Entwicklung digitaler Lösungen auf nationaler und lokaler Ebene erfordert. Das enge Zusammenwirken dieser beiden Ebenen ermöglicht u. a. die Durchführung von Pilotprojekten, die zunächst lokal entwickelt und erprobt und erst bei Erfolg national bereitgestellt oder bei Misserfolg verworfen werden. In diesem Umfeld werden die weiteren Anwendungen eine wichtige Rolle einnehmen.

Ein weiteres wichtiges Zukunftsthema im Gesundheitswesen ist der Weg von der einheitlichen Medizin für alle (one size fits all) hin zu einer individuellen Präzisionsmedizin. Ohne an dieser Stelle in die Tiefe zu gehen: Die in diesem Ansatz steckenden Chancen zeigen, was mit digitalen, vernetzten Produkten und Daten in einem atmenden Ökosystem erreicht werden kann.

Literatur

gematik (2021a) Pressemitteilung – WANDA: Mitglied der Anwendungsfamilie im neuen Look. URL: https://www.gematik.de/news/news/wanda-mitglied-der-anwendungsfamilie-im-neuen-look/ (abgerufen am 06.09.2021)

gematik (2021b) Arena für digitale Medizin – Whitepaper Telematikinfrastruktur 2.0 für ein föderalistisch vernetztes Gesundheitssystem. URL: https://www.gematik.de/fileadmin/user_upload/gematik/files/Presseinformationen/gematik_Whitepaper_Arena_digitale_Medizin_TI_2.0_Web.pdf (abgerufen am 06.09.2021)

Glady G (2019) The Bio Immune(G)ene Medicine or how to use a maximum of cell molecular resources for therapeutic purposes. Edelweiss Applied Science and Technology. DOI: 10.33805/2576-8484.164

Statista (2021) Was sind die wichtigsten Erfolgskriterien für Digital-Health-Plattformen, um Kunden anzuziehen und einzubinden? Statista. URL: https://de.statista.com/statistik/daten/studie/1178793/umfrage/umfrage-zu-erfolgsfaktoren-von-digitalen-health-plattformen/ (abgerufen am 06.09.2021)

Statista (2020) Am stärksten durch die Corona-Krise betroffene Digital Health-Unternehmen nach Segment im Jahr 2020. Statista. URL: https://de.statista.com/statistik/daten/studie/1185675/umfrage/durch-die-corona-krise-am-staersten-betroffene-digital-health-segmente/ (abgerufen am 06.09.2021)

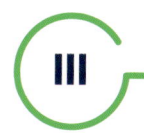

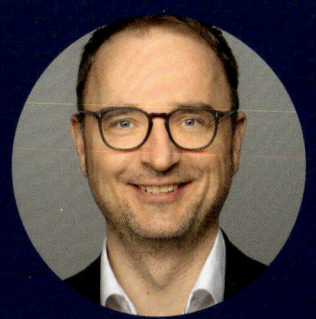

© gematik GmbH

Lars Gottwald

Lars Gottwald ist seit über 10 Jahren in der gematik tätig. Bis Ende 2019 verantwortete er als Leiter Projektmanagement die Projekte und Programme des Unternehmens. Seit 2020 ist er als Leiter Business Teams für die nutzerorientierte Entwicklung und Weiterentwicklung der Produkte und Services der gematik verantwortlich. Zusammen mit seinem Team treibt er u.a. die elektronische Patientenakte, das elektronische Rezept und den Kommunikations-dienst KIM mit den Zielen Qualitäts- und Effizienzverbesserung in der Patientenversorgung und Stärkung der Patientensouveränität voran. In vorigen beruflichen Stationen arbeitete Herr Gottwald mehrere Jahre als IT-Berater und Projektleiter in verschiedenen Unternehmen.

3

DEMIS: Auf dem Weg zu einem digitalen Meldesystem für Infektionskrankheiten

Thomas Jenzen und Torsten Hoffmann

Für einen effektiveren Infektionsschutz wurde das Meldesystem für Infektionskrankheiten u.a. mithilfe der gematik digitalisiert: Mit dem sukzessiven Ausbau des Deutschen Elektronischen Melde- und Informationssystems für den Infektionsschutz (DEMIS) lassen sich Infektionsmeldungen elektronisch versenden und verarbeiten. Das erleichtert den Datenaustausch zwischen Ärzten, Laboren und zuständigen Behörden und hilft so, große Infektionsereignisse besser zu verfolgen.

3.1 Deutschland vor der COVID-19-Pandemie

2011 erreichte die EHEC-Epidemie Deutschland. Das Darmbakterium Enterohämor-rhagisches Escherichia coli infizierte Tausende Menschen, ließ Hunderte schwer erkranken, mehrere Dutzend Menschen starben (RKI 2011, S. 2). Dieses Infektionsgeschehen nahm die damalige Bundesregierung zum Anlass, ein zentrales System zur Erfassung und Überwachung von Infektionskrankheiten aufzubauen. Durch ein zentrales Meldesystem sollten Infektionsmeldungen in elektronischer und somit medienbruchfreier Form vorliegen und übermittelt werden (RKI 2013, S. 8). Das Deutsche Elektronische Meldesystem für Infektionsschutz, kurz DEMIS, sollte diese Aufgabe übernehmen. Über mehrere Jahre wurde in Konzeptphasen prototypisch an DEMIS gearbeitet. Mit dem Ausbruch der COVID-19-Pandemie 2020 wurde das System erstmals regulär bundesweit eingesetzt.

Bis zu diesem Zeitpunkt fand der Datenaustausch wie folgt statt: Bei der Entnahme einer Probe durch einen Arzt wurden die Patientendaten erfasst und zusammen mit der Probe an ein Labor geschickt. Das Labor erfasste den Vorgang in einem elektronischen Laborinformationssystem (LIS). Stellte das Labor in der Probe einen meldepflichtigen Erreger fest, musste der Befund an das zuständige Gesundheitsamt übermittelt werden. An dieser Stelle jedoch – bei der Ausleitung des Befundes aus dem LIS – mündete der Vorgang in einen Medienbruch, da die für die Weiterbearbeitung zuständigen Gesundheitsämter die Befunde mangels eines zentralen Systems mittels Fax abarbeiteten. Anhand der Postleitzahl des einsendenden Arztes musste das Labor das zuständige Gesundheitsamt samt Faxnummer identifizieren. Bei Irrläufern musste das fälschlich adressierte Gesundheitsamt selbst aktiv werden und den Befund an das korrekte Gesundheitsamt weiterleiten.

3.2 Die Pandemie als Digitalisierungstreiber

Als im Zuge der COVID-19-Pandemie im Frühjahr 2020 massiv steigende Infektionszahlen mit dem neuartigen Coronavirus SARS-CoV-2 auf Deutschland zurollten und damit auch die Infektionsmeldungen an die Gesundheitsämter enorm anstiegen, stand der öffentliche Gesundheitsdienst vor einer großen Herausforderung: Er musste Infektionsketten zügig nachvollziehen und schnellstmöglich durchbrechen. Die Meldung der positiven Infektionsnachweise erfolgte jedoch aufgrund eines fehlenden zentralen Melde-

systems vorrangig per Telefax. Durch die rasant zunehmende Zahl an positiven SARS-CoV-2-Meldungen der Labore wuchs der manuelle Aufwand zur Übertragung der Meldungen durch die Gesundheitsämter von Fax in weiterverarbeitende IT-Systeme massiv.

Eine verlässliche und vor allem schnelle Weiterleitung ist jedoch entscheidend für die Kontaktnachverfolgung, die Durchbrechung von Infektionsketten, aber auch die Aufbereitung der offiziellen Fallzahlen zur Einschätzung der pandemischen Lage. Die Dauer zwischen Eingang einer Labormeldung und Weitergabe eines Falls für die Verwendung in behördlichen Vorgängen variierte zu diesem Zeitpunkt zum Teil stark. Die pandemische Entwicklung offenbarte schnell: Die etablierten Meldewege zwischen Laboren und Gesundheitsämtern hielten dem wachsenden Informationsbedarf der Behörden nicht mehr stand. Gleichzeitig stand das im Jahr 2012 durch das Bundesministerium für Gesundheit (BMG) angeforderte zentrale Erfassungssystem DEMIS nicht zur Verfügung und rückte somit immer mehr in den Fokus der Öffentlichkeit.

Im Rahmen einer Initiative, die durch das das BMG veranlasst wurde, unterstützte die gematik das für den Aufbau von DEMIS zuständige Robert Koch-Institut (RKI) dabei, den elektronischen Datenaustausch zu beschleunigen (s. DEMIS-Seite des RKI: https://www.rki.de/DE/Content/ Infekt/IfSG/DEMIS/DEMIS_node.html). Die gematik hat die Entwicklung der DEMIS-Software unterstützt und durch iterative Softwaretests die Qualitätssicherung übernommen. Des Weiteren wurde der Betrieb der DEMIS-Infrastruktur von der gematik verantwortet (s. Themenseite der gematik: https://www.gematik.de/anwendungen/demis/).

Hierzu wurden die in der Konzeptphase von DEMIS diskutierten und zum Teil prototypisch bereits umgesetzten Bestandteile in kurzer Zeit zu einem lauffähigen System hergerichtet. So konnten im Juni 2020 die ersten vier Labore an das Meldesystem DEMIS angeschlossen und ab diesem Zeitpunkt SARS-CoV-2-Meldungen auf digitalem Weg an die Gesundheitsämter übermittelt werden (Pressemitteilung der gematik vom 23.06.2020). Zwischen der Initiative des BMG und dem Absetzen der ersten Meldung an DEMIS vergingen etwa zwei Monate.

3.3 DEMIS: Was kann es, was ist der Nutzen?

Mit dieser ersten Ausbaustufe des Deutschen Elektronischen Melde- und Informationssystems konnten diagnostizierende Labore ihre positiven SARS-CoV-2-Meldungen gemäß Infektionsschutzgesetz von nun an digital an DEMIS übermitteln. Dies brachte sofort spürbare Vorteile mit sich:

- Kostenersparnisse aufgrund des wegfallenden Faxversands,
- weniger Aufwand durch die automatische Ermittlung des für die jeweilige Meldung zuständigen Gesundheitsamtes (sowie auf Seite des Gesundheitsamts nur Möglichkeit zum Empfang zuständiger Meldungen),
- beschleunigter Verarbeitungsprozess durch wegfallenden Medienbruch sowie

- insgesamt schnellere Datenverarbeitung im Sinne der Kontaktnachverfolgung und Pandemieeindämmung.

Zum 1. Januar 2021 wurde die Übermittlung von positiven SARS-CoV-2-Befunden über DEMIS verpflichtend. Diese Verpflichtung hat der Nutzung von DEMIS einen enormen Schub gebracht. Pünktlich zum Jahreswechsel 2020/21 waren alle 375 deutschen Gesundheitsämter sowie zahlreiche Labore angeschlossen. In der darauffolgenden Zeit stieg die Zahl der angeschlossenen Labore stetig an, da sich weitere Labore, z.B. veterinärmedizinische und Kliniklabore, an der SARS-CoV-2-Befundermittlung beteiligten.

Die täglichen Meldezahlen in DEMIS lieferten seither einen wichtigen Beitrag zur Abbildung der Coronavirus-Infektionslage in Deutschland. So wurden in wenigen Monaten über vier Millionen Positivbefunde über DEMIS gemeldet (Stand Anfang Mai 2021). Das Robert Koch-Institut bezieht diese Meldezahlen bei der täglichen Bewertung der epidemiologischen Lage zu COVID-19 mit ein.

3.4 Die weiteren Entwicklungsschritte von DEMIS

Bei der Übermittlung von positiven SARS-CoV2-Befunden ist es nicht geblieben. DEMIS wird Schritt für Schritt zu einer zentralen Drehscheibe im deutschen Meldewesen ausgebaut: Ende 2020 wurde DEMIS um eine Schnittstelle zu SORMAS (Surveillance Outbreak Response Management and Analysis System) für die Kontaktverfolgung in den Gesundheitsämtern erweitert. Dieses ursprünglich 2014 für die Bekämpfung von Ebola entwickelte System unterstützt ebenfalls bei der Bewältigung der COVID-19-Pandemie. SORMAS soll die Gesundheitsämter dabei unterstützen, Infektionsketten zu identifizieren und die Nachverfolgung zu erleichtern.

Für Maßnahmen zur Eindämmung von COVID-19 war auch die Kenntnis der Ausbreitung spezifischer SARS-CoV-2-Varianten (z.B. Alpha- oder Delta-Variante) erforderlich. Zu diesem Zweck wurden Positivbefunde durch eine anschließende Sequenzierung um entsprechende Hinweise zu Mutation und Variante ergänzt, sodass die Gesundheitsämter vollumfängliche Informationen zu ein und demselben Fall erhielten. Dies wurde durch eine Verbindung von DEMIS zum Deutschen Elektronischen Sequenzdaten-Hub (DESH) möglich (s. Abb. 16).

Um die Corona-Pandemie noch aktueller einschätzen zu können, wurde auch die Notwendigkeit der Übermittlung von positiven Schnelltestergebnissen an die Gesundheitsämter erkannt. Dafür wurde auch den Testzentren die Anbindung an DEMIS ermöglicht. Zusätzlich entwickelt die gematik ein an die Telematikinfrastruktur angeschlossenes Meldeportal, das zunächst Leistungserbringern wie Ärzten und Apothekern sowie spätestens ab 2023 auch allen anderen Melde- und Benachrichtigungspflichtigen zur Verfügung steht.

Der Gesetzgeber hat zudem bereits weitere Stufen von DEMIS vorgesehen: Zum 1. Januar 2022 sollen sämtliche Erregernachweise mit namentlicher Meldepflicht über DEMIS transportiert werden. Zum 1. April 2022 ist die Unterstützung aller

Abb. 16 DEMIS (Stand Sommer 2021)

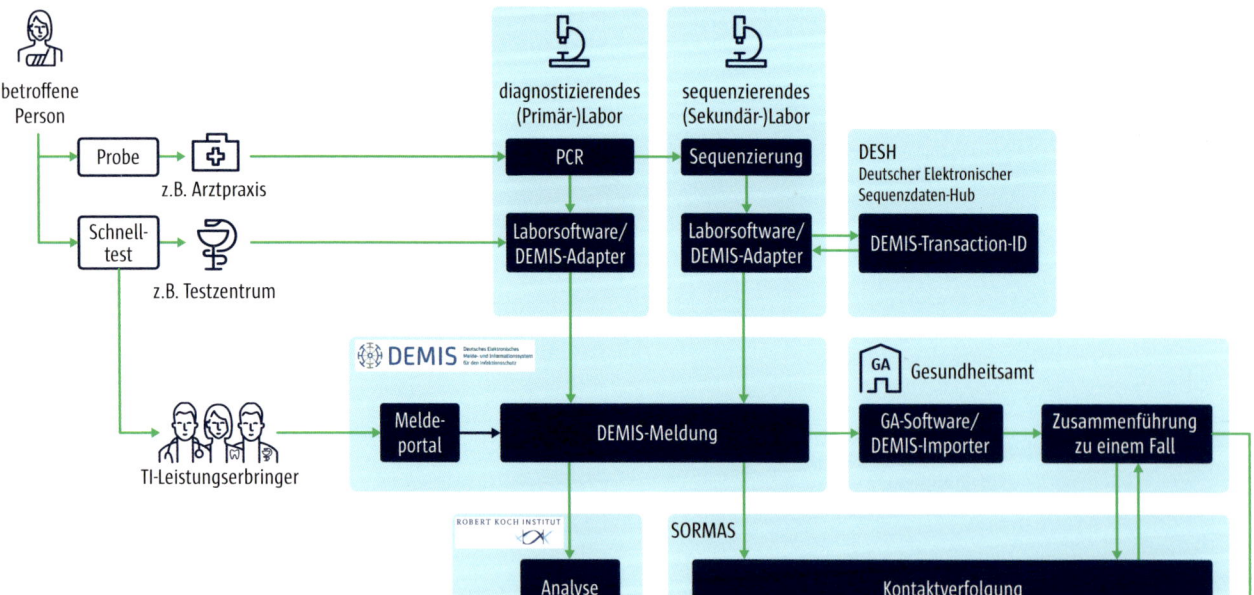

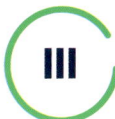

III

nicht-namentlichen Meldungen gemäß § 7 Abschnitt 3 des Infektionsschutzgesetzes vorgegeben. Ab 1. Januar 2023 müssen dann alle Melde- und Benachrichtigungspflichtigen DEMIS für alle Meldetatbestände nutzen. So wird DEMIS über die COVID-19-Pandemie hinaus an Bedeutung gewinnen und zukünftig eine noch größere Rolle im deutschen Gesundheits- und Meldewesen einnehmen.

Literatur

gematik (2020) DEMIS: Erste Labore melden SARS-CoV-2-Erregernachweise elektronisch. Pressemitteilung vom 23.06.2020. URL: https://www.gematik.de/news/news/demis-erste-labore-melden-sars-cov-2-erregernachweise-elektronisch/ (abgerufen am 23.09.2021)

Robert Koch Institut (2013) DEMIS – Deutsches Elektronisches Meldesystem für Infektionsschutz – Mehrbedarfsanalyse, Abschlussbericht. URL: https://www.rki.de/DE/Content/Infekt/IfSG/DEMIS/Mehrbedarfsanalyse_Abschlussbericht.pdf?__blob=publicationFile (abgerufen am 23.09.2021)

Robert Koch Institut (2011) Abschließende Darstellung und Bewertung der epidemiologischen Erkenntnisse im EHEC O104:H4 Ausbruch Deutschland 2011. URL: https://www.rki.de/DE/Content/InfAZ/E/EHEC/EHEC_O104/EHEC-Abschlussbericht.pdf?__blob=publicationFile (abgerufen am 23.09.2021)

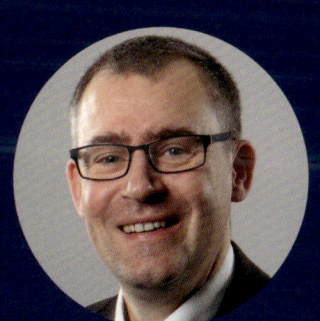

Torsten Hoffmann

Torsten Hoffmann ist Product Owner DEMIS bei der gematik. In seiner 30-jährigen Berufslaufbahn war der studierte Informationswissenschaftler für verschiedene internationale Konzerne aus der IT-, Automobil- und Gesundheitsbranche tätig und hat zusammen mit anderen Autoren mehrere Fachpublikationen im Bereich IT geschrieben.

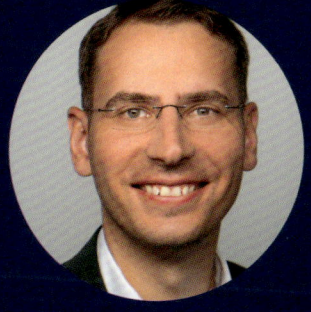

Thomas Jenzen

Thomas Jenzen ist seit 2019 Projektleiter für die Anwendung KIM – Kommunikation im Medizinwesen bei der gematik GmbH. Zudem übernahm er dort die Leitung des Projekts DEMIS-SARS-CoV-2. Zuvor war er in verschiedenen Positionen im Unternehmen tätig, etwa als Projektleiter für den Aufbau des Zulassungssystems und der dazugehörigen Prozesse für die elektronische Gesundheitskarte, den Heilberufsausweis und die Institutionkarte SMC-B sowie die Betriebsvorbereitung des Online-Produktivbetriebs. Berufsbegleitend absolvierte der gelernte Wirtschaftsinformatiker ein Studium in Prozess- und Projektmanagement.

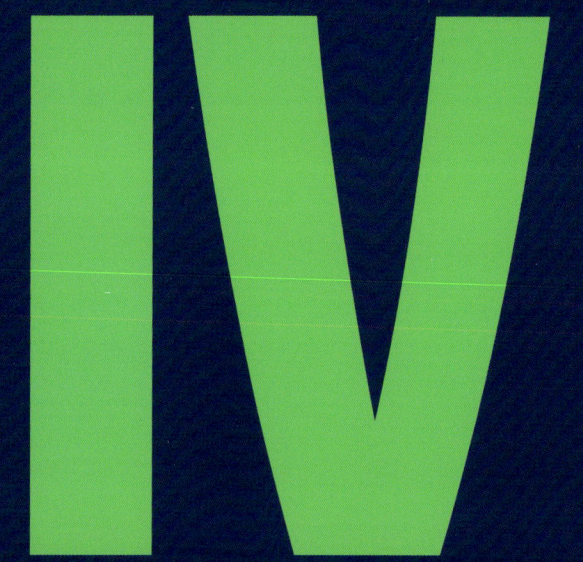

IV

Welchen Nutzen stiftet die neue TI und wie soll sich die TI weiterentwickeln?

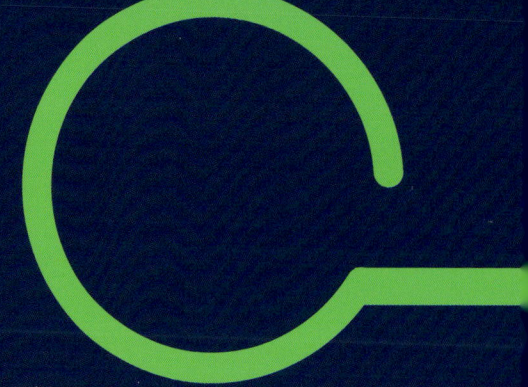

1

Anforderungen für die Zukunft: Wie soll sich die Telematikinfrastruktur weiterentwickeln?

Florian Hartge

Damit die Telematikinfrastruktur (TI) als zeitgemäße Basis für ein vernetztes Gesundheitssystem dienen kann, muss sie sich weiterentwickeln. Doch wohin? Was erwartet die Bevölkerung von einem digitalisierten Gesundheitswesen, was die Menschen, die im Gesundheitswesen arbeiten, und was die Technologieunternehmen?

Seit der gesetzlichen Grundsteinlegung für die Telematikinfrastruktur (TI) im Jahr 2003 haben sich sowohl die Anforderungen als auch die Rahmenbedingungen – insbesondere in technologischer Hinsicht – an ein digitalisiertes Gesundheitswesen in Deutschland deutlich verändert. Die Entwicklung von Internettechnologien ist ununterbrochen vorangeschritten. Hohe Bandbreiten und permanentes online sein sind heute Standard. Smartphones sind omnipräsent und Menschen daran gewöhnt, Prozesse aus der Hand selbst zu steuern. Hinzu kommt die massive Zunahme an technisch verwertbaren Daten. Steigende Rechenleistungen in Verbindung mit Künstlicher Intelligenz (KI) ermöglichen es heute, große Datenmengen nach Mustern zu analysieren. Neben alldem nimmt die Toleranz für Papierprozesse und das mehrfache Erfassen von Informationen gerade im Gesundheitswesen stark ab – Anwender sind aus anderen Lebensbereichen einen höheren Komfort gewöhnt, den sie zunehmend auch hier erwarten.

Dies ist der Hintergrund, vor dem viele Organisationen – von Startups über etablierte Industrie bis zu medizinischen Einrichtungen – neue digitale Angebote in das Gesundheitswesen bringen oder bestehende Leistungen digital unterstützen möchten. Die Folge ist eine schwer zu handhabende Vielfalt insbesondere für Patienten und medizinisch Tätige, die diese Angebote nutzen sollen. Mit den Digitalen Gesundheitsanwendungen (DiGAs) und Digitalen Pflegeanwendungen (DiPAs) wurde 2021 im Zuge des Digitale-Versorgung-und-Pflege-Modernisierungs-Gesetzes (DVPMG) zudem ein neues gefördertes Feld von Therapien geschaffen, das die Zusammenarbeit der Menschen im Gesundheitswesen erfordert, diese aber mit kaum zu überblickender technischer Vielfallt überrollt. Hier muss eine zukunftsfähige TI gegensteuern und Lösungen anbieten.

1.1 Chancen eines digitalisierten Gesundheitswesens

Die Umsetzung von digital gestützten Population Health Management Initiativen in anderen Ländern zeigt, welche positiven Effekte mit einem datengetriebenen Population Health Management (vgl. u.a. Philips „What is population health management?") erreicht werden können. Die Vorteile einer regionalen Zusammenarbeit der unterschiedlichsten Gesundheitsberufe, die durch digitale Kommunikationswerkzeuge unterstützt wird, sind mittlerweile klar z.B. durch das Kinzigtal (vgl. https://www.gesundes-kinzigtal.de/) oder zahlreiche Innovationsfondprojekte nachgewiesen. Auch der massive Fortschritt im Bereich medizinischer Therapien durch

die Auswertung von großen Mengen von Daten ist (durch anderes Vorgehen im Ausland) bereits belegt.

In unterschiedlichsten medizinischen Fachbereichen zeigt sich zudem die diagnostische Überlegenheit von KI-Werkzeugen gegenüber individueller Diagnostik durch den Arzt/die Ärztin, sofern hinreichende Daten vorhanden sind. Die Nutzung von Therapien auf Basis von Gentechnologie steht unmittelbar an der Schwelle zur regulären Nutzung. Diese bedingen die Auswertung extremer Datenmengen auf individueller Ebene. Medizinische Implantate und Hilfsmittel werden zunehmend zu vernetzten Geräten, die im ständigen Datenaustausch mit ihren Nutzern stehen.

1.2 Die Bedarfe in der medizinischen Gesundheitsversorgung in Deutschland von heute

Medizinisches Fachpersonal im ambulanten und stationären Bereich, Apotheker und der Pflegebereich, weiterer Heil- und Gesundheitsberufe sowie die Versicherten und die breite Gesellschaft haben unterschiedliche Erwartungen an die Digitalisierung und somit auch eine künftige Telematikinfrastruktur.

Die Ärztinnen und Ärzte wollen untereinander:

- mit ihren Kolleginnen und Kollegen einfach digital kommunizieren
- beispielsweise mittels telemedizinischer Anwendungen telekonsiliarisch verbunden werden
- die kollegiale Unterstützung durch digitale Technologien über sektorale Gren-

1 Anforderungen für die Zukunft: Wie soll sich die Telematikinfrastruktur weiterentwickeln?

IV

zen hinweg für einen schnelleren Wissensaustausch nutzen können
- insbesondere ärztliche Erfahrungen und Expertise über die Patientinnen und Patienten besser untereinander austauschen
- auch davon profitieren können, dass hoch qualifizierte ärztliche Expertise – beispielsweise in der komplexen Behandlung von Erkrankungen wie Covid-19 – nicht nur in spezialisierten Zentren, sondern auch in angebundenen Kliniken verfügbar ist (Bundesärztekammer 2020, S. 1).

Bezüglich der bestmöglichen Behandlung ihrer Patientinnen und Patienten wünschen sie sich:

- die Vorerkrankungen ihrer Patienten zu kennen
- sonstige erhobene behandlungsrelevante Informationen nutzbar zur Verfügung zu haben
- Befunde, Diagnosen, etc. den Patienten einfach zur Verfügung stellen zu können
- sich selbst und ihre Personal von administrativen Aufgaben zu entlasten
- an allen Arbeitsplätzen in der jeweiligen Praxis oder Klinik Zugang zu den Informationen zu haben.

Die Bestandsaufnahme zeigt folgendes Bild, das diesen Erwartungen an künftige digitale Lösungen zugrunde liegt: In Deutschland gibt es derzeit (Stand 2021) jährlich 650 Millionen ambulante Behandlungsfälle sowie 1,1 Milliarden Arzt-Patienten-Kontakte in den Praxen der niedergelassenen Ärzte und Psychotherapeuten. Die Relevanz von ärztlich geleiteten

Teams in der vertragsärztlichen Versorgung erfordert laut Kassenärztlicher Bundesvereinigung eine Stärkung der nichtärztlichen Gesundheitsberufe, und das wiederrum erfordert eine digitale Kommunikation und Dokumentation dieser neuen „Versorgungs-Teams" (Kassenärztliche Bundesvereinigung 2021, S. 4 und 7).

In einer Erhebung von attestieren 56 Prozent aller Praxen (von 2.200 befragten Praxen) und knapp 65 Prozent der ärztlichen Praxen durch den Digitalisierungsfortschritt starke Verbesserungen in der Kommunikation mit Krankenhäusern, 52 Prozent aller Praxen und knapp 59 Prozent der ärztlichen Praxen sehen diese auch in der Kommunikation mit niedergelassenen Kollegen (Albrecht et al. 2020, S. 49). 95 Prozent der Kommunikation von Praxen zu Krankenhäusern erfolgt in Papierform (Albrecht et al. 2020, S. 22, 47).

Der Sachverständigenrat des Gesundheitswesens (Hinneburg et al. 2021, S. 35, 98) stellt fest:

> „Wie viele Menschenleben ließen sich retten, wenn Informationen wie Vorerkrankungen, Medikation und Medikamentenallergien im Notfall digital zur Verfügung stünden? Wie viele medizinische Erkenntnisse ließen sich gewinnen, wenn umfassende strukturierte Daten aus der Notfall- wie regulären Versorgung aller Patientinnen und Patienten pseudonymisiert ausgewertet werden könnten? Durch KI-gestützte Analysen können hier Korrelationen entdeckt werden, die Forschende dann auf Kausalitätszusammenhänge untersuchen können." (Hinneburg et al. 2021)

Ein Beispiel: In Dänemark ist die Digitalisierung des Gesundheitswesens i. V. m. der Nutzung der Daten für Forschungszwecke wesentlich weiter als in Deutschland entwickelt. In der Studie von Lidegaard et al. (2011) werden Daten aus *die Statistik von Dänemark*, *das nationale Register von Patienten*, *das nationale Todesursachenregister* und *das nationale Register für medizinische Produkte* entnommen. Aus diesen Registern wurden die Daten von Frauen im Alter von 15-49 Jahren über die Jahre 2001-2009 ausgewertet. Daraus konnte ein Zusammenhang zu der Einnahme von bestimmten Kontrazeptiva mit Blutgerinnseln und gefährlichen Embolien festgestellt werden.

Nicht von ungefähr schlussfolgern Hinneburg und andere daraus, auch im engen Kontext mit der elektronischen Patientenakte (ePA):

„Für die Leistungserbringer gewinnt eine übersichtliche Zusammenfassung der Vorerkrankungen, aktuellen Diagnosen, Befunde und Therapien insbesondere bei längeren Krankengeschichten und multiplen chronischen Erkrankungen des Patienten/der Patientin große Bedeutung. Diese strukturierte Zusammenfassung (patient summary) sollte „auf Knopfdruck" auf der Oberfläche der ePA erscheinen. Digitale Anwendungen, die Ärztinnen und Ärzte darin unterstützen, leitliniengerechte Diagnostik und Therapien zu empfehlen, oder Produkte, die Medikamentenwechselwirkungen identifizieren und alternative Präparate vorschlagen, sind hilfreiche Tools, die bereits vielerorts in Primärdokumentationssystemen Anwendung finden und die ebenfalls in die ePA einzubinden wären." (Hinneburg et al. 2021, S. 35, 98)

Das entspricht auch dem Wunsch der niedergelassenen Ärzte und Psychotherapeuten: Sie wollen, dass erhobene Daten aus der Akut- und Notfallversorgung weiterverwendet werden können, medienbruch-

frei für die Mit- und Weiterbehandlung (Kassenärztliche Bundesvereinigung 2021, S. 4, 7). Im stationären Bereich besteht dringender Bedarf: Insgesamt 90 Prozent der Kliniken tauschen keine behandlungsrelevanten Inhalte auf digitalem Wege aus. 70 Prozent der Praxen und mehr als 80 Prozent der hausärztlichen Praxen wünschen sich, Entlassbriefe digital zu erhalten – laut Albrecht und anderen ist dies derzeit gerade einmal in 5 Prozent der Fälle so. 65 Prozent der Arztpraxen senden untereinander keine behandlungsrelevanten Daten in digitaler Form (Albrecht et al. 2020, S. 12, 20, 74). Eine klare Kluft zwischen „Ist" und „Soll". Auch die Kassenärztliche Bundesvereinigung (KBV) sieht die Notwendigkeit, den Behandlungsprozess mit digitalen Informationen zu unterstützen. Ziel sei es, dass

„Ärzte untereinander eine behandlungsfall- und patientenbezogene Zusammenführung von behandlungsrelevanten Informationen für den raschen und unmittelbaren Austausch durchführen können, die mit der ePA des Patienten kompatibel ist". (Kassenärztliche Bundesvereinigung 2021, S. 9)

Die KBV identifiziert Interoperabilität als zentrale Anforderung dabei:

„Mangelnde Interoperabilität zwischen den bestehenden Softwaresystemen im Gesundheitswesen führt zu Verlusten sowie ständiger Neuerhebung von medizinischen Daten innerhalb der Versorgungsketten von Patientinnen und Patienten." (Kassenärztliche Bundesvereinigung 2021, S. 2)

Dreh- und Angelpunkt des digitalisierten Pflegeprozesses ist die elektronische

1 Anforderungen für die Zukunft: Wie soll sich die Telematikinfrastruktur weiterentwickeln?

IV

Dokumentation, sowohl im ambulanten als auch im stationären und klinischen Bereich. Die Auswertung und Nutzung strukturierter Daten aus der elektronischen Routinedokumentation, aber auch aus anderen Quellen, bietet ein enormes Potenzial in allen Phasen des Pflegeprozesses. Die zielgerichtete Einbeziehung von Mobile Devices (z.B. Sensorik-Lösungen) sollte in diesem Zusammenhang stets mitgedacht werden (Bündnis Digitalisierung in der Pflege 2020, S. 4). Hinneburg und andere betonen zu Recht das Kernanliegen hinter der Digitalisierung im Gesundheitswesen und somit auch der elektronischen Patientenakte:

„[...] das Patientenwohl ist der Maßstab der Bewertung der Digitalisierungsbemühungen. Die Bereitstellung und leichte Zugänglichkeit von verlässlichen und evidenzbasierten Gesundheitsinformationen in allgemeinverständlicher Weise sind wichtige Voraussetzungen für Gesundheitskompetenz wie für informierte Entscheidungen und die Beteiligung an Entscheidungsprozessen von Versicherten. Gesundheitsinformationen sollten gezielt (und in verschiedenen Sprachen) zur Verfügung gestellt werden, beispielsweise über die eigene ePA. Diese Informationen zusammen mit einem niederschwelligen Zugang zu den eigenen Gesundheitsdaten in einer ePA sind wesentlich, um die Souveränität und Selbstbestimmung von Patientinnen und Patienten zu erhöhen" (Hinneburg et al. 2021, S. 322).

Das geht Hand in Hand mit dem Grad an Information, den viele Ärzte bei ihren Patienten wünschen bzw. auch selbst bedienen können möchten: In einer Umfrage geben 46 Prozent der ärztlichen Praxen an, dass sie ihren Patienten gern die Möglich-

keit bieten würden, Verordnungen, Überweisungen und Bescheinigungen digital auszustellen; 44 Prozent möchten ihren Patienten die Erstellung sowie Pflege eines E-Medikationsplanes ermöglichen (Albrecht et al. 2020, S. 12, 31). Mit „sehr hoch" oder „eher hoch" bewerten alle Praxen den Nutzen des E-Medikationsplans am größten (54 Prozent); an zweiter Stelle folgt der Notfalldatensatz (NFD) mit 49 Prozent (Kassenärztliche Bundesvereinigung 2021, S. 47).

Denn klar ist für die Niedergelassenen, dass die Praxisadministration des Arztes und seines Personals von der Entlastung durch die Digitalisierung profitieren soll:

„Digitale Services sollen den Abbau von administrativen Aufgaben unterstützten. Ziel ist eine umfassende, auch sektorenübergreifend nutzbare Plattform, die es unter anderem ermöglichen soll, ePA-Dokumente für Patienten bürokratiearm verfügbar zu machen. So können u.a. Impfempfehlungen, die auf Basis elektronischer Lösungen generiert werden, helfen den Abbau administrativer Aufgaben zu unterstützen." (Kassenärztliche Bundesvereinigung 2021, S. 9–10)

Folgerichtig erwarten von der flächendeckenden Nutzung der ePA 39 Prozent der Beteiligten insbesondere eine Verbesserung der Verwaltung und des Organisationsmanagements (Albrecht et al. 2020, S. 11, 46). Unterstützung im Alltag durch digitale Übertragung bei Kommunikation mit anderen Praxen und ambulanten Einrichtungen wird ebenfalls großgeschrieben: 59 Prozent der Praxen erwarten das von der digitalen Übertragung von Arztbriefen, 43 Prozent von Befunddaten (Albrecht et al. 2020, S. 22).

Eine Nutzung an allen Arbeitsplätzen der Praxis oder Klinik ist besonders gefragt:

„Hinsichtlich der Zugriffs-und Auswertungsmöglichkeiten sollte besonders die Schaffung eines Fernzugriffs auf den Volldatensatz für möglichst viele Datenbestände ermöglicht werden, um auch komplexe statistische Auswertungen vom Arbeitsplatz des Forschenden aus zu erlauben." (Hinneburg et al. 2021, S. 268)

Hier kommt wiederum die elektronische Patientenakte mit ihren Möglichkeiten ins Spiel:

„[…] der Gesundheitsversorgung kann dabei eine integrative ePA einnehmen, die die relevanten Informationen zur Gesundheitsversorgung eines Patienten/einer Patientin enthält, die von den behandelnden Leistungserbringern – ob ärztlich, in der Pflege oder von anderen Angehörigen der Heilberufe – zeit- und ortsunabhängig eingesehen und bearbeitet werden kann, sodass wichtige Informationen zwischen den Einrichtungen und Professionen nicht verloren gehen." (Hinneburg et al. 2021, S. 66)

Und dies zählt, unabhängig vom Ort: Mobile Vernetzung ist hierbei zentral. Denn knapp ein Viertel der Praxen kommuniziert mit Patienten außerhalb der Praxis mindestens zur Hälfte auf digitalem Weg (Albrecht et al. 2020, S. 25). Daher ist auch die KBV der Meinung, dass zur schnellen innerärztlichen Kommunikation künftig eine sichere Messenger App von allen Ärztinnen und Ärzten genutzt werden können soll (Kassenärztliche Bundesvereinigung 2021, S. 2).

Ein Versicherter – also die Patientin oder der Patient – möchte:

- seine medizinische Dokumentation immer und überall zugreifbar haben
- eine effizientere digitale Kommunikation mit seinen Ärzten und weiteren Menschen mit einem Gesundheitsberuf

Dass der Patient selbst Einblick in bzw. Zugriff auf seine medizinischen Dokumente haben sollte, ist mehr als ein „Nice to have" oder eine bloße Willensbekundung. Nicht nur auf der abstrakten Ebene von mehr Patientensouveränität ist dies ein wichtiger Schritt; auch ganz konkret befähigt dies die Patienten, mehr Verantwortung für ihre eigene Gesundheit zu übernehmen und besser mit ihren behandelnden Ärztinnen und Ärzten und anderen Angehörigen der Heilberufe zu kommunizieren (OECD 2019). Auch können so Missverständnisse in der Patient-Arzt Kommunikation minimiert werden (Hinneburg et al. 2021, S. 71, 129).

65 Prozent der Patienten glauben, dass sie durch digitale Angebote aufgeklärter und informierter werden (Rohleder 2020, S. 2). Durch ein besseres Krankheitsverständnis und eine Verbesserung der Arzt-Patienten-Kommunikation kommt es auch zu einer gesteigerten Adhärenz (Hinneburg et al. 2021, S. 105). Durch den Gesamtüberblick der dokumentierten gesundheitlichen Befunde wird die Versorgung und Behandlung gezielter und fehlerfreier. Es kann eine sichere Versorgung gewährleistet werden (Hinneburg et al. 2021, S. 71).

Aus Expertengespräche mit Pflegeeinrichtungen weiß die gematik, dass aktuell (Stand: Juni 2021) Pflegekräfte rund 100 Vitalwerte von Patienten erfassen – und das manuell. Die erhobenen Daten stehen heute allen am Behandlungsprozess Be-

1 Anforderungen für die Zukunft: Wie soll sich die Telematikinfrastruktur weiterentwickeln?

IV

teiligten also nur zeitverzögert und ortsgebunden zur Verfügung. Hier geht bis dato eine erhebliche Menge an Wissen für die rundum bestmögliche medizinische Versorgung und Informationslage zum Patienten innerhalb und erst recht zwischen den Sektoren ganz oder in Teilen verloren.

Die Gesellschaft möchte auf ein flächendeckendes Gesundheitswesen zugreifen können: So betonen Hinnenburg und andere die Wertschöpfung, die von der Digitalisierung des Gesundheitswesens und den diesbezüglichen Innovationen ausgehen:

„Der gesellschaftliche Auftrag des Gesundheitswesens ist die Bereitstellung nachhaltiger Rahmenbedingungen für die Gesunderhaltung und Gesundheitsversorgung der Bevölkerung. Im Mittelpunkt steht dabei das „Patientenwohl". Wie jede Innovation im Gesundheitssystem ist dabei auch Digitalisierung kein Selbstzweck, sondern muss als Mittel zum Zweck der Unterstützung dieses Auftrages dienen. Zwar nimmt Deutschland für sich in Anspruch, eines der weltbesten Gesundheitssysteme zu haben, dennoch gibt es im Hinblick auf Fehlerfreiheit und Effizienz der Versorgung, flächendeckende Implementierung des medizinischen Fortschritts und hier insbesondere bei der Verarbeitung von Informationen und der sektorenübergreifenden Kommunikation dringenden Bedarf an strukturellen und organisatorischen, informationstechnischen und rechtlichen Verbesserungen." (Hinneburg et al. 2021, S. 342)

Die Bundesärztekammer sieht den gesellschaftlichen Auftrag, die Erkenntnisse aus der Covid-19-Pandemie zu den strukturellen Defiziten zu nutzen:

„Das betrifft die fehlende ausreichende digitale Anbindung von Ärzten an ihre Körperschaften sowie zum Öffentlichen Gesundheitsdienst (ÖGD). Das Resultat sind fehlende strukturierte Meldewege für eine einheitliche Corona-Dokumentation und für eine Koordinierung der Versorgung.

Ein wichtiger Baustein für eine flächendeckende Verfügbarkeit einer abgesicherten virtuellen Identität (Digitaler Ausweis, Beispiel: Single Sign-on) wäre der Betrieb eines übergreifenden Identitätsmanagements (bspw. ein Identity Access Management [IAM]-System) mit *gesichertem Nachweis des Arzt-Attributs. Ein solches System würde den Ärzten eine einfache Möglichkeit bieten, sich auf verschiedenen Plattformen mit einem einmaligen Login als Ärzte zu identifizieren.*

Das Fehlen einer etablierten Erprobungs- und Testregion, um schnell Entwicklungen zu testen und bei positiven Effekten auszurollen. Diese dauerhaft etablierte Erprobungsregion könnte auch von weiteren Partnern des Gesundheitssystems (Software und pharmazeutische Industrie, App-Hersteller) genutzt werden, ohne dass es immer wieder zu einer für alle Seiten aufwändigen Suche und dem erneuten zeit- und kostenintensiven Aufbau von Teststrukturen kommt." (Bundesärztekammer 2020, S. 2)

Die gematik hat – unabhängig von der Pandemie, aber durch die Erkenntnisse daraus noch einmal unter einem besonderen Licht betrachtet, – diesen Bedarf ebenfalls erkannt und für die Weiterentwicklung bzw. Neugestaltung der Telematikinfrastruktur mitgedacht: Die Architektur der TI 2.0 ist darauf ausgerichtet, sich besser in die heute existierenden IT-Infrastrukturen und ihre für die Zukunft zu erwartenden Entwicklungen einzufügen.

Die Orientierung an den konkreten Bedürfnissen und Bedarfen der jeweiligen Nutzer ist entscheidend für die Akzeptanzförderung von digitalen Anwendungen und Services. Folgende Auswertung zeigt den vorhandenen Bedarf einer Modernisierung der TI. Grundlage sind die in den vergangenen Monaten geführten Gespräche mit diversen Experten aus einzelnen Versorgungsbereichen sowie die Auswertung aktueller Analysen und relevanter Positionspapiere.

Als Mensch, der in einem Gesundheitsberuf arbeitet, möchte ich:

... mit meinen Kollegen einfach digital kommunizieren, denn

„[...] die kollegiale Unterstützung durch digitale Technologien über sektorale Grenzen hinweg führte zu einem schnelleren Austausch von Wissen. Beispielsweise wurden Intensivstationen einzelner Kliniken mittels telemedizinischer Anwendungen telekonsiliarisch verbunden, um insbesondere ärztliche Erfahrungen und Expertise in der Behandlung von Covid-19 erkrankten Patientinnen und Patienten besser untereinander auszutauschen. Hierdurch ist hoch qualifizierte ärztliche Expertise in der komplexen Behandlung von Covid-19 nicht nur in spezialisierten Zentren, sondern auch in angebundenen Kliniken verfügbar geworden" (Bundesärztekammer 2020).

In Deutschland gibt es jährlich 650 Millionen Behandlungsfälle ambulant, sowie 1,1 Milliarden Arzt-Patienten-Kontakte in den Praxen der niedergelassenen Ärzte und Psychotherapeuten. Die Relevanz von ärztlich geleiteten Teams in der vertragsärztlichen Versorgung erfordert eine Stärkung der nichtärztlichen Gesundheitsberufe, und das wiederrum erfordert eine digitale Kommunikation und Dokumentation dieser neuen „Versorgungs-Teams" (Kassenärztliche Bundesvereinigung 2021).

95 Prozent der Kommunikation von Praxen zu Krankenhäusern ist in Papierform (IGES Institut 2020).

... Vorerkrankungen meiner Patienten kennen, denn

„Wie viele Menschenleben ließen sich retten, wenn Informationen wie Vorerkrankungen, Medikation und Medikamentenallergien im Notfall digital zur Verfügung stünden? Wie viele medizinische Erkenntnisse ließen sich gewinnen, wenn umfassende strukturierte Daten aus der Notfall- wie regulären Versorgung aller Patientinnen und Patienten pseudonymisiert ausgewertet werden könnten? Durch KI-gestützte Analysen können hier Korrelationen entdeckt werden, die Forschende dann auf Kausalitätszusammenhänge untersuchen können" (Hinneburg et al. 2021).

„Für die Leistungserbringer gewinnt eine übersichtliche Zusammenfassung der Vorerkrankungen, aktuellen Diagnosen, Befunde und Therapien insbesondere bei längeren Krankengeschichten und multiplen chronischen Erkrankungen des Patienten/der Patientin große Bedeutung. Diese strukturierte Zusammenfassung (patient summary) sollte „auf Knopfdruck" auf der Oberfläche der ePA erscheinen. Digitale Anwendungen, die Ärztinnen und Ärzte darin unterstützen, leitliniengerechte Diagnostik und Therapien zu empfehlen, oder Produkte, die Medikamentenwechselwirkungen identifizieren und alternative Präparate vorschlagen, sind hilfreiche Tools, die bereits vielerorts in Primärdokumentationssystemen Anwendung finden und die ebenfalls in die ePA einzubinden wären" (Hinneburg et al. 2021, S. 121).

... sonstige erhobene behandlungsrelevante Informationen nutzbar zur Verfügung haben, denn

Insgesamt 90 Prozent der Kliniken tauschen keine behandlungsrelevanten Inhalte auf digitalem Weg aus. 70 Prozent der Praxen und mehr als 80 Prozent der hausärztlichen Praxen wünschen Entlassbriefe digital zu erhalten (bisher sei das nur in 5 Prozent der Fall). 65 Prozent der Arztpraxen senden untereinander keine behandlungsrelevanten Daten in digitaler Form (IGES Institut 2020, S. 12, 20).

1 Anforderungen für die Zukunft: Wie soll sich die Telematikinfrastruktur weiterentwickeln?

IV

Der Behandlungsprozess soll mit digitalen Informationen unterstützt werden. Ziel ist es, dass „Ärzte untereinander eine behandlungsfall- und patientenbezogene Zusammenführung von behandlungsrelevanten Informationen für den raschen und unmittelbaren Austausch durchführen können, die mit der ePA des Patienten kompatibel ist" (Kassenärztliche Bundesvereinigung 2021, S. 9).

„Mangelnde Interoperabilität zwischen den bestehenden Softwaresystemen im Gesundheitswesen führt zu Verlusten sowie ständiger Neuerhebung von medizinischen Daten innerhalb der Versorgungsketten von Patientinnen und Patienten" (Bundesärztekammer 2020, S. 2).

Dreh- und Angelpunkt des digitalisierten Pflegeprozesses ist die elektronische Dokumentation, sowohl im ambulanten als auch im stationären und klinischen Bereich. Die Auswertung und Nutzung strukturierter Daten aus der elektronischen Routinedokumentation, aber auch aus anderen Quellen, bietet ein enormes Potenzial in allen Phasen des Pflegeprozesses. Die zielgerichtete Einbeziehung von Mobile Devices (z.B. Sensorik-Lösungen) sollte in diesem Zusammenhang stets mitgedacht werden (Bündnis Digitalisierung in der Pflege 2020, S. 4).

… Befunde, Diagnosen, etc. meinen Patienten einfach zur Verfügung stellen können, denn

„[…] das Patientenwohl ist der Maßstab der Bewertung der Digitalisierungsbemühungen. Die Bereitstellung und leichte Zugänglichkeit von verlässlichen und evidenzbasierten Gesundheitsinformationen in allgemeinverständlicher Weise sind wichtige Voraussetzungen für Gesundheitskompetenz wie für informierte Entscheidungen und die Beteiligung an Entscheidungsprozessen von Versicherten" (Hinneburg et al. 2021).

46 Prozent der ärztlichen Praxen geben an, dass sie ihren Patienten gerne die Möglichkeit bieten würden, Verordnungen, Überweisungen und Bescheinigungen digital auszustellen; 44 Prozent möchten ihren Patienten die Erstellung sowie Pflege eines

E-Medikationsplanes ermöglichen (IGES Institut 2020, S. 31).

… mich und mein Personal von administrativen Aufgaben entlasten, denn

„Digitale Services sollen den Abbau von administrativen Aufgaben unterstützten. Ziel ist eine umfassende, auch sektorenübergreifend nutzbare Plattform, die es unter anderem ermöglichen soll, ePA-Dokumente für Patienten bürokratiearm verfügbar zu machen. So können u.a. Impfempfehlungen, die auf Basis elektronischer Lösungen generiert werden, helfen den Abbau administrativer Aufgaben zu unterstützen" (Kassenärztliche Bundesvereinigung 2021, S. 9-10).

Unterstützung im Alltag durch digitale Übertragung bei Kommunikation mit anderen Praxen und ambulanten Einrichtungen. 59 Prozent der Praxen erwarten das von der digitalen Übertragung von Arztbriefen, 43 Prozent von Befunddaten) (IGES Institut 2020, S. 22).

… an allen Arbeitsplätzen in meiner Praxis oder Klinik, denn

„Hinsichtlich der Zugriffs-und Auswertungsmöglichkeiten sollte besonders die Schaffung eines Fernzugriffs auf den Volldatensatz für möglichst viele Datenbestände ermöglicht werden, um auch komplexe statistische Auswertungen vom Arbeitsplatz des Forschenden aus zu erlauben" (Hinneburg et al. 2021, S. 237).

„Eine zentrale Rolle in der Verbesserung der Gesundheitsversorgung kann dabei eine integrative ePA einnehmen, die die relevanten Informationen zur Gesundheitsversorgung eines Patienten/einer Patientin enthält, die von den behandelnden Leistungserbringern –ob ärztlich, in der Pflege oder von anderen Angehörigen der Heilberufe – zeit- und ortsunabhängig eingesehen und bearbeitet werden kann, sodass wichtige Informationen zwischen den Einrichtungen und Professionen nicht verloren gehen" (Hinneburg et al. 2021, S. 66)

... auch unterwegs mobil vernetzt sein kann, denn

knapp ein Viertel der Praxen kommunizieren mit Patienten außerhalb der Praxis mindestens zur Hälfte auf digitalem Weg (IGES Institut 2020, S. 25).

zur schnellen innerärztlichen Kommunikation soll künftig eine sichere Messenger App von allen Ärztinnen und Ärzten genutzt werden können (Bundesärztekammer 2020, S. 2–3).

Als Versicherter möchte ich:

... meine medizinische Dokumentation immer und überall zugreifbar haben, denn

Durch den Gesamtüberblick der dokumentierten gesundheitlichen Befunde wird die Versorgung und Behandlung gezielter und fehlerfreier. Es kann eine sichere Versorgung gewährleistet werden (Hinneburg et al. 2021, S. 71).

Aktuell erfassen Pflegekräfte rund 100 Vitalwerte von Patienten und das manuell. Die erhobenen Daten stehen heute allen am Behandlungsprozess Beteiligten nur zeitverzögert und ortsgebunden zur Verfügung (Expertengespräche mit Pflegeeinrichtungen).

... effizientere digitale Kommunikation mit Ärzte und weiteren Heilberuflern, denn

65 Prozent der Patienten glauben, dass sie durch digitale Angebote aufgeklärter und informierter werden (Rohleder 2020, S. 2).

Gesteigerte Adhärenz durch besseres Krankheitsverständnis und Verbesserung der Arzt-Patienten-Kommunikation (Hinneburg et al. 2021, S. 71).

Als Gesellschaft möchten wir:

... auf ein flächendeckendes Gesundheitswesen zugreifen können, denn

„Der gesellschaftliche Auftrag des Gesundheitswesens ist die Bereitstellung nachhaltiger Rahmenbedingungen für die Gesunderhaltung und Gesundheitsversorgung der Bevölkerung. Im Mittelpunkt steht dabei das „Patientenwohl". Wie jede Innovation im Gesundheitssystem ist dabei auch Digitalisierung kein Selbstzweck, sondern muss als Mittel zum Zweck der Unterstützung dieses Auftrages dienen. Zwar nimmt Deutschland für sich in Anspruch, eines der weltbesten Gesundheitssysteme zu haben, dennoch gibt es im Hinblick auf Fehlerfreiheit und Effizienz der Versorgung, flächendeckende Implementierung des medizinischen Fortschritts und hier insbesondere bei der Verarbeitung von Informationen und der sektorenübergreifenden Kommunikation dringenden Bedarf an strukturellen und organisatorischen, informationstechnischen und rechtlichen Verbesserungen" (Hinneburg et al. 2021, S. 311).

der gesellschaftliche Auftrag ist es die Erkenntnisse aus der Covid-19 Pandemie zu den strukturellen Defiziten zu nutzen, das betrifft die „flächendeckende Verfügbarkeit einer abgesicherten virtuellen Identität (Digitaler Ausweis, Beispiel: Single Sign-on)" und den „Betrieb eines übergreifenden Identitätsmanagements (bspw. ein Identity Access Management [IAM]-System) mit gesichertem Nachweis des Arzt-Attributs. Ein solches System würde den Ärzten eine einfache Möglichkeit bieten, sich auf verschiedenen Plattformen mit einem einmaligen Login als Ärzte zu identifizieren" (Bundesärztekammer 2020, S. 2–3).

Die Architektur der TI 2.0 ist darauf ausgerichtet, sich besser in die heute existierenden IT-Infrastrukturen und ihre für die Zukunft zu erwartenden Entwicklungen einzufügen. Im Folgenden werden die sechs Säulen der technischen Umsetzung der Architektur der TI 2.0 vorgestellt, begrün-

1 Anforderungen für die Zukunft: Wie soll sich die Telematikinfrastruktur weiterentwickeln?

IV

det und – soweit derzeit möglich – konkretisiert und veranschaulicht.

1.3 Die konkreten Anforderungen an die Telematikinfrastruktur von morgen

Im Whitepaper „Arena für digitale Medizin" der gematik (gematik 2020) wird die Anpassung der Architektur der Telematikinfrastruktur (TI) in sechs zentralen Handlungsfeldern für erforderlich gehalten:

1. Flexibilität und Nutzerfreundlichkeit im Identitätsmanagement
2. Universelle Erreichbarkeit der Dienste und Services der TI
3. Betriebsstabilität und adaptive moderne Sicherheitskonzepte
4. Intersektorale und internationale Interoperabilität
5. Datensouveränität bei verteilten Diensten
6. Dienst- bzw. anwendungsübergreifende Integration von Daten

Damit die Telematikinfrastruktur als zeitgemäße Basis für ein vernetztes Gesundheitssystem dienen kann, muss sie sich weiterentwickeln, d. h. den technischen Fortschnitt zur Lösung der dargestellten Probleme nutzen. Gleichzeitig muss sie dabei aber auch neue sowie gesetzliche Anforderungen erfüllen. Die TI der Zukunft muss demnach:

- ein offenes System für Anwendungen innerhalb des digitalen Gesundheitswesens auf Basis diskriminierungsfrei nutzbarer elektronischer Identitäten schaffen,

- den Kreis der angeschlossenen Menschen in einem Gesundheitsberuf substanziell erweitern, ohne dass für alle Gruppen eine stationäre Umgebung vorausgesetzt werden kann,
- eine wirtschaftliche und an den Bedarfen der Nutzergruppen ausgerichtete Zugriffslösung anbieten,
- die Nutzung bereits eingeführter Anwendungen fördern, indem Nutzungsbarrieren abgebaut werden,
- weitere Anwendungen umsetzen und integrieren, ohne invasive Maßnahmen bei den Nutzern zu erzwingen,
- medizinische Daten für die Forschung verfügbar machen, während die informationelle Selbstbestimmung der Versicherten gewahrt bleibt, sowie
- sich als verbindende Infrastruktur für die Realisierung sicherheitskritischer und intersektoraler bzw. internationaler Prozesse im Gesundheitssektor positionieren, ohne deren Umsetzung unnötig komplex und langwierig zu machen.

Die Orientierung an den konkreten Bedürfnissen der jeweiligen Nutzerinnen und Nutzern ist entscheidend für die Akzeptanzförderung von digitalen Anwendungen und Dienstleistungen (s. Abb. 17). Eine Auswertung der gematik zeigt den vorhandenen Bedarf einer Modernisierung der TI und bestärkt die Überlegungen zu einer TI 2.0 mit dem Ziel von mehr Nutzerfreundlichkeit. Grundlage sind die in den Jahren 2020 und 2021 geführten Gespräche der gematik-Fachteams mit diversen Expertinnen und Experten aus einzelnen Versorgungsbereichen sowie die Auswertung aktueller Analysen und relevanter Positionspapiere.

1.4 Erwartungen an ein digitales Gesundheitswesen

Die regelmäßig im deutschen Gesundheitswesen beklagten Sektorengrenzen zum Nachteil der medizinischen Versorgung sind auch mit Jahr 2021 immer noch präsent. Digital gestützte Prozesse sind auf einzelner regionaler Ebene im Rahmen von z. B. Modellprojekte oder Netzwerken als Abhilfe erkannt, in der Fläche aber nicht umgesetzt. Der Mangel an einer einfachen und breit nutzbaren Digitalinfrastruktur auf Bundesebene sowie eine fehlende Standardisierung – sowohl technisch als auch semantisch – behindern die digitale Weiterentwicklung des Gesundheitswesens in Deutschland, da jedes Vorhaben immer wieder bei null anfangen muss.

Ein digital gestütztes Gesundheitswesen von heute muss daher in der Lage sein, sowohl die Menschen, die es nutzen, als auch die Menschen, die darin arbeiten, zu jedem Zeitpunkt mit den Informationen und Hinweisen zu versorgen, die sie benötigen. Dabei müssen die Abläufe und Werkzeuge so gestaltet sein, dass die Anwenderinnen und Anwender sich auf die Tätigkeiten konzentrieren können, die menschliches Wissen und Handeln verlangen. Technologisch ist dies im Jahr 2021 möglich und in anderen Lebensbereichen bereits normal. Für das deutsche Gesundheitswesen muss der Schritt in den kommenden Jahren konsequent folgen.

Abb. 17 Anforderungen für die Zukunft

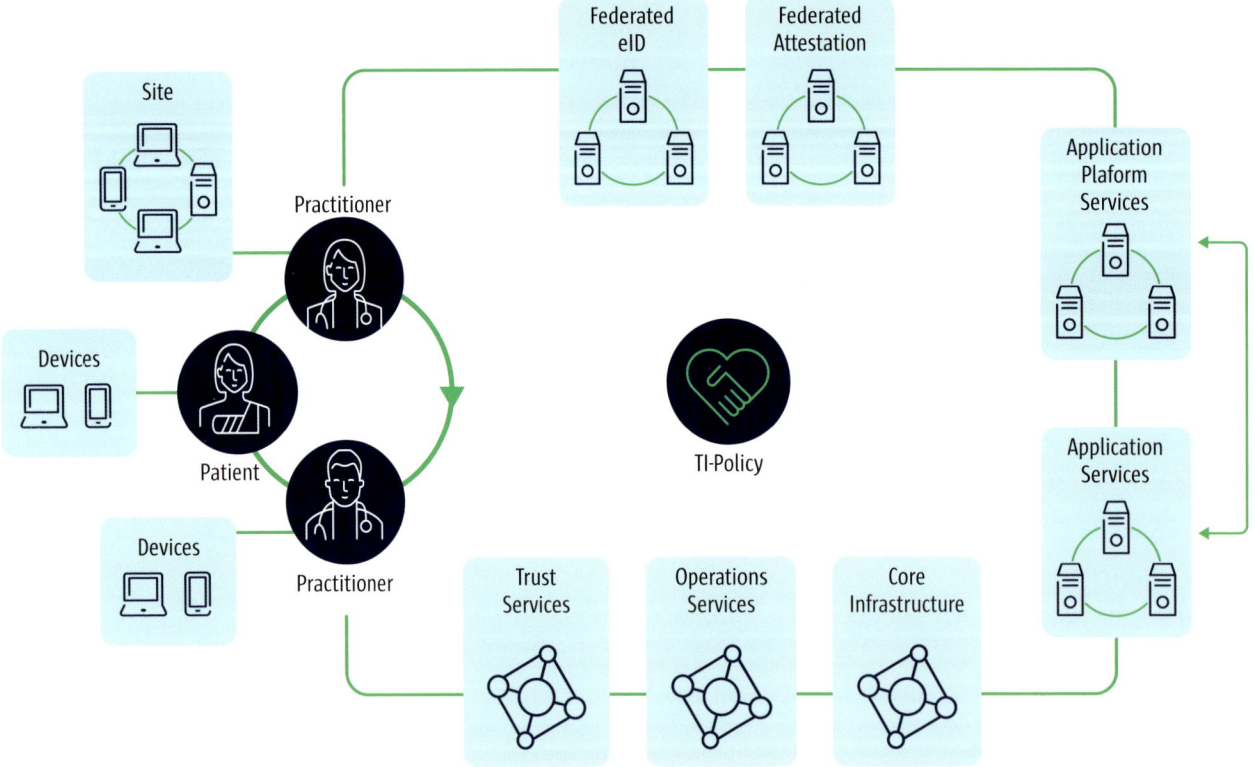

1 Anforderungen für die Zukunft: Wie soll sich die Telematikinfrastruktur weiterentwickeln?

IV

Literatur

Albrecht et. al. (2020) PraxisBarometer Digitalisierung: Stand und Perspektiven der Digitalisierung in der vertragsärztlichen und -psychotherapeutischen Versorgung. Berlin.. IGES Institut Ergebnisbericht für die Kassenärztliche Bundesvereinigung.

Bundesärztekammer (2020) Digitale Transformation in der Medizin in Pandemiezeiten – Erfahrungen und Perspektive. URL: https://www.bundesaerztekammer.de/fileadmin/user_upload/downloads/pdf-Ordner/Positionen/2020-05-20_Digitale_Transformation_in_der_Medizin_in_Pandemiezeiten-BIK.pdf (abgerufen am 01.09.2021)

Bündnis Digitalisierung in der Pflege (2020) Digitalisierung in der Pflege: Eckpunkte einer nationalen Strategie. URL: https://deutscher-pflegerat.de/wp-content/uploads/2020/09/2020-09-01_Positionspapier_Verb%C3%A4ndeb%C3%BCndnis_Digitalisierung_Pflege.pdf (abgerufen am 01.09.2021)

gematik (2020) Arena für digitale Medizin – Whitepaper Telematikinfrastruktur 2.0 für ein förderalistisch verbetztes Gesundheitssystem. URL: https://www.gematik.de/fileadmin/user_upload/gematik/files/Presseinformationen/gematik_Whitepaper_Arena_digitale_Medizin_TI_2.0_Web.pdf (abgerufen am 01.09.2021)

Hinneburg et al. (2021) Digitalisierung für Gesundheit: Ziele und Rahmenbedingungen eines dynamisch lernenden Gesundheitssystems. Sachverständigenrat zur Begutachtung der Entwicklung im Gesundheitswesen. URL: https://www.svr-gesundheit.de/fileadmin/Gutachten/Gutachten_2021/SVR_Gutachten_2021.pdf (abgerufen am 01.09.2021)

IGES Institut GmbH (2020) PraxisBarometer Digitalisierung 2020. URL: https://www.kbv.de/media/sp/IGES_KBV_PraxisBarometer_2020.pdf (abgerufen am 01.09.2021)

Kassenärztliche Bundesvereinigung (2021) KBV 2025 Strukturen bedarfsgerecht anpassen – Digitalisierung sinnvoll nutzen

Lidegaard Ø, Nielsen LH, Skovlund CW, Skjeldestad FE, Løkkegaard E (2011) Risk of venous thromboembolism from use of oral contraceptives containing different progestogens and oestrogen doses: Danish cohort study, 2001-9. BMJ 343: d6423

OECD (2019) Health in the 21st Century. Putting data to work for stronger health systems. OECD Health Policy Studies. Paris

Philips (o. J.) What is population health management? URL: https://www.usa.philips.com/healthcare/medical-specialties/population-health/what-is-population-health-management (abgerufen am 08.09.2021)

Rohleder (2020) Digital Health. Bitkom Research. URL: https://www.bitkom-research.de/system/files/document/Pr%C3%A4sentation_DigitalHealth2020.pdf (abgerufen am 01.09.2021)

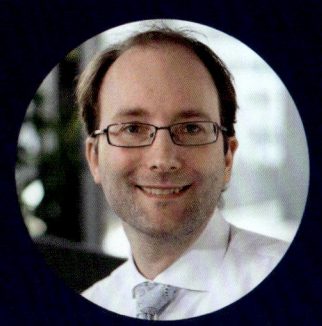

© gematik GmbH

Dr. sc. hum. Florian Hartge

Florian Hartge ist seit 2020 bei der gematik und verantwortet als Chief Produktion Officer (CPO) die Weiterentwicklung und Professionalisierung aller Produktionsprozesse innerhalb der gematik. Er ist Experte in den Themen E-Health, Gesundheitsvernetzung, Softwareentwicklung und Projektmanagement. In seiner letzten Position war Hartge Geschäftsführer und Gründer der Berliner Unternehmensberatung fbeta mit dem Schwerpunkt Gesundheitsdigitalisierung. Zuvor arbeitete er mehrere Jahre als Projektleiter in einer Unternehmensberatung, als Innovationsmanager und als Interessenvertreter für die gesetzliche Krankenversicherung in den Bereichen E-Health, Telematik und Telemedizin. Zudem verantwortete er

Die nächste TI:
Klarer Fokus auf die Nutzer

Jörg Rübensam und Marco Wedekind

Mit dem Konzept der gematik für die Telematikinfrastruktur (TI) 2.0 wird der Gedanke weiterentwickelt, die Menschen, die täglich ihren Beitrag in der Gesundheitsversorgung leisten, digital zu verbinden (gematik 2021). Mehr als dies bisher möglich war, wird sich die TI 2.0 auf die Bedürfnisse ihrer Nutzer konzentrieren. Denn klar ist: Rein Technologie-getriebene digitale Anwendungen, deren Ziel es ist, die Versorgung zu verbessern, die jedoch an ihren Anwendern vorbei entwickelt werden, enden allzu oft als ungenutztes Desktop-Icon auf dem Bildschirm. Anders als zum Start der gematik im Gründungsjahr 2005 – zwei Jahre vor dem Erscheinen des ersten iPhone – können heute die Versicherten und Patienten auch sehr viel besser an digitalen Angeboten zu ihrer Gesundheit teilhaben, da ihnen mit ihrem Smartphone dazu sowohl das Mittel zur Verfügung steht als auch der Umgang damit geläufig ist. Entsprechend muss es heutzutage Ansporn und Leitidee sein, neue Gesundheitsanwendungen für alle Menschen des Landes zu entwerfen und nicht mehr nur für (E-)Health-Professionals.

Doch was sind die Erfolgsfaktoren, die Ideen zu gelungenen Apps werden lassen? Auch wenn der Anspruch an professionelle Gesundheitsanwendungen im Vergleich zu den Apps, die heute auf nahezu jedem Smartphone installiert sind, ungleich höher ist, lohnt der Blick auf erfolgreiche Anwendungen über den Gesundheitssektor hinaus.

2.1 Nutzen an erster Stelle

Wenn man von digitalen Lösungen, die ausschließlich der Unterhaltung dienen absieht, entspringt die persönliche Motivation zur Digitalisierung stets dem Wunsch, durch zusätzliche Informationen bessere Entscheidungen treffen zu können oder Abläufe und Kommunikation zu vereinfachen. Dies gilt im privaten Bereich für die Entscheidungsfindung zu einer neuen Anschaffung ebenso wie für den unkomplizierten Austausch von Nachrichten und Bildern auf dem Smartphone.

Auf die Arbeit im Gesundheitssektor ist dies umso mehr übertragbar. Die Ärztin kann bessere Therapieentscheidungen treffen, wenn ihr strukturierte Informationen über die Vorerkrankungen eines bis dato unbekannten Patienten vorliegen. Für den Zahnarzt wird das digitale Verfahren zur Genehmigung des Heil- und Kostenplans im direkten digitalen Austausch mit der Krankenkasse des Patienten nicht nur einfacher, sondern es ist auch schneller abgeschlossen und die Behandlung kann zu einem früheren Zeitpunkt erfolgen.

Mit der TI 2.0 stellt die gematik deshalb den Nutzen der Anwendungen an erste Stelle und schafft die Voraussetzungen dafür, dass sich die definierten Anwendungen der Telematikinfrastruktur und Gesundheitsanwendungen, die sich an die TI anschließen, auf die Bedarfe der Versicherten und Leistungserbringer – Ärzte, Zahnärzte, Psychotherapeuten und Apo-

theker – konzentrieren können. Möglich wird dies durch ein Technologie-Update, das für die Nutzer erlebbar wird.

2.2 Aufbereitete Informationen

Die Website eines Nachrichtensenders nutzt selbst bei gelungenem Design wenig, wenn sie keinen Inhalt bietet. Ebenso wird eine Arztpraxis nur mit dem Angebot, die Stammdaten ihrer Patienten von der elektronischen Gesundheitskarte lesen zu können, nicht vom Nutzen der TI zu überzeugen sein.

TI 2.0 bedeutet, den Informationsfluss zwischen Heilberuflern, deren Patienten aber auch Krankenversicherungen und weiteren Beteiligten des Gesundheitswesens, endlich digital zu unterstützen. Ad-hoc-Rückfragen zu einem Patienten können bei der überweisenden Ärztin mittels TI-Messenger angefragt werden, strukturierte Befund- und Labordaten aus der Vorbehandlung eines Patienten in dessen elektronischer Patientenakte ermöglichen den schnellen Blick auf wesentliche Diagnosen. Ob Medikationshistorie, Krankenhaus-Entlassbrief, Impfpass oder Pflegeüberleitungsbogen, all diese medizinisch relevanten Informationen unterstützen dabei, zielsichere Diagnosen und gute Therapieentscheidungen zu treffen.

Damit aus einem Defizit medizinisch wertvoller digitaler Informationen, das zuvor herrschte, nicht eine unbeherrschbare Flut zu lesender PDF-Dokumente wird, werden die Daten in der TI 2.0 – dank des oben erwähnten Technologie-Updates – standardisiert und strukturiert.

Für den Heilberufler heißt dies: Eingehende Informationen wie Arztbriefe können durch die Praxissoftware automatisch dem Patienten zugeordnet werden. In seiner Benutzeroberfläche kann er mittels persönlicher Filtereinstellungen nur die Informationen anzeigen oder hervorheben lassen, die für sein Fachgebiet relevant sind. Das mühevolle Lesen und Bewerten der Relevanz sämtlicher vorliegender Informationen wird dem Arzt oder Apotheker somit durch die Software abgenommen werden. Ebenso können Informationen mehrerer strukturierter Datenquellen miteinander in Zusammenhang gebracht werden. Durch die Verknüpfung aller Medikationsdaten eines Patienten aus der automatisch generierten Medikationshistorie der E-Rezepte in der Patientenakte, seinem E-Medikationsplan und einer software-basierten Prüfung auf Wechselwirkungen und Unverträglichkeiten, kann so trotz komplexer Multimedikation durch mehrere verordnende Ärzte die Arzneimitteltherapiesicherheit erhöht werden.

2.3 Einfachheit

Apps werden genutzt, wenn sich der Aufwand für die Beschaffung, Inbetriebnahme und Verwendung in Grenzen hält. Die erfolgreichsten Apps des täglichen Lebens setzen diesen Aufwand in ein vernünftiges Verhältnis zu deren Nutzen (vgl. etwa WhatsApp oder TikTok sowie andere, insbesondere auf Kommunikation und Interaktion spezialisierte Angebote) (Kayali et al. 2020). Auch wenn die Anforderungen an die Sicherheit der Telematikanwendungen zurecht besonders hoch sind, wird die TI 2.0 es ermöglichen, diese Anwendungen leichter zu nutzen (s. Abb.18).

Ein Beispiel dafür ist das Anmeldeverfahren. So wird es möglich sein, neben der Gesundheitskarte für die Versicherten und dem Heilberufsausweis für die Gesundheitsberufe auch elektronische Identitäten für die sichere Anmeldung an der TI zu verwenden. Das Stecken von Karten

Abb. 18 Telematikinfrastruktur – Nutzer und Anwendungen

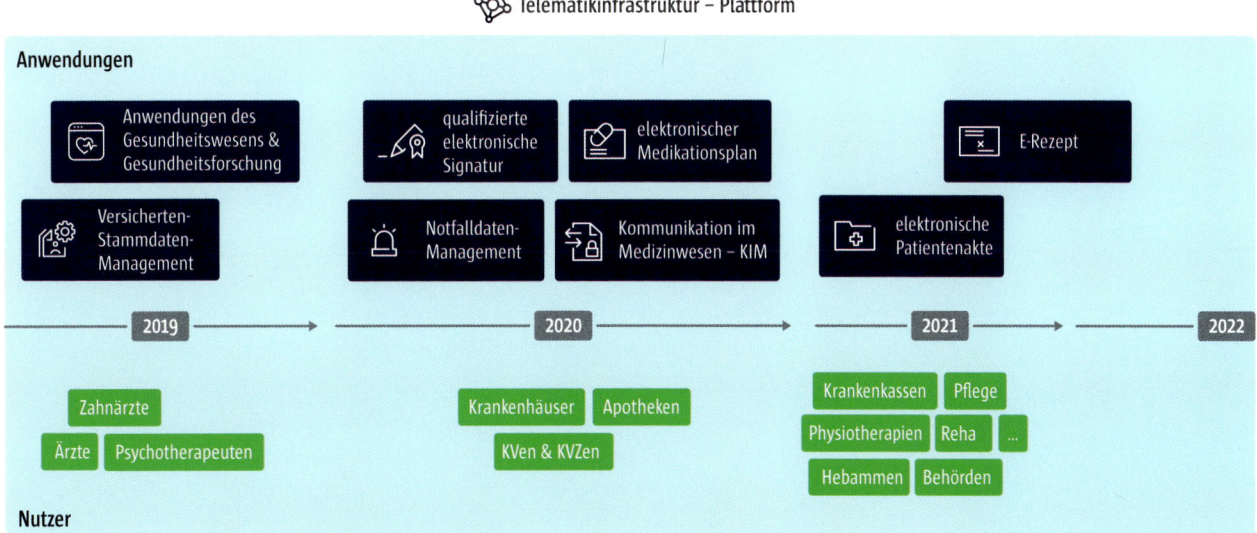

in Kartenterminals entfällt damit. Mehr noch wird es möglich sein, die Anmeldung als sogenanntes Single-Sign-On – auf dem gleichen Gerät und in einem gewissen Zeitrahmen – für mehrere Anwendungen zu nutzen, ohne sich ständig neu anzumelden. Ohnehin wird die Anmeldung mit dieser Identität nicht an die Anwendungen der Telematikinfrastruktur gebunden sein, sondern auch für das Login weiterer Gesundheitsanwendungen und -portale verwendet werden können, wenn der jeweilige Anbieter dies unterstützt. Biometrische Verfahren wie die Nutzung eines Fingerabdrucksensors können genutzt werden, um die Anmeldung nochmals zu vereinfachen.

Die Komplexität für Leistungserbringer, um überhaupt Zugang zu den Anwendungen der TI zu erhalten, wird sich ebenfalls erheblich reduzieren. Durch eine moderne Sicherheitsarchitektur wird der Konnektor als zusätzliches in der Praxis zu beschaffendes und zu betreibendes Gerät zukünftig entfallen können. Durch alternative Methoden zur Absicherung der Anwendungen können sich Leistungserbringer weiterhin auf die Sicherheit der Telematikinfrastruktur verlassen, ohne sich Sorgen um die neuesten Sicherheits- und Funktionsupdates für den derzeit (Stand: Juni 2021) noch erforderlichen Hardware-Konnektor machen zu müssen.

2.4   Anytime, Anywhere

Wir haben uns daran gewöhnt, digitale Medien jederzeit und an jedem Ort nutzen zu können. Ob im Büro, in der Bahn oder im Café – unsere digitalen Begleiter stehen uns überall zur Verfügung.

Gerade in der Gesundheitsversorgung darf die Verfügbarkeit digitaler medizinischer Informationen zukünftig nicht mehr eine Frage des aktuellen Standorts sein. Denn Versorgungsszenarien wie Hausbesuche, Hebammenbesuche und die akute Notfallversorgung, erfordern den mobilen Einsatz der TI-Anwendungen. Mit der neuen Telematikinfrastruktur wird dies ermöglicht, indem die Anwendungsserver von den Endgeräten ohne zusätzliche dezentrale Komponenten angesprochen werden können. In der Kombination mit den neuen elektronischen Identitäten und neuen Services, wie bspw. einem Fernsignaturdienst, mit dessen Hilfe elektronische Unterschriften geleistet werden können, wird die lokale IT-Infrastruktur weitestgehend entschlackt und der mobile Einsatz damit möglich. Für die Sicherheit sorgt dabei ein durch die gematik entworfenes Regelwerk in der Telematikinfrastruktur, das in Echtzeit u.a. Parameter wie Benutzer- und Geräteidentität, Standort, Zeitpunkt und angefragten Zugriff bewertet und die Datendienste dadurch vor unberechtigten Zugriffen schützt.

Mit der Anbindung weiterer Berufsgruppen an die Telematikinfrastruktur erweitert sich nicht nur das Spektrum der Einsatzszenarien für die TI, sondern auch der Bedarf an skalierbaren Zugangslösungen dafür. Von der Anbindung des Universitätsklinikums über die der Physiotherapiepraxis bis hin zu der des ambulanten Pflegedienstes bietet die TI mit diesem neuen Konzept immer eine passende Lösung. Bis zur „konnektorlosen TI" können Konnektordienste an die Stelle vor Ort aufgestellter Konnektoren treten und damit die Brückentechnologie bereitstellen, die den neuen Benutzergruppen die Funktionalität des Konnektors als Dienst bereitstellt. Den Ärzten, Zahnärzten, Psychotherapeuten und Apothekern wird damit nicht nur eine flexible, jederzeit skalierbare Zugangslösung für ihren jeweiligen Bedarf bereitgestellt, sondern sie gleichzeitig von der Verantwortung für den Betrieb des Konnektors entlastet.

2.5 Konvergenz und Offenheit

Was Microsoft-Gründer Bill Gates 1995 in seiner Keynote auf der Computermesse Comdex unter dem Titel „Information at your fingertips" als Vision der zukünftigen Möglichkeiten der IT dargestellt hat, ist heute längst Wirklichkeit (mehr zum Thema auf dem Blog „Mr. Gadget" von Christoph Dernbach, „Bill Gates" 1995: „Information at Your Fingertips (2005)", Beitrag vom 20.05.2009, https://www. mr-gadget.de/future-tech/2009-05-20/ zurueck-in-die-zukunft-die-vision-von-bill-gates-aus-dem-jahr-1994. Transkript des Vortrags: https://www.mr-gadget. de/microsoft/2008-05-21/transcript-of-bill-gates-keynote-speech-fallcomdex-nov-14-1994-information-at-your-finger-tips-2005. Dernbach ist heute Chefkorrespondent Digitales bei dpa Deutsche Presse-Agentur GmbH). Echtzeitkommunikation, Navigation, Bezahlfunktion und vor allem: Zugriff auf jegliche Information – und das mobil in einem Gerät, das bereits damals in einem dafür aufwendig produzierten Film als „Taschencomputer" gezeigt wurde. Was wir heute in Form von Smartphones und Tablets täglich mit großer Selbstverständlichkeit benutzen, symbolisiert den rasanten Fortschritt und Siegeszug der Digitalisierung wie keine andere Technologie.

Für den Benutzer bleiben die zugrundeliegende komplexe Chipentwicklung, die App-Programmierung und die Infrastruktur der Server in den Rechenzentren, die sich hinter den Apps verbergen, unsichtbar. Er erhält schnell und mühelos jeden erdenklichen Mehrwert, den Digitalisierung zu leisten vermag, auf sein persönliches Display.

Um diese beispiellose Konvergenz digitaler Informationen in die Hand des Benutzers zukünftig auch auf die Gesundheitsversorgung zu übertragen, bedarf es neuer Paradigmen für die Telematikinfrastruktur.

Zum einen ist die Standardisierung von Schnittstellen und Datenformaten eine wesentliche Voraussetzung, um Primärsysteme und Apps zukünftig wirtschaftlich und schnell entwickeln und anpassen zu können. Die damit geschaffene Interoperabilität vermeidet aufwendige Neuimplementierungen und Updates, sobald neue, bis dato noch nicht definierte strukturierte Informationen bereitstehen. Für den Benutzer bedeutet das: Eine Praxissoftware kann neue medizinische Informationsobjekte bereits kurz nach deren Bekanntmachung anzeigen und verarbeiten. In der Arztpraxis stehen diese Informationen damit in strukturierter Form und automatisch zum Patienten zugeordnet zur Verfügung. Die dahinterliegenden Technologien für die Datenformate und Schnittstellen ermöglichen dies in der TI 2.0 (HL7 2021 „Warum FHIR?"; bzw. Representational State Transfer [REST]: https://it-talents.de/it-wissen/rest-representational-state-transfer/).

Analog zur Offenheit der App Stores für Smartphones für jegliche Anbieter, ist das zweite Paradigma die Offenheit der TI 2.0 für Gesundheitsanwendungen jeglicher Anbieter. Leistungsmerkmale der Telematikinfrastruktur wie beispielsweise das einheitliche Login mit der elektronischen Identität oder das Verzeichnis aller Heilberufler in der TI, können von Anbietern für ihre Anwendungen nachgenutzt werden, wodurch Implementierungsaufwand entfällt. Voraussetzung dafür ist selbstverständlich die Einhaltung bestimmter Regeln, wie u.a. die Zweckbestimmung der Anwendung für die Gesundheitsversorgung und die Einhaltung von Sicherheitsregeln.

Dadurch entwickelt sich – zusätzlich zu den Anwendungen der TI – ein wachsendes Ökosystem vertrauenswürdiger Gesundheitsanwendungen, das sowohl Versicherten als auch Leistungserbringern zu Gute kommt. Damit gibt die TI 2.0 der Innovationskraft des Marktes für Gesundheitsanwendungen einen Vorschub, unabhängig davon, ob die Anwendungen durch die Sektoren des Gesundheitswesens, durch Kostenträger (z.B. Krankenkassen) oder von kommerziellen Anbietern bereitgestellt werden. Der Nutzer profitiert davon nicht nur über eine größer werdende Auswahl von Anwendungen, sondern auch von deren steigender Qualität, da sich die Entwickler durch die Nachnutzung von Standardfunktionen der TI 2.0 noch besser auf den Mehrwert ihrer Anwendung fokussieren können.

2.6 TI 2.0 als maßgeblicher Treiber für die Digitalisierung der Gesundheitsversorgung

Zusammenfassend wird sich das Erleben der TI für die Nutzer durch die neue Lösungsarchitektur maßgeblich zum Positiven verändern.

Versicherte werden sich zukünftig einmalig bequem und sicher auf ihrem Smartphone oder anderen Endgeräten anmelden und selbstbestimmt Anwendungen der Telematikinfrastruktur, wie die elektronischen Patientenakte, das E-Rezept oder den TI-Messenger zum Austausch mit ihren vertrauten Leistungserbringern, nutzen. Mit derselben Anmeldung werden sie die Anwendungen ihrer Krankenversicherung und Anwendungen für ihre Gesundheitsförderung nutzen, und das mit der gleichen Selbstverständlichkeit wie andere Apps des täglichen Bedarfs. Über Schnittstellen werden sie dabei je nach Bedarf die Daten zwischen den Anwendungen automatisiert oder manuell austauschen und dort nutzen können – so leicht, wie die „Teilen"-Funktion klassischer Apps funktioniert.

Leistungserbringer werden die TI 2.0 mit einer neuen Selbstverständlichkeit nutzen. Sie erhalten über ihr Primärsystem automatisiert den Patienten zugeordnete Informationen und werden durch ihre Software bei der Auswahl und Bewertung der relevanten medizinischen Informationen bei Diagnose und Therapie unterstützt. Die Kommunikation mit anderen Sektoren und den Patienten kann effizient digital erfolgen, und administrative Prozesse werden durch automatisierte digitale Verfahren vereinfacht und beschleunigt. Auch in mobilen Versorgungsszenarien stehen den Heilberuflern Informationen und digitale Unterstützung durch die TI 2.0 zur Verfügung. Das Login für die Anwendungen der TI und digitalen Angeboten bspw. ihres Sektors oder kommerzieller Angebote erfolgt dabei mit stets derselben digitalen Identität.

Damit ermöglicht es die TI 2.0, die Digitalisierung der Gesundheitsversorgung auf das Niveau zu heben, das technisch aktuell möglich und im privaten Gebrauch bereits Standard ist. Davon profitieren Leistungserbringer und Versicherte gleichermaßen. Insbesondere durch die verbesserte Verfügbarkeit strukturierter medizinische Informationen in der Behandlungssituation, hat die TI 2.0 damit das Potenzial, die Qualität der Versorgung zu verbessern.

Literatur

gematik (2021) Arena für digitale Medizin – Whitepaper Telematikinfrastruktur 2.0 für ein föderalistisch vernetztes Gesundheitssystem. URL: https://www.gematik.de/fileadmin/user_upload/gematik/files/Presseinformationen/gematik_Whitepaper_Arena_digitale_Medizin_TI_2.0_Web.pdf (abgerufen am 31.08.21)

HL7 Deutschland (2021) Warum FHIR? URL: https://hl7.de/themen/hl7-fhir-mobile-kommunikation-und-mehr/warum-fhir/ (abgerufen am 08.09.2021)

Kayali Ö, Westenthanner M, Humpa M (2020) Die Top-Apps 2019: China-App beliebter als Facebook & Instagram. CHIP Media. URL: https://www.chip.de/news/Android-und-iOS-Die-erfolgreichsten-Apps-2019_179369525.html#:~:text=Auf%20Platz%201%20thront%20fast,an%20ausgel%C3%B6sten%20Downloads%20%C3%BCberholt%20hat (abgerufen am 08.09.2021)

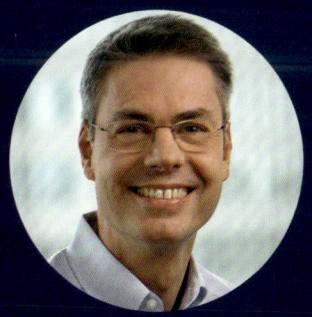
© gematik GmbH

Jörg Rübensam

Jörg Rübensam begleitet nach beruflichen Stationen in der Luftfahrtbranche und Medizintechnik den Aufbau der Telematikinfrastruktur in der gematik seit 2006. Als Projekt- und Programmleiter hat er Projekte zur Ausgabe der Heilberufsausweise sowie zum Notfalldaten-Management, zum E-Medikationsplan und zur Konzeption der elektronischen Patientenakte geführt. In seiner Funktion als Portfoliomanager sorgt er in der agilen Produktorganisation der gematik für die Ausrichtung der Telematikinfratruktur an die Bedürfnisse der Gesundheitsversorgung.

Marco Wedekind

Marco Wedekind studierte Informatik an der Martin-Luther-Universität Halle-Wittenberg. Seitdem hat er verschiedene Lösungen für das Gesundheitswesen entwickelt, z.B. Krankenhausinformationssysteme oder eine FHIR-basierte, cloud-native Telemedizin-Lösung für chronisch Kranke. Für die gematik ist er seit Juni 2020 als eHealth Architekt aktiv.

3

Die Telematikinfrastruktur von morgen: Die sechs Säulen der TI 2.0

Andreas Berg

Ein Technologiesprung soll die Zukunftsfähigkeit der Telematikinfrastruktur (TI) sichern – aus der TI wird die TI 2.0. Im Zentrum steht die Nutzerzentrierung, damit die TI als attraktive Plattform für die digitale Gesundheitsversorgung wahrgenommen und genutzt wird und wachsen kann. Die TI 2.0-Architektur steht dabei auf sechs Säulen.

Die Telematikinfrastruktur (TI) muss sich weiterentwickeln, denn sie basiert auf den Überlegungen und Prämissen aus den 2000er-Jahren. Um als zeitgemäße Basis für ein vernetztes Gesundheitssystem dienen zu können, muss die TI den technischen Fortschnitt nutzen und gleichzeitig neue gesetzliche und betriebliche Anfor-

derungen erfüllen. Auch die Bedürfnisse der Nutzer – ob Versicherte, Leistungserbringer, Krankenkassen oder Gesundheitsunternehmen – haben sich verändert. Auf all das muss die TI 2.0 Antworten geben.

3.1 Anforderungen an die TI 2.0

Neue Nutzergruppen aufnehmen
Der Kreis der an die Telematikinfrastruktur angeschlossenen Leistungserbringergruppen wird sich, auch aufgrund gesetzlicher Vorgaben, über die kommenden Jahre substanziell erweitern. Für die neuen Nutzer, z.B. Hebammen und Ge-

burtshelfer, kann nicht vorausgesetzt werden, dass diese durchgehend aus einer stationären Umgebung heraus tätig sind, in der ein Konnektor als Zugang zur TI installiert ist. Sie benötigen daher einen sicheren mobilen Zugriff auf die TI. Dieser sollte mittels handelsüblicher Geräte realisierbar sein.

Nutzungsbarrieren abbauen

Die Nutzung der Telematikinfrastruktur wird erst durch die Client-Systeme der Nutzer möglich, da die TI in erster Linie Dienste anbietet. Die verschiedenen Nutzergruppen der TI verwenden dabei eine Vielzahl von Systemen, die auf ihre jeweiligen Arbeitsweisen ausgerichtet sind. Alle diese Systeme müssen als Clients an die Dienste der TI angebunden werden. Zur Vermeidung von Nutzungsbarrieren muss die Implementierung von TI-Client-Funktionalitäten daher möglichst einfach und einheitlich möglich sein. Dies gilt sowohl für die neuen Nutzergruppen bereits eingeführter TI-Anwendungen als auch für alle Nutzergruppen für zukünftige Anwendungen.

Die Vereinfachung der TI-Integration wird erreicht, in dem die für den Zugang zu den Diensten nötigen Zugriffsprotokolle auf der Grundlage allgemein verfügbarer Standards vereinheitlicht werden. TI-spezifische dezentrale Komponenten (Hardware und Software), die immer auch invasive Maßnahmen bei den Nutzern mit sich bringen, können reduziert werden, weil marktübliche Systeme immer bessere Sicherheitsfunktionalitäten aufweisen.

Verbindende Infrastruktur und Plattform werden

Bei IT-Prozessen im Gesundheitssektor werden regelmäßig Daten mit sehr hohem Schutzbedarf verarbeitet. Die Umsetzung jeder Anwendung ist daher mit erheblichem Aufwand für die Umsetzung der technischen und organisatorischen Sicherheitsmaßnahmen verbunden. Wenn sich die TI als verbindende Infrastruktur und Plattform etabliert und die notwendigen Sicherheitsmaßnahmen anwendungsübergreifend bereitstellt, kann sie die Basis für die Realisierung sicherheitskritischer Prozesse im Gesundheitssektor bilden und damit dazu beitragen, die Umsetzung der Anwendungen nicht unnötig komplex oder langwierig werden zu lassen.

Medizinische Daten für die Forschung verfügbar machen

Die Telematikinfrastruktur soll dazu beitragen, medizinische Daten für die Forschung verfügbar zu machen, während die informationelle Selbstbestimmung der Versicherten gewahrt bleibt. Hierzu verfolgt die TI den Ansatz, die Verarbeitung der medizinischen Daten in strukturierter Form durch die Fachdienste zu ermöglichen. Die Verarbeitung erfolgt dabei in vertrauenswürdigen Ausführungsumgebungen, die einen Zugriff des jeweiligen Anbieters oder Betreibers mit technischen Mitteln sicher ausschließen. Darauf aufbauend definiert dann die jeweilige Anwendung die Verarbeitungsprozesse in solcher Weise, dass sie in der Hoheit der Dateneigentümer, insbesondere der Versicherten, erfolgt, um den Anforderungen zur informationellen Selbstbestimmung der Nutzer gerecht zu werden.

Zukunftsfähiges Vorgehen

Im Zuge der Neukonzeption der Telematikinfrastruktur spielen auch die Erfahrungen der Vergangenheit eine Rolle. Es hat sich gezeigt, dass die Bereitstellung von zertifizierten Spezialkomponenten zum Anschluss aller Leistungserbringer an ein gegenüber dem Internet isoliertes Netz kein zukunftsfähiges Vorgehen mehr darstellt. Dies gilt im Hinblick auf die Verhältnismäßigkeit der Kosten und prozeduralen Aufwände, die betriebliche Stabilität, die zeitgerechte Umsetzbarkeit von Anpassungen, die Wahrnehmung der gesetzlichen Kontrollfunktion durch die gematik sowie die Vermeidung von organisatorischen Unklarheiten und Konflikten. Dies gilt insbesondere im Vergleich mit der Dynamik heute üblicher anderer Angebote im Internet, auch im Gesundheitssektor. Die Architektur der TI 2.0 ist deshalb darauf ausgerichtet, sich besser in die heute existierenden IT-Infrastrukturen und ihre für die Zukunft zu erwartenden Entwicklungen einzufügen.

3.2 Die sechs Säulen der TI 2.0-Architektur

Die Architektur der TI 2.0 basiert auf sechs Säulen. Jede der Säulen ist ein wichtiges Grundprinzip der neuen Telematikinfrastruktur.

Föderiertes Identitätsmanagement

Die TI 2.0 stellt ein föderiertes System mit einheitlichem Vertrauensniveau dar. Die Sektoren treten dabei als Identitätsgeber auf. Die Smartcards der TI (eGK, eHBA und SMC-B) sind nicht mehr ausschließliches Authentifizierungsmittel. Vielmehr können sich die Nutzer mit verschiedenen Authentifizierungsmitteln eine elektronische Identitätsbestätigung ausstellen lassen und diese an allen Diensten zum Zugriff auf Daten verwenden. Voraussetzung für die Aufnahme eines die Identitäten bestätigenden Dienstes (Identity Provider) in die TI ist seine Zulassung durch die gematik (s. Abb. 19).

Abb. 19 Föderiertes Identitätsmanagement

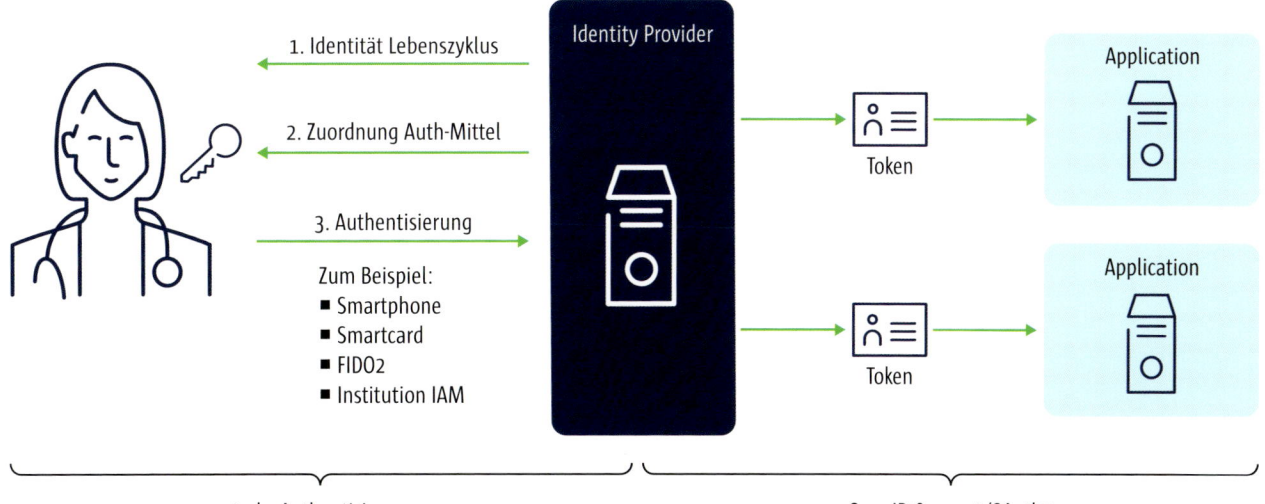

Universelle Erreichbarkeit

Als Nutzer der elektronischen Patientenakte (ePA) und des elektronischen Rezepts (E-Rezept) sind Versicherte eigenständige Akteure in der Telematikinfrastruktur. Mittels eigener Endgeräte und Anwendungsfrontends haben sie über das Internet direkten Zugang zu Diensten der TI. Dieser Zugang kann auch für Leistungserbringer in mobilen Szenarien erschlossen werden, wenn die Dienste der TI auch für sie direkt über das Internet verfügbar gemacht werden. Dieses Konzept soll auch auf bereits bestehende Anwendungen (z.B. Abruf von Versichertenstammdaten) und zukünftige Anwendungen übertragen werden (s. Abb. 20).

Moderne Sicherheitsarchitektur

Das Netz für den Datenaustausch im Gesundheitswesen wird zukünftig nicht mehr über eine harte physikalische Netzwerkgrenze definiert. Der Zugriff auf Dienste der TI wird nur für geprüfte, authentisierte Nutzer erlaubt, die einer zugelassenen Nutzergruppe zugeordnet und in ihrer Rolle bestätigt sind. Die Kommunikationsbeziehungen zwischen den Teilnehmern werden auf Anwendungsebene definiert und kontrolliert. Dadurch bleibt die geschlossene Nutzergruppe der TI erhalten und der Zugang zur TI sowie ihre Nutzung weiterhin kontrolliert. Die Sicherheit der digitalen Interaktionen in der TI wird generell mittels sicherer, wechselseitiger Authentisierung und weiterer etablierter Schutzmechanismen des sogenannten „Zero Trust Networkings" realisiert (s. Abb. 21).

Verteilte Dienste

Das „Zero Trust Network" ermöglicht es unterschiedlichen Anbietern, Dienste bereitzustellen, ohne dass diese sich in ein proprietäres Netz eingliedern müssen. Alle Verbindungen zwischen Nutzern und Diensten sowie zwischen Diensten setzen eine beidseitige Authentisierung voraus

Abb. 20 Universelle Erreichbarkeit der Dienste

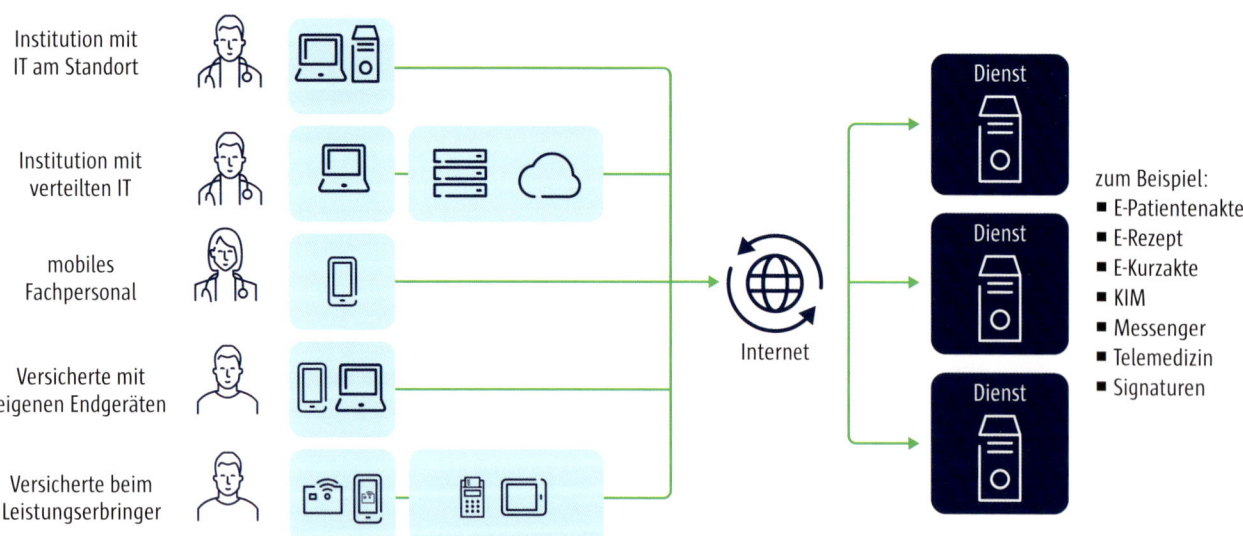

Institution mit IT am Standort

Institution mit verteilten IT

mobiles Fachpersonal

Versicherte mit eigenen Endgeräten

Versicherte beim Leistungserbringer

Internet

Dienst

Dienst

Dienst

zum Beispiel:
- E-Patientenakte
- E-Rezept
- E-Kurzakte
- KIM
- Messenger
- Telemedizin
- Signaturen

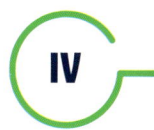

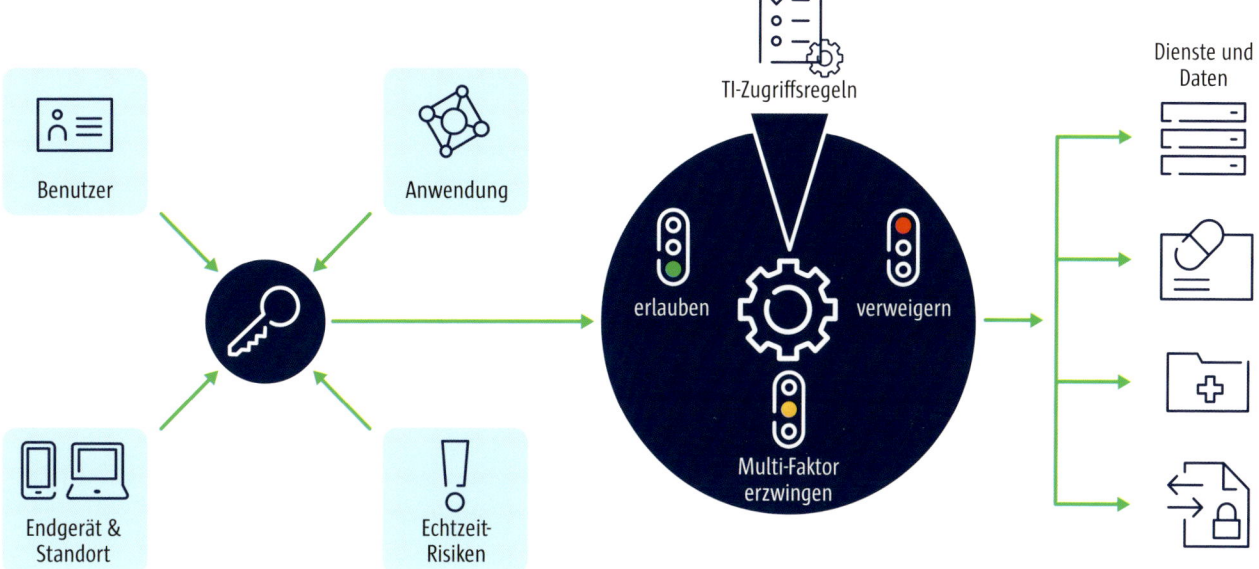

und den Nachweis (technische Attestation zur Laufzeit) von Sicherheitseigenschaften. Die Zugriffsrechte für die abgerufenen Daten werden durch den Eigentümer festgelegt und durch den Dienst durchge-

setzt. Durch einheitliche Schnittstellen wird es ermöglicht, übergreifende, kombinierte Anwendungsfälle aus den Versorgungsprozessen heraus umzusetzen (s. Abb. 22).

Abb. 21 Moderne Sicherheitsarchitektur

Abb. 22 Verteilte Dienste

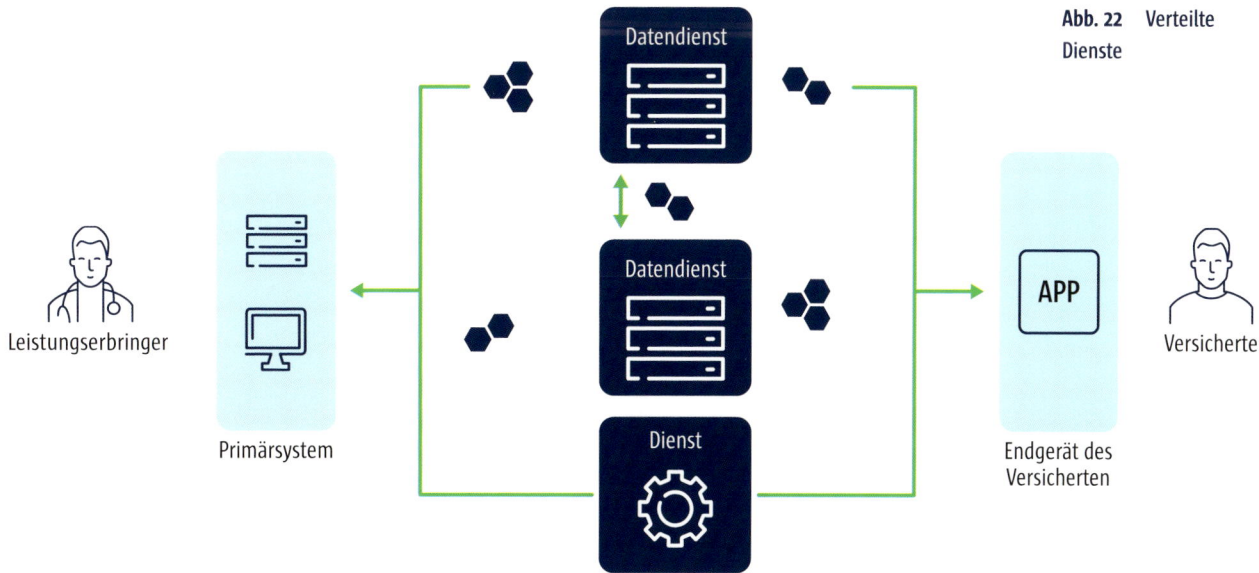

Interoperabilität und Strukturierte Daten

Mit der Unterstützung für verteilte Dienste bzw. Daten und der Nutzung anwendungsübergreifend gültiger Identitäten wird es möglich, eine institutionsübergreifend strukturierte Datenlandschaft im Gesundheitswesen aufzubauen, in der neue Prozesse umgesetzt werden können, ohne für jede Datenquelle individuell die Zugriffsmechanismen entwickeln zu müssen. Alle Daten können prinzipiell von überall und für jeden verfügbar gemacht werden. Einschränkungen werden über die Festlegung der Zugriffsrechte realisiert.

Für die Strukturierung von Daten in der Telematikinfrastruktur wird FHIR (Fast Healthcare Interoperability Resources) als übergreifender Standard etabliert. Bei FHIR handelt es sich um einen Standard zur Definition von Schnittstellen, der ein übergreifendes hierarchisches Schema zur Adressierung von Ressourcen definiert. Ressourcen können auf allen Ebenen der Granularität definiert werden, z.B. kann ein Dokument eine Ressource darstellen, aber auch ein Feldwert innerhalb eines Dokuments. Damit werden eine flexible und anwendungsfallbezogene Selektion und Neustrukturierung der Daten an den Schnittstellen als Voraussetzung für die dienst- oder anwendungsübergreifende Integration ermöglicht (s. Abb. 23).

Abb. 23 Strukturierte Daten

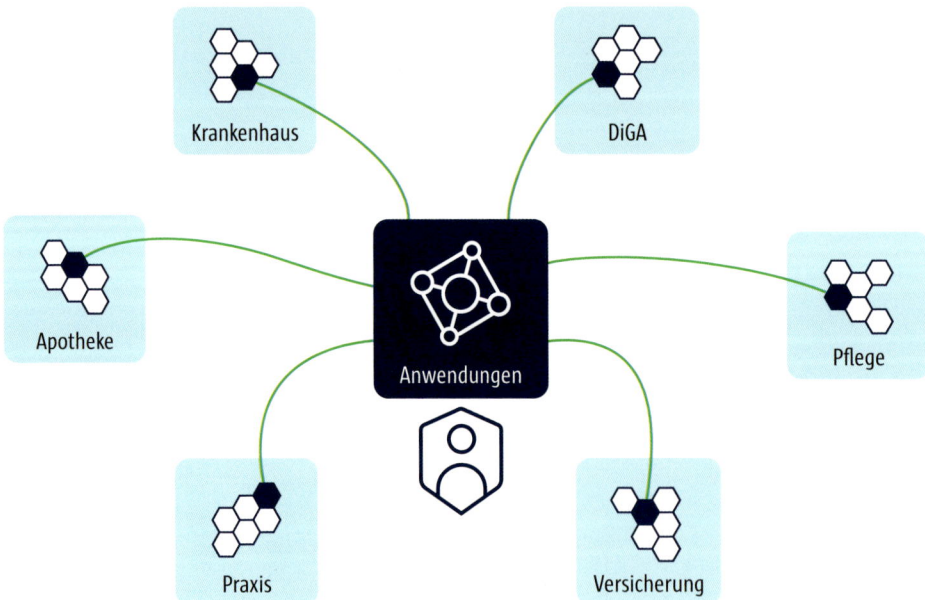

TI-Regelwerk

Im föderalen System der Telematikinfrastruktur werden einheitliche Mindeststandards durch ein Regelwerk aus rechtlichen, organisatorischen und technischen Regeln etabliert, das mit den sektorverantwortlichen Akteuren kollaborativ erarbeitet wird. Die Einhaltung der darin definierten Regeln setzt die gematik als übergreifend verantwortliche Stelle durch.

Das Regelwerk umfasst die Dimensionen Sicherheit und Datenschutz, Interoperabilität und Verfügbarkeit und definiert die Maßnahmen, die zur Überwachbarkeit der technischen Akteure und zur Attestierung der teilnehmenden Dienste, Clients und Sites ergriffen werden (s. Abb. 24 u. 25).

Die Überprüfung der Regelwerk-Konformität wird automatisiert und damit Teil der technischen Systeme der TI.

Abb. 24
TI-Regelwerk (1)

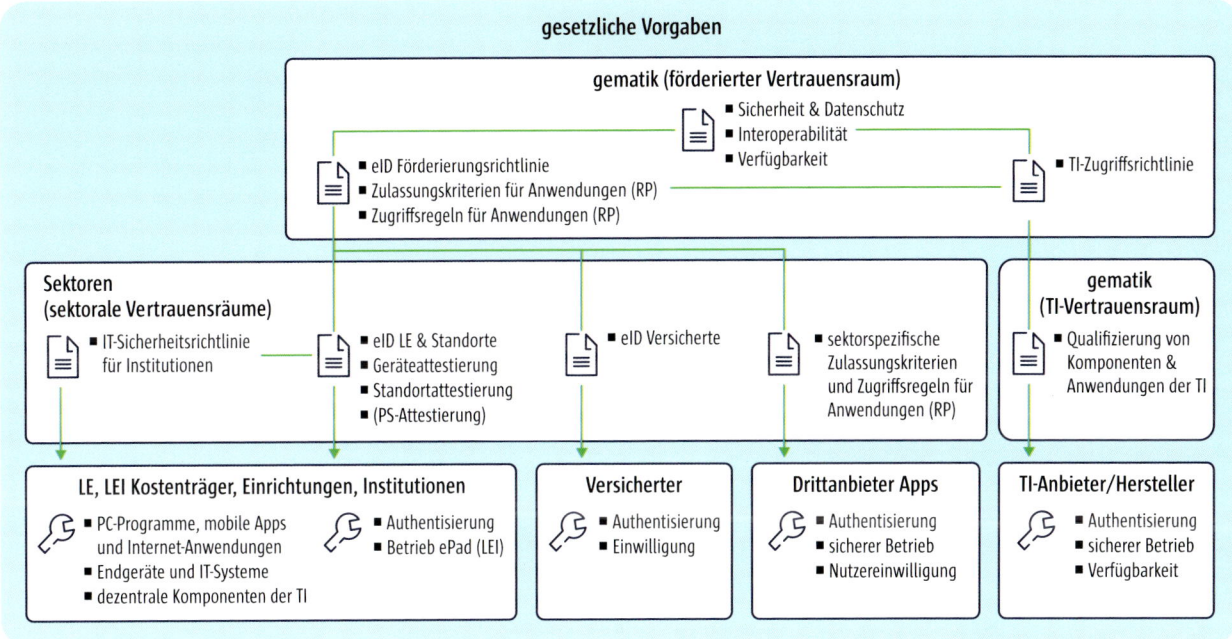

Abb. 25
TI-Regelwerk (2)

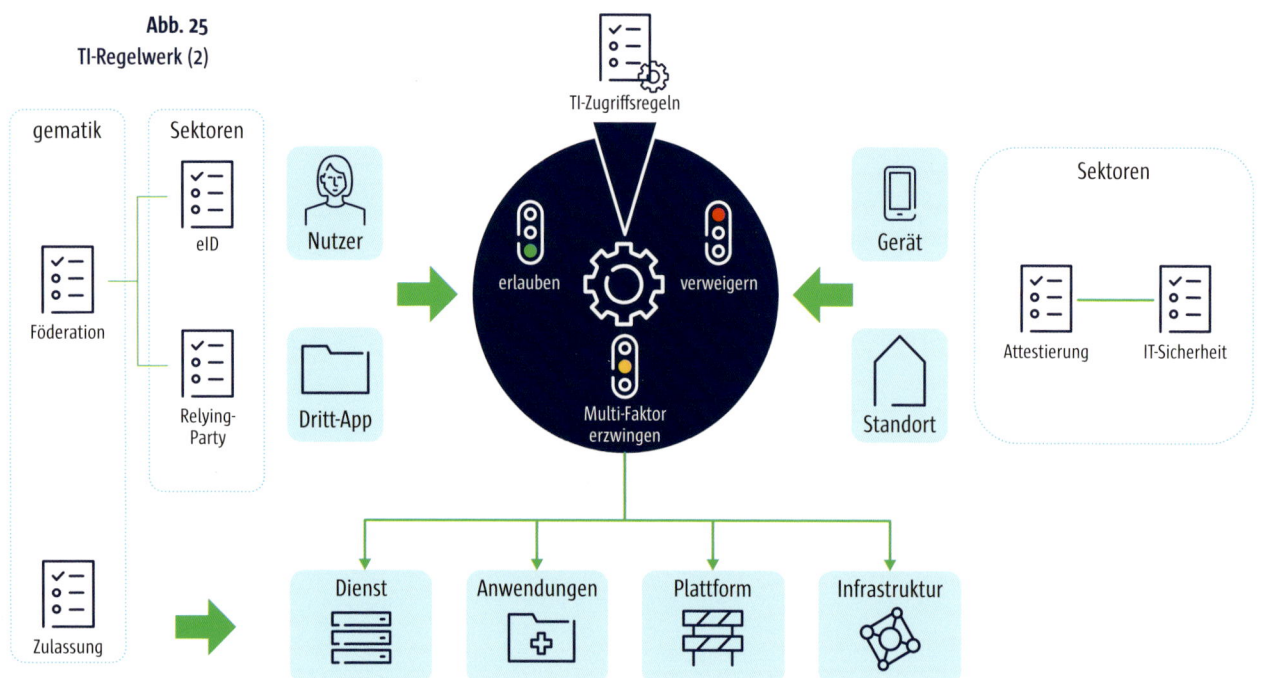

Andreas Berg

Andreas Berg stieg nach Abschluss seines Physikstudiums in die IT-Beratung und Anwendungsentwicklung um. Neben freiberuflicher Tätigkeit führte er 10 Jahre lang ein eigenes Unternehmen. Nach Beratungsaufträgen ab 2013 in der gematik, ist er dort seit 2019 IT-Architekt mit Schwerpunkt Sicherheitsarchitektur. Er hat die Konzeption der Vertrauenswürdigen Ausführungsumgebungen für die elektronische Patientenakte und das E-Rezept maßgeblich mitentwickelt und beschäftigt sich mit der Gesamtarchitektur der TI 2.0.

4

Die elektronische ID als One Key für die digitale Gesundheitsversorgung

Ronald Koenig

Die Zukunft der Gesundheitsversorgung liegt im vernetzten Zugriff auf die medizinischen Daten der Versicherten. Voraussetzung dafür ist ein modernes digitales Identitätssystem, mit dessen Hilfe Bürger und Leistungserbringer alle Vorteile eines digitalisierten Gesundheitswesens nutzen können. Die bereitgestellte digitale Identität ermöglicht technische Lösungen, die die hochsensiblen Daten sicher schützen, den Versicherten die Souveränität über ihre Daten geben und gleichzeitig den Austausch unter den beteiligten Akteuren so einfach wie möglich machen. Dezentrale Lösungen sind hierfür der Schlüssel.

Im heutigen digitalen Zeitalter hat jeder Bürger – bewusst oder unbewusst – eine digitale Patientenakte. Spätestens mit der Geburt werden bei der ersten Untersuchung (U1) die lebenswichtigen Funktionen des Neugeborenen kontrolliert und mit hoher Wahrscheinlichkeit digital festgehalten. Mit fortschreitendem Alter wächst diese Akte. Sie entsteht dezentral auf den Systemen der in die Versorgung involvierten Akteure.

Alle Bürger in Deutschland haben das gesetzliche verbriefte Recht, die über sie erhobenen Daten einzusehen. Doch obwohl die Vernetzung immer weiter voranschreitet, ist es Versicherten bisher nicht möglich, auf alle ihre Daten im Netz zuzugreifen. Sie haben keinen Überblick über ihre Daten. Sie müssen diese erst in ihre elektronische Patientenakte (ePA) einstellen lassen, um sie später mit Dritten teilen zu können.

4.1 Aufgabe einer zukünftigen Telematikinfrastruktur

Es steht außer Frage, dass der direkte Zugriff auf die stets aktuellen, primären Versorgungsdaten durch alle in einen Versorgungsfall involvierten Akteure die Qualität des Versorgungsprozesses wesentlich verbessern könnte. Natürlich muss dabei die Privatsphäre der Patienten stets gewährleistet werden. Die zentrale Aufgabe einer zukünftigen Telematikinfrastruktur wird es deshalb sein, die folgenden essenziellen Funktionen bereitzustellen:

1. Versicherte müssen alle über sie gespeicherten Daten jederzeit von einem Gerät ihrer Wahl einsehen können.
2. Versicherte müssen festlegen können, wer im Rahmen ihrer Gesundheitsversorgung auf ihre Daten zugreifen darf.

Um diese Funktionen sicherzustellen, bedarf es einer modernen Zugriffskontrolle (z.B. User Managed Access, UMA 2.0). Grundlegende Voraussetzung für eine solche Zugriffskontrolle ist, dass alle Akteure vor dem Zugriff auf die hochsensiblen medizinischen Daten identifiziert und authentifiziert werden. Dafür muss für alle Akteure eine sichere digitale Identität bereitgestellt werden (s. Abb. 26).

4.2 Status quo: Identifizierung und Authentisierung in der aktuellen Telematikinfrastruktur

Die aktuelle Telematikinfrastruktur und ihre Fachdienste setzen auf eine elektronische Identität, die auf einer zentralen Public-Key-Infrastruktur (PKI) beruht. Der entscheidende Vertrauensanker ist eine zentrale Trust Service List (TSL), die alle Trust-Service-Provider (TSP) der TI enthält. Diese TSPs bestätigen mittels Endnutzerzertifikaten die Identität der einzelnen Akteure und sind verantwortlich für den gesamten Lebenszyklus dieser Identitäten (Feststellung, Ausgabe, Widerruf usw.).

Damit sich Endnutzer gegenüber den Diensten der TI authentifizieren können, wird ihnen im Rahmen der Ausgabeprozesse eine PIN-geschützte Smartcard (elektronische Gesundheitskarte für Versicherte, Heilberufsausweis oder Institu-

Abb. 26 Digitale Identität als essenzielle Voraussetzung für den Zugriff auf sensible medizinische Daten

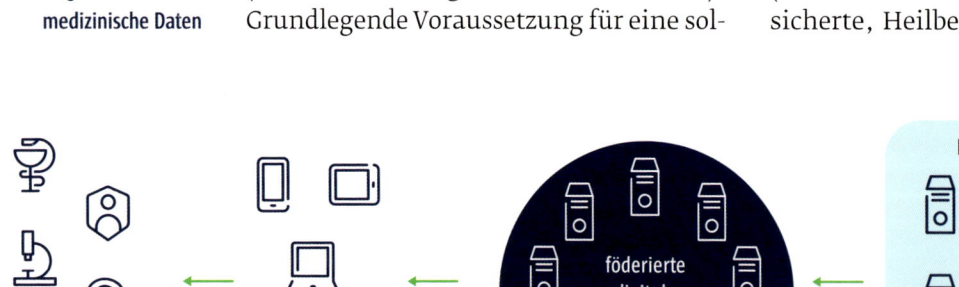
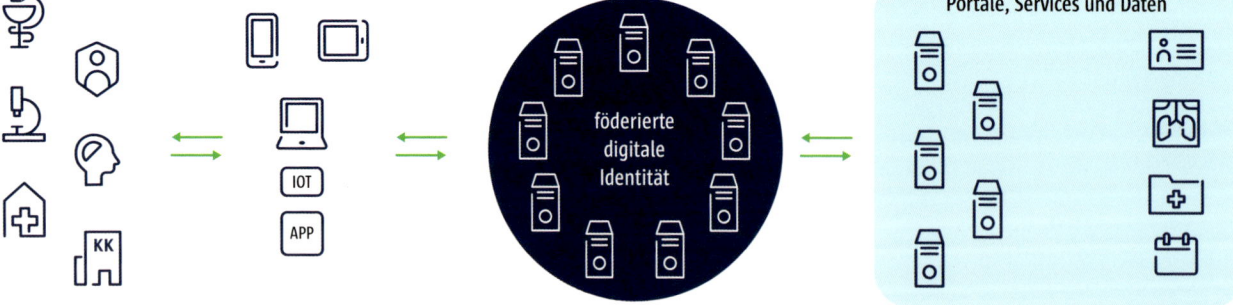

tionsausweis für Leistungserbringer oder medizinische Institutionen) mit ihrem persönlichen „Geheimnis" zugestellt. Die Authentisierung mittels eines auf einer Smartcard gespeicherten und mit einer PIN gesicherten Geheimnisses (privater Schlüssel) bietet eine hohe Sicherheit. Die Nutzung in Verbindung mit einer Public-Key-Infrastruktur ist jedoch sehr unflexibel und genügt nicht mehr den Anforderungen an ein modernes digitales Identitätssystem:

- Das Identitätsschema ist sehr starr. Es kann nachträglich nicht oder nur mit sehr hohem Aufwand erweitert werden. Derzeit werden folgende Identitätsattribute unterstützt:
- Name, Vorname
- Rolle im Gesundheitswesen (Versicherter, Arzt, Zahnarzt, Psychotherapeut, Apotheker usw.)
- eindeutige ID (Krankenversicherungsnummer des Patienten, Telematik-ID des Heilberuflers oder der medizinischen Institution)
- Der hohe Aufwand der Bereitstellung der Endnutzeridentität ist nur für ausgewählte Nutzergruppen gerechtfertigt. Ein großer Teil der Akteure des Gesundheitswesens (z.B. Pflegepersonal, Hebammen und Geburtshelfer, nichtverkammerte Heilberufe) sind ausgeschlossen.
- Jeder neue Zugriff auf einen Dienst erfordert eine neue Authentifizierung. Single-Sign-On ist nicht möglich.
- Die Sicherheitsfunktionen sind nicht von der Geschäftslogik getrennt. Jeder Dienst muss die Identifizierung und Authentifizierung der Nutzer selbst implementieren.

- Die im Rahmen der Authentisierung genutzten Technologien (signierte SOAP-Messages, XML-DSIG u.ä.) werden im mobilen Internet kaum verwendet. Der Implementierungsaufwand insbesondere auf mobilen Geräten ist infolge der Komplexität und fehlender Bibliotheken sehr hoch.

Vor diesem Hintergrund wird für die TI 2.0 ein neues, modernes Identitätssystem benötigt, das allen Akteure eine flexible und benutzerfreundliche digitale Identität bereitstellt und damit einen breiten Zugang zu den Diensten des deutschen Gesundheitswesens für alle Nutzergruppen schafft.

4.3 Die nächste Stufe: Eine föderierte digitale Identität auf Basis des OpenID Connect-Standards (OIDC)

OpenID Connect ist ein dezentrales Authentisierungssystem für Internetdienste. Es bricht die Sicherheitsfunktionen in mehrere logische Komponenten auf. Der Internetdienst führt die Authentisierung der Nutzer nicht mehr selbst durch, sondern delegiert diese Aufgabe an einen Identitätsprovider (IDP) (s. Abb. 27). Der Identitätsprovider authentisiert die Nutzer, fordert von ihnen die Zustimmung zur Herausgabe ihrer Identitätsdaten an den anfragenden Internetdienst ab und sichert diesem die Identität der Nutzer mittels eines signierten Sicherheitstokens zu. Der Internetdienst (Relying Party) vertraut der Zusicherung und nutzt die zugesicherte Identität, um die Nutzer anzumelden.

Dieser Ansatz bietet folgende grundlegende Vorteile:

1. Die Authentisierung der Nutzer wird vom Diensteanbieter zum Identitätsprovider verschoben. Der Diensteanbieter agiert als Relying Party und kann sich auf die Geschäftslogik konzentrieren. Die Authentisierung wird übergreifend über die verschiedenen Dienste vom Identitätsprovider im Zusammenspiel mit den Frontends der Nutzer realisiert. Dadurch lassen sich die Anforderungen an das Vertrauensniveau der Authentisierung einfacher umsetzen.

2. Die Nutzer müssen sich nur einmal am Identitätsprovider anmelden. Solange sie angemeldet sind, kann der Identitätsprovider Authentisierungsanfragen der Relying Parties ohne erneute Authentisierung der Nutzer beantworten (Single-Sign-On).

3. Der Identitätsprovider übernimmt auch die Verwaltung der Zustimmungen der Nutzer zur Herausgabe ihrer Identitätsdaten. Wenn diese noch keine Zustimmung zur Herausgabe ihrer Identitätsdaten an eine konkrete Relying Party erteilt haben, präsentiert der Identitätsprovider ihnen eine detaillierte Beschreibung der angeforderten Identitätsdaten und fordert sie auf, diese für die Herausgabe freizugeben. Nutzer können feingranu-

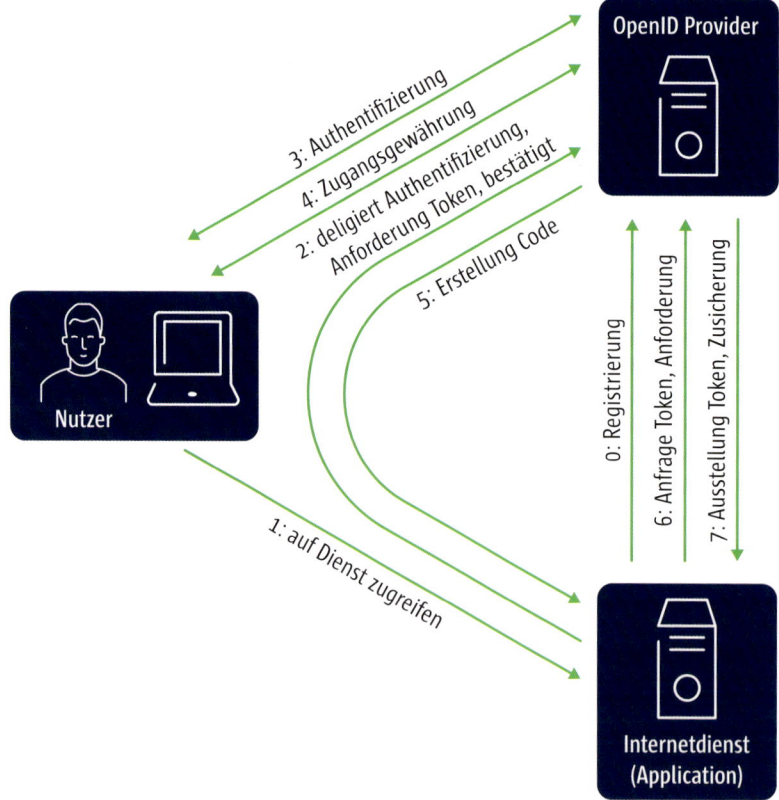

Abb. 27 OpenID-Komponenten

lar entscheiden, welche Daten sie teilen wollen. Die Entscheidung wird für zukünftige Anfragen gespeichert und kann jederzeit widerrufen werden.

4. Der gesamte Identitätslebenszyklus (Identitätsfeststellung, Ausgabe, Entzug, Authentisierung, Verwaltung usw.) liegt in der Verantwortung des Identitätsproviders. Die Relying Party vertraut der von ihm zugesicherten Identität und braucht nur deren Authentizität (Signatur) zu prüfen.

Insbesondere das Single-Sign-On und die Verwaltung der Zustimmungen des Nutzers zur Herausgabe ihrer Daten sind unabdingbare Voraussetzung für die nutzerfreundliche Bereitstellung verteilter Dienste.

Dezentrales Identitätssystem

Die OpenID Connect-Standards erlauben den Aufbau eines dezentralen Identitätssystems. Jeder kann Identitätsprovider werden, wenn er die entsprechende Vertrauensstellung aufbaut. In der TI 2.0 übernehmen die autoritativen Stellen des deutschen Gesundheitswesens die primäre Bereitstellung der Identitäten für ihren jeweiligen Sektor. Damit wird auf die bereits bestehenden Vertrauensbeziehungen und auf die bei den jeweiligen Stellen vorliegenden Identitätsdaten zurückgegriffen.

Nichtsdestotrotz ist die Bereitstellung von Identitäten nicht auf die existierenden, autoritativen Stellen des Gesundheitswesens beschränkt. Vielmehr wird angestrebt, auch alternative Identitätsprovider zuzulassen. Das ist notwendig, da einerseits die existierenden Stellen nicht alle Nutzergruppen abdecken (z.B. Pflegeperso-

nal, Hebammen und Geburtshelfer, nicht verkammerte Heilberufe) und andererseits den Nutzern die Möglichkeit gegeben werden soll, einen vertrauenswürdigen Identitätsprovider ihrer Wahl zu nutzen.

Föderation als übergreifender Vertrauensanker (Federation)

Damit die Relying Parties auf Basis digitaler Identitäten Zugriff auf Daten und Dienste gewähren können, müssen sie den ausgestellten Identitäten und damit den Identitätsprovidern vertrauen. Im Gegenzug müssen die Identitätsprovider den Relying Parties vertrauen, dass diese mit den ausgegebenen Identitätsdaten vertrauensvoll umgehen. Die Zustimmung der Nutzer zur Herausgabe der Identitätsdaten entbindet den Identitätsprovider nicht davon sicherzustellen, dass die schützenswerten Identitätsdaten nur an vertrauensvolle Relying Parties herausgegeben werden. Für den Aufbau dieser Vertrauensbeziehungen werden übergreifende Regeln für alle Instanzen, die an der Föderation teilnehmen, definiert und durch die Etablierung einer entsprechenden Governance durchgesetzt.

Die Vertrauensbeziehungen werden hierarchisch aufgebaut. Der gemeinsame zentrale Vertrauensanker der Föderation wird unter Einbeziehung der autoritativen Stellen des Gesundheitswesens etabliert und betrieben. Der zentrale Vertrauensanker der Föderation sichert in dem hierarchischen System die Vertrauenswürdigkeit der darunterliegenden Vertrauensanker der Sektoren und diese über weitere Stufen die Vertrauenswürdigkeit aller Instanzen der Föderation zu. Jede Instanz in der Föderation kann durch Rückverfolgung der Kette zum nächsten gemeinsamen Vertrauensanker die Vertrauenswürdigkeit jeder anderen Instanz in der Föderation prüfen.

Abbildung 28 zeigt ein einfaches Beispiel: Die Relying Party (RP) – hier: ein FHIR-Server – kann die Vertrauenswürdigkeit des OpenID-Providers – der Identitätsprovider (IDP) des Versicherten – durch Rückverfolgung der Kette bis zum gemeinsamen Vertrauensanker Gesundheitswesen prüfen. Die TI ist offen für alternative Dienste, sowohl Identitätsprovider als auch Dienstanbieter. Allerdings müssen auch diese alternativen Dienste entsprechende Vertrauensstellungen aufbauen, d.h. sie müssen gegenüber einem Vertrauensanker nachweisen, dass sie die für ihre Rolle definierten Regeln der Föderation erfüllen.

Vertrauen und Vertrauenslevel

Die Vertrauenswürdigkeit einer Instanz der Föderation wird durch organisatorische Maßnahmen (Zulassung, Audits, Datenschutz- und Sicherheitskonzepte

Abb. 28   Föderation

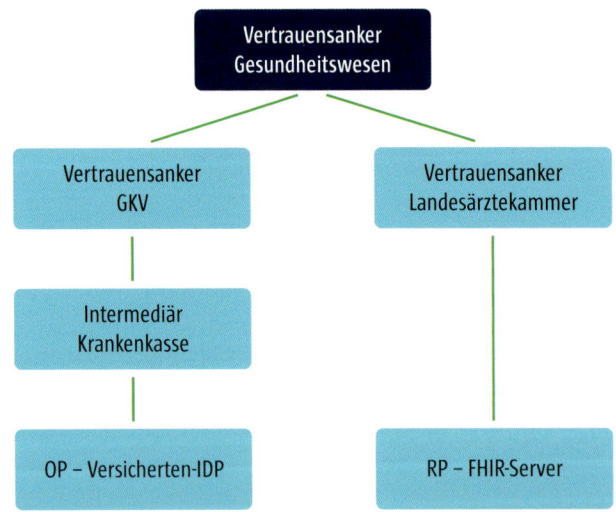

usw.) nachgewiesen. Die Zusicherung der Vertrauenswürdigkeit zur Laufzeit erfolgt innerhalb der Föderation durch signierte Atteste.

Neben der allgemeinen Zusicherung des Vertrauens in eine Instanz der Föderation ist das Vertrauenslevel einer zugesicherten Identität von besonderer Bedeutung. Bezüglich des Vertrauenslevel einer zugesicherten Identität werden drei Dimensionen unterschieden (LOA):

1. **Identitätsnachweis oder -feststellung (Identity Proofing):** Der Identitätsnachweis ist der Prozess der Verifikation, dass die von einer Person über sich behaupteten Identitätsattribute der wirklichen Identität entsprechen. Bekannte Beispiele sind PostIdent, VideoIdent oder persönliche Vorstellung in Verbindung mit einem offiziellen Identitätsdokument wie Reisepass oder Personalausweis. Dieser Prozess muss üblicherweise während der Registrierung der Nutzer beim Identitätsprovider durchlaufen werden. Er kann aber auch später absolviert werden, wenn während der Registrierung nur nicht verifizierte Attribute erfasst werden. Das Vertrauensniveau wird als Identity Assurance Level (IAL) referenziert und kann bei der Zusicherung der Identität durch entsprechende Metadaten der Relying Party mitgeteilt werden.

2. **Authentisierung:** Die Authentisierung ist der Nachweis, dass den Nutzern eine bestimmte digitale Identität zugeordnet ist. Die Nutzer authentifizieren sich gegenüber dem Identitätsprovider, indem sie die Kontrolle über einen oder mehrere Faktoren nachweisen, die nur sie kennen oder besitzen (z.B. ein Passwort, biometrische Daten,

privates Schlüsselmaterial auf einer Smartcard oder einem Sicherheitstoken). Durch Prüfung mehrerer Daten kann das Vertrauenslevel der Authentisierung erhöht werden (Multifaktorauthentisierung, MFA). Das Vertrauensniveau der Authentisierung wird als Authentication Assurance Level (AAL) referenziert und kann von der Relying Party im Authentication Request entsprechend dem Schutzbedarf der Daten angefordert werden.

3. **Föderation**: Dies meint den Prozess der Zusicherung von Authentisierungs- und Identitätsinformationen an die Relying Party. Im Falle von OpenID Connect geschieht dies durch die Ausstellung, Übertragung und Prüfung eines vom Aussteller signierten Identitätstokens. Das Vertrauensniveau wird als Federation Assurance Level (FAL) bezeichnet.

Verfügbarkeit und Reife

Die Standards der OpenID Foundation haben ihre Reife durch eine breite Nutzung nachgewiesen. Sie werden ständig weiterentwickelt und garantieren bei strikter Umsetzung in Verbindung mit passenden organisatorischen Maßnahmen ein hohes Vertrauensniveau. Durch die Reife der Standards stehen heute eine Vielzahl freier und auch kommerzieller Produkte sowohl als vollständige Komponenten als auch in Form von Bibliotheken für die Implementierung neuer bzw. die Migration bestehender Systeme zur Verfügung. Dabei werden verschiedenste Plattformen (mobil, stationär, unterschiedliche Programmiersprachen usw.) umfassend unterstützt.

Anwendungen

Die digitale Identität allein bietet den Nutzern keinen Mehrwert. Sie ist aber der Schlüssel zu den digitalen Angeboten des Gesundheitswesens. Seine besondere Stärke spielt OpenID Connect beim Zugriff auf verteilte Daten und Dienste aus. Da sich die Nutzer nur einmal beim Identitätsprovider anmelden und auch ihre Zustimmung zur Herausgabe ihrer Daten nur einmal pro Relying Party erteilen müssen, kann die Komplexität der Lösungen vor den Nutzern verborgen und als ein virtueller Dienst oder Datenraum dargestellt werden. Dies lässt sich am Beispiel folgender Anwendungsszenarien verbildlichen:

Patienten-App

Die Vorteile von OpenID Connect zeigen sich schon bei einer einfachen Patienten-App, die sich auf verschiedenen Servern anmeldet, um Nutzern ein übergreifendes Bild über ihre Versorgungsdaten zu geben. So kann sich die Patienten-App beispielsweise an einem Portal einer Krankenhauskette anmelden, um die Daten der letzten Arztbesuche einzusehen (Termin, Diagnose, Verschreibungen usw.). Mit diesen Daten können die Nutzer dann am Portal der Krankenkasse gezielt Patientenquittungen abrufen und sich eine Übersicht über die abgerechneten Kosten verschaffen.

Durch Benutzung ihrer digitalen Identität an beiden Portalen müssen sich die Nutzer nur einmal gegenüber ihrem Identitätsprovider anmelden. Dieser authentifiziert die Nutzer im Rahmen ihrer Anmeldung am Portal der Krankenkasse. Beim Zugriff auf das Portal fordert das Portal die Authentifizierung der Nutzer beim Identitätsprovider an. Da diese bereits authentifiziert sind, sichert der Identitätsprovider dem Portal deren Identität ohne nochmalige Authentifizierung zu. Der Übergang von einem Server auf den anderen erfolgt aus Nutzersicht nahtlos.

Verteiltes E-Rezept

Selbst in einfache Versorgungsfälle, etwa der Verschreibung eines Medikaments durch einen Arzt, sind mehrere Akteure involviert, die den Versorgungsfall auf verschiedenen Servern dokumentieren. Die beteiligten Akteure haben dabei in der Regel nur Zugang zu ihren eigenen Daten. Dadurch stehen wichtige Informationen für eine qualitätsgerechte Versorgung nicht zur Verfügung. Durch die Verwendung digitaler Identitäten, die Single-Sign-On unterstützen, kann für Patienten der Zugriff auf die gesamte verteilte Versorgungsdokumentation ermöglicht werden.

Hierbei wird vorausgesetzt, dass die einzelnen Systeme, die Daten über FHIR-konforme Schnittstellen (APIs – Application Programming Interfaces) zur Verfügung stellen. Durch das einheitliche Informationsmodell können die Daten nach Abruf von den einzelnen Systemen nahtlos zu einer Präsentation zusammengeführt werden. Die enge Vernetzung der Daten erlaubt eine effiziente Suche und Navigation in den Daten (z.B. Liste aller Arztbesuche im Kontext eines bestimmten Versorgungsfalls oder Analyse aller Cholesterinwerte zur Abschätzung des Herzinfarktrisikos). Außerdem erlaubt das Informationsmodell, den Zugriff feingranular auf Ebene der Ressourcen einzugrenzen. Durch Hinzufügen einer zusätzlichen Zugriffsschicht, die sich auf die digitalen Identitäten aller beteiligten Akteure

stützt, können Patienten ihre Daten flexibel teilen, so dass alle in den Versorgungsprozess involvierten Parteien Zugriff auf die für sie relevanten Ressourcen haben.

Im oben genannten einfachen Versorgungsfall halten die verschiedenen Akteure folgende Ressourcen (vereinfachtes Informationsmodell auf Basis von „Fast Healthcare Interoperability Resources" [FHIR]).

Das Beispiel (s. Abb. 29) zeigt die Verteilung der Gesamtdokumentation über vier Systeme: dem Praxisverwaltungssystem des Arztes (rot), dem Apothekenverwaltungssystem des Apothekers (grün), dem Verwaltungssystem der Krankenkasse (blau) und dem Patientenfach des Versicherten (gelb).

Ablauf der Verschreibung (Aufbau der Ressourcen)

Eine Patientin vereinbart einen Arzttermin. Der Arzt dokumentiert den Arztbesuch (Encounter) und verschreibt ein Medikament (MedicationRequest). Die Patientin findet anhand der öffentlichen Bekanntgabe des Dienstes die Apotheke (HealthcareService) und gibt ihr Zugriff auf das Rezept (MedicationRequest). Die Apotheke liest das Rezept und bereitet die Ausgabe vor. Die Patientin holt das bereitgestellte Medikament in der Apotheke ab. Die Apotheke dispensiert das Rezept (MedicationDispense), die Patientin quittiert den Empfang (Provenance). Später rechnet die Apothekerin das Rezept bei der Krankenkasse ab (Claim). Die Kasse prüft die Abrechnung, erstellt die Patientenquittung für die Patientin (ExplanationOfBenefit) und bestätigt der Apothekerin die ordnungsgemäße Abrechnung.

Später nimmt die Patientin das Medikament entsprechend der Verschreibung ein und dokumentiert die Einnahme in ihrem Patientenfach (MedicationAdminstration). Außerdem erteilt sie dem Arzt Zugriff auf die MedicationAdminstration in ihrem Patientenfach. Gegebenenfalls dokumentiert sie noch auftretende Nebenwirkungen (hier nicht dargestellt).

Die abgebildeten Ressourcen sind nur ein Auszug aus dem Gesamtmodell. Sie sind in die vollständige Dokumentation des Versorgungsfalls eingebettet und referenzieren weitere Ressourcen (EpisodeOfCare, Condition, Observation, Patient, Practitioner, Appointment usw.), sodass die beteiligten Akteure die gesamte für sie freigegebene Versorgungsdokumentation abrufen können.

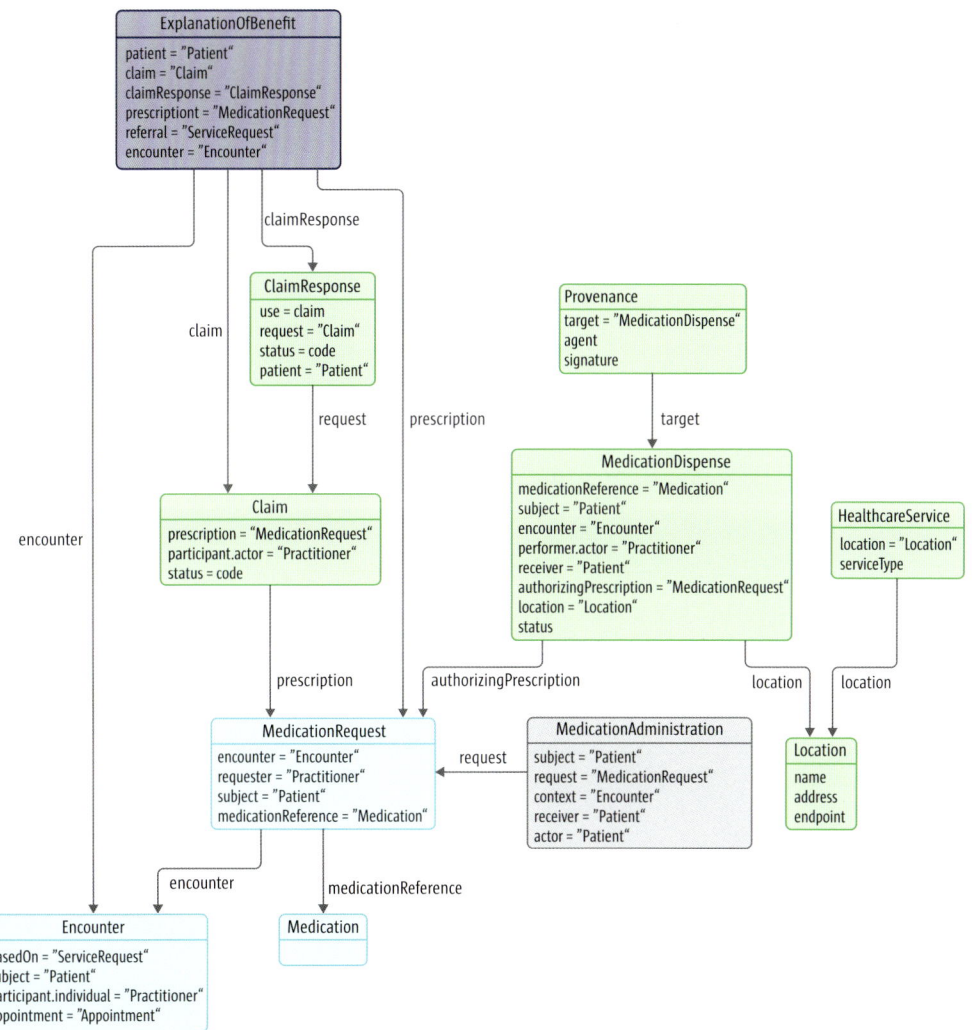

Abb. 29 Informationsmodell des Versorgungsfalls (Auszug)

Zugriff

Die beteiligten Akteure sehen nur die für sie relevanten Daten. Die Patientin sieht alle Daten, außer Claim und Claim-Response, da diese nur der internen Abrechnung zwischen Apotheke und Kasse dienen. Der Arzt sieht alle behandlungsrelevanten Informationen (Encounter, MedicationRequest, Medication, MedicationAdminstration und eventuelle Dokumentationen von Nebenwirkungen). Die Apotheke sieht alle Daten, die sie zur Bereitstellung der Medikamente, für eine entsprechende Beratung und die Abrechnung der Leistung benötigt (Medication-Request, MedicationDispense, Claim und ClaimResponse). Die Versicherung sieht alle Daten, die zur Abrechnung und Bereitstellung der Patientenquittung benötigt werden.

Der Zugriff auf die Daten wird unter Verwendung der digitalen Identität durchgesetzt. Nachdem die Ressourceserver die Anfrage eines Nutzers zum Zugriff auf Daten erhalten, fordern sie vom Identitätsprovider die Authentifizierung an. Der Identitätsprovider sichert nach erfolgreicher Authentifizierung die Identität des Nutzers zu. Der Ressourceserver gibt basierend auf der zugesicherten Identität die angeforderten Daten frei oder verweigert den Zugriff, wenn der Nutzer nicht die entsprechenden Rechte besitzt. Die Freigabe erfolgt in der Regel auf Basis von Attributen der Identität (Attribute Based Access Control, ABAC). Damit ist sichergestellt, dass nicht nur der Arzt und die Apothekerin, sondern auch deren autorisiertes Personal Zugriff auf die Daten haben.

Obwohl die Daten auf verschiedenen Systemen gespeichert sind, braucht sich der Nutzer nur einmal anzumelden. Der Client der Nutzer kann nach erfolgter Anmeldung des Nutzers am Identitätsprovider die Daten von allen Systemen abrufen, zusammenführen und entsprechend der jeweiligen Bedürfnisse der Nutzer präsentieren.

4.4 Standards und Interoperabilität

Die digitale Identität ermöglicht die Nutzung verschiedener Dienste und Anwendungen ohne wiederholte Anmeldung. Dadurch können komplexe Arbeitsabläufe unter Verwendung verschiedenster Dienste als ein homogener Arbeitsablauf dargestellt werden. Voraussetzung dafür ist, dass alle Dienste die Anmeldung über ein einheitliches Protokoll ermöglichen. Aus diesem Grund wurde für die TI 2.0 eine konkrete Technologie ausgewählt: OpenID Connect. Um eine möglichst breite Interoperabilität und eine große Reichweite zu gewährleisten, werden die Protokolle nur unter strikter Beachtung der Spezifikationen der OpenID Foundation profiliert. Spezifische Anforderungen des Gesundheitssektors werden frühzeitig herausgearbeitet und in den Standardisierungsprozess eingebracht.

OpenID Connect ist ein sehr ausgereifter und weit verbreiteter Standard. Dadurch ergeben sich folgende Vorteile:

■ Es existieren eine Vielzahl von freien und kommerziellen Produkten. Die Spezifikationen werden zwar ständig weiterentwickelt, die Kernfunktionen sind aber stabil und werden von den meisten Produkten zu einem hohen Grad umgesetzt.

- Viele Dienste unterstützen die Protokolle OAuth 2.0 oder OpenID Connect für den Zugriff auf geschützte Ressourcen bzw. für die Anmeldung an Diensten (Social Login). Die breite Nutzbarkeit der Identität fördert die Akzeptanz bei den Nutzern. Proprietäre oder lokal verfügbare Identitäten mit geringer Reichweite haben für Nutzer nur einen eingeschränkten Mehrwert und werden deshalb schlecht angenommen.
- OAuth 2.0 und OpenID Connect sind als offene Spezifikationen konzipiert. Viele Anforderungen werden durch optionale Festlegungen adressiert. Dadurch können die Standards sehr gut für spezifische Anforderungen profiliert werden.

4.5 Weiterentwicklung der digitalen Identitäten mit Self Sovereign Identity (SSI)

Digitale Identitäten werden in der nächsten Stufe der Telematikinfrastruktur, der TI 2.0, primär auf Basis der Spezifikationen der OpenID Foundation, d.h. durch OpenID Provider, bereitgestellt. Die Nutzer geben die Verwaltung ihrer Identität dabei in die Hände des Identitätsproviders. Die Vorteile dieses Ansatzes wurden bereits erläutert. Der Ansatz setzt jedoch voraus, dass die Nutzer Vertrauen in den gewählten Identitätsprovider und die gesamte Föderation haben. Dieses Vertrauen wird durch wohldefinierte Anforderungen an die Instanzen der Föderation und deren Durchsetzung durch eine entsprechende Governance aufgebaut. Nichtsdestotrotz müssen Nutzer dem Identitätsprovider ein besonderes Vertrauen entgegenbringen,

Abb. 30 Self Sovereign Identity

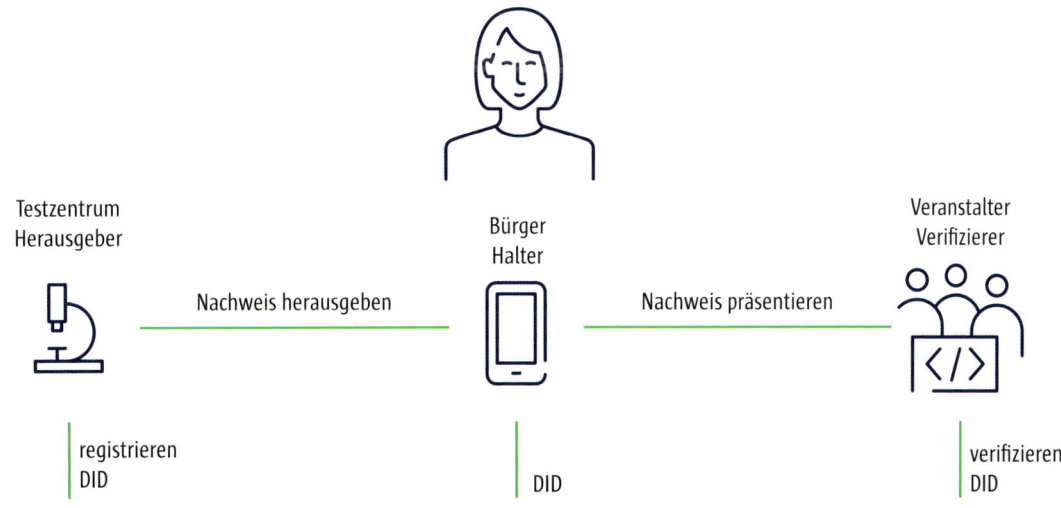

da dieser durch seine besondere Stellung umfangreiche persönliche Informationen erhält, die diesem erlauben, umfangreiche Nutzerprofile zu erstellen:

- Welche Dienste gebraucht ein Nutzer?
- Wann wurden diese Dienste in Anspruch genommen?
- Wie lange hat sich ein Nutzer auf einem Portal aufgehalten?
- Wie oft hat ein Nutzer die entsprechenden digitalen Angebote besucht?

Obwohl durch eine entsprechende Governance die Verwendung der persönlichen Informationen durch den Identitätsprovider zu anderen Zwecken als der Identitätsbereitstellung organisatorisch unterbunden werden kann, ist die missbräuchliche Nutzung nicht sicher ausgeschlossen. Hier können Self Sovereign Identities (SSI) helfen. SSI erlaubt Nutzern, ihre Identitätsinformationen selbst zu speichern und zu verwalten. Die Verifizierung der Identität erfolgt über ein vertrauenswürdiges Register, mit dessen Hilfe sichergestellt wird, dass der Herausgeber der Identitätsinformationen keine Information über den Einsatz der von ihm ausgestellten Identitätsinformationen erhält (verifizierbare Nachweise [VC], s. Abb. 30).

Der Herausgeber gibt dabei die Identitätsinformationen an die Nutzer (Holder) heraus, die damit die volle Kontrolle darüber haben, mit wem sie diese Informationen teilen wollen. Des Weiteren haben Nutzer die Möglichkeit, nur Teile der ausgestellten Informationen zu teilen (selective disclosure). So können sie nur bestimmte Aussagen (Claims) über ihre Identität weitergeben oder nur Informationen über bestimmte Eigenschaf-

ten zu den Claims ihrer Identität offenbaren. Im Rahmen einer Altersabfrage kann z.B. nur die Information weitergegeben werden, dass ein Nutzer älter als 18 Jahre ist. Mittels eines Zero-Knowlegde-Beweises (Zero Knowledge Proof) kann der Verifizierer (Verifier) diese Angaben prüfen, ohne dass der Nutzer das konkrete Alter offenbaren muss. Die dahinterstehende Logik ist, dass der Beweiser den Verifizierer davon überzeugt, ein Geheimnis zu kennen, ohne dabei Informationen über das Geheimnis selbst bekannt zu geben.

Anwendung

Die Verwendung von SSI bietet sich insbesondere an, wenn Nutzer ihre Identitätsinformationen selbst übergeben können und wollen, um die volle Kontrolle über die Weitergabe zu haben und um sicherzustellen, dass der Herausgeber keine Kenntnis von der Nutzung der digitalen Identität erhält.

Ein typisches Beispiel in der COVID-19-Pandemie ist der Coronavirus-Testnachweis. Eine entsprechende Lösung unter Verwendung von SSI würde wie folgt aussehen:

Ausgabe des Test-Credentials: Ein Bürger besucht das Testzentrum. Dort weist er sich mit seinem Personalausweis aus. Das Testzentrum baut eine Verbindung zum Wallet des Bürgers auf. Dazu präsentiert das Testzentrum einen QR-Code, den der Bürger mit seiner Wallet-App einscannt. Anschließend wird der Bürger getestet und verlässt das Testzentrum. Das Testzentrum bestimmt das Testergebnis und sendet ein entsprechendes Credential über die zuvor aufgebaute Verbindung an den

Bürger. Der Bürger erhält das Credential und speichert es in seiner Wallet.

Vorlage und Verifikation des Test-Credentials: Mit dem Testnachweis besucht der Bürger nun eine Veranstaltung, die nur nach Vorlage eines negativen Tests besucht werden darf. Er präsentiert mit seinem Wallet am Einlass sein Test-Credential (QR-Code). Der Veranstalter scannt das Credential und verifiziert es unter Nutzung des verteilten Vertrauensankers.

Dieser Ablauf zeichnet sich durch mehrere wichtige Eigenschaften aus:

- Das Credential wird nur an einen authentifizierten Bürger herausgegeben. Die Authentifizierung kann dabei wie dargestellt mittels Personalausweis oder vollständig digital über ein zuvor ausgestelltes Personalausweis-Credential erfolgen.
- Der Bürger muss nicht auf das Ergebnis warten. Er erhält das Credential über eine authentisierte Verbindung zwischen Herausgeber und Wallet.
- Der Bürger hat volle Kontrolle über seine persönlichen Daten, da das Credential in seinem Wallet gespeichert wird.
- Der Bürger kann entscheiden kann, welche Informationen er gegenüber wem freigibt.
- Der Herausgeber erhält keine Information über die Nutzung der herausgegebenen Daten.

4.6 Fazit: OpenID Connect versus SSI

Sowohl OpenID Connect als auch Self Sovereign Identity (SSI) haben Vor- und Nachteile. OpenIDConnect entbindet die Nutzer weitestgehend von der Verwaltung ihrer Identität. Die Identität wird auf sicheren Servern im Backend verwaltet. Der Austausch der Sicherheitstoken geschieht auf sicheren Kanälen im Backend. Die Anforderungen an die potenziell schwer zu sichernden Endgeräte werden dadurch deutlich verringert. Demgegenüber erlaubt SSI den Nutzern, die volle Kontrolle über ihre Identität zu übernehmen. SSI wird damit hohen Ansprüchen an die Privatsphäre gerecht, stellt dafür aber höhere Anforderungen an die Endgeräte und die Interaktion mit den Nutzern. Zum aktuellen Zeitpunkt sollte die passende Technologie mit Hinblick auf die spezifischen Anforderungen der Anwendung ausgewählt werden.

Die zukünftige Telematikinfrastruktur wird als offene Plattform konzipiert. Die primäre Bereitstellung der Identitäten auf Basis von OpenID Connect schließt deshalb die Nutzung alternativer Identitäten nicht aus. Allerdings sollte die Bereitstellung der Identitäten auf eine überschaubare Anzahl von Technologien beschränkt und eine weitestgehende Interoperabilität zwischen den verschiedenen Technologien sichergestellt werden.

Literatur

HL7 (2019) Index – FHIR v4.0.1. HL7.org. URL: https://www.hl7.org/fhir/ (abgerufen am 28.09.2021)

Kantara Initiative (2018) User-Managed Access (UMA) 2.0 Grant for OAuth 2.0 Authorization. URL: https://docs.kantarainitiative.org/uma/wg/rec-oauth-uma-grant-2.0.html (abgerufen am 27.09.2021)

NIST (National Institute of Standards and Technology) (2017) NIST Special Publication 800-63 – Digital Identity Guidelines. Revision 3. URL: https://pages.nist.gov/800-63-3/sp800-63-3.html (abgerufen am 28.09.2021)

The International Society (2013) [PKI] IETF – RFC 3647 – Internet X.509 Public Key Infrastructure Certificate Policy and Certification Practices Framework. URL: https://www.ietf.org/rfc/rfc3647.txt (abgerufen am 27.09.2021)

The OpenID Foundation (2014) OIDC – OpenID Connect Core 1.0. URL: https://openid.net/specs/openid-connect-discovery-1_0.html (abgerufen am 28.09.2021)

The OpenID Foundation (2021) Federation – OpenID Connect Federation 1.0. URL: https://openid.net/specs/openid-connect-federation-1_0.html (abgerufen am 28.09.2021)

W3C (2019) Verifiable Credentials Data Model 1.0 – Expressing verifiable information on the Web. URL:https://www.w3.org/TR/vc-data-model/ (abgerufen am 28.09.2021)

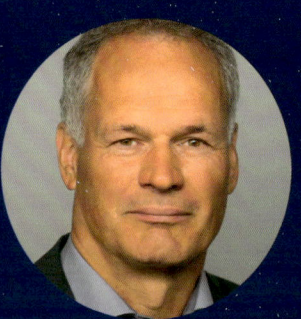

Dipl.-Ing. Ronald Koenig

Ronald Koenig ist seit 2008 in der gematik tätig und leitet dort seit Dezember 2019 das Zukunftslabor. Zuvor war er im Unternehmen bereits als Leiter der Abteilung Architektur und IT-Planung verantwortlich für die Konzeption der Telematikinfrastruktur, bevor er sich der Evaluation und Entwicklung neuer Technologien für die Vernetzung für das deutsche Gesundheitswesen widmete. Koenig hat an der TH Ilmenau Theoretische Elektrotechnik studiert und danach an der Akademie der Wissenschaften auf dem Gebiet Massiv Paralleler Rechner geforscht. Vor seiner Tätigkeit für die gematik war er viele Jahre im Telekommunikationssektor tätig, wo er umfangreiche Kenntnisse auf dem Gebiet hochzuverlässiger Systeme für Mobilfunk und Festnetze im In- und Ausland gesammelt hat.

© gematik GmbH

5

Sicherheit in der TI 2.0: Auf dem Weg zu einer dynamischen Sicherheitsarchitektur

Holm Diening

Geschlossene Netze waren bisher das oberste Mantra in Sachen Sicherheit der Telematikinfrastruktur (TI). Doch moderne digitale Lösungen verlangen eine flexiblere, dynamische Sicherheitsarchitektur, die den technischen und finanziellen Aufwand für zentrale Zugänge überflüssig macht und Sicherheitsrisiken möglichst in Echtzeit überwacht.

5.1 Die Bedeutung von Sicherheit und Datenschutz im Gesundheitssektor

Wie wertvoll die Digitalisierung für das Gesundheitswesen sein kann, zeigt ein Blick in die Länder, die diesen Schritt schon lange gegangen sind. Die Umsetzung und der damit verbundene Mehrwert für Patienten und Ärzte ist gerade in Skandinavien, im Baltikum oder etwa in den Niederlanden zu sehen und kann sich dort des uneingeschränkten Rückhalts in der Bevölkerung gewiss sein. So haben beispielsweise bereits 2016 49 Prozent der Dänischen Bevölkerung Termine für medizinische Behandlungen online vereinbart (OECD/EU 2018a). 2018 lag der Anteil von elektronischen Rezepten in den skandinavischen EU-Ländern bei jeweils über 90 Prozent (in Finnland sogar bei 100 Prozent, OECD/EU 2018b).

Abb. 31 Datenschutz-
vorfälle im Gesundheits-
wesen am Beispiel der
USA. Durch die Melde-
pflichten infolge des
HIPAA (Health Insurance
Portability and Accoun-
tability Act) und die
konsequente Veröffent-
lichung dieser Daten ist
die Datenlage in den
USA besonders trans-
parent. Keineswegs
sind Sicherheitsvorfälle
im Gesundheitswesen
jedoch ein ausschließ-
lich US-amerikanisches
Phänomen.

Gleichwohl gibt es immer wieder Sicherheitsvorfälle im Gesundheitswesen weltweit und diese nehmen nicht nur gefühlt
zu (s. Abb. 31). Es fällt dabei auf, dass der
Gesundheitssektor, gemessen an der Anzahl der Vorfälle und der Anzahl der betroffenen Einzelpersonen, in den letzten Jahren den deutlich größten Anteil ausmacht.
Dies ist besonders gravierend, da Gesundheitsdaten ein Leben lang relevant für die
einzelnen Betroffenen sind. Während der
Kontostand von vor 20 Jahren für die meisten heute keine Relevanz mehr hat, ist das
Wissen z.B. über eine chronische Erkrankung ein Leben lang schützenswert. Zudem
ist ein Ausgleich bei finanziellen Schäden
infolge des Versagens der Cybersicherheit
jederzeit denkbar, während der Schaden
bei der Veröffentlichung höchst privater
Gesundheitsdaten nur schwer zu messen
und ungleich schwerer zu kompensieren
ist. Ein Blick über die Grenzen Deutschlands mahnt daher auch dazu, bestimmte
Fehler bei der überfälligen Aufholjagd in
der Digitalisierung nicht zu wiederholen.

Ein hohes Gesundheitsschutzniveau
und der Schutz personenbezogener Daten
sind in der Charta der Grundrechte der
Europäischen Union (Artikel 35 und Artikel 8) verankert. Sie bedingen einander,
können aber auch in Konflikt zueinander
stehen. Debatten in diesem Bereich sind
zwangsläufig und verständlich emotional.
Allein über den bewusst konstruierten Begriff „Datenspende" und seinen intendier-
ten Appell an das gute Gewissen des Einzelnen lässt sich trefflich streiten. Klar ist
aber auch, dass diese Debatten in Deutschland meist nicht zu einer optimalen und
sehr oft eher zu gar keiner Lösung führen.
Der Verweis auf Sicherheit und Datenschutz war und ist nicht selten der erste
und letzte Sargnagel einer guten Idee – sei
es aufgrund gerechtfertigter Befürchtun-
gen oder als Vorwand.

Hinzu kommt, dass Diskussionen dieser Art immer im Kontext ihrer jeweiligen Zeit geführt werden. Die als proprietäres, geschlossenes Netz konzipierte
Telematikinfrastruktur 1.0 geht auf die

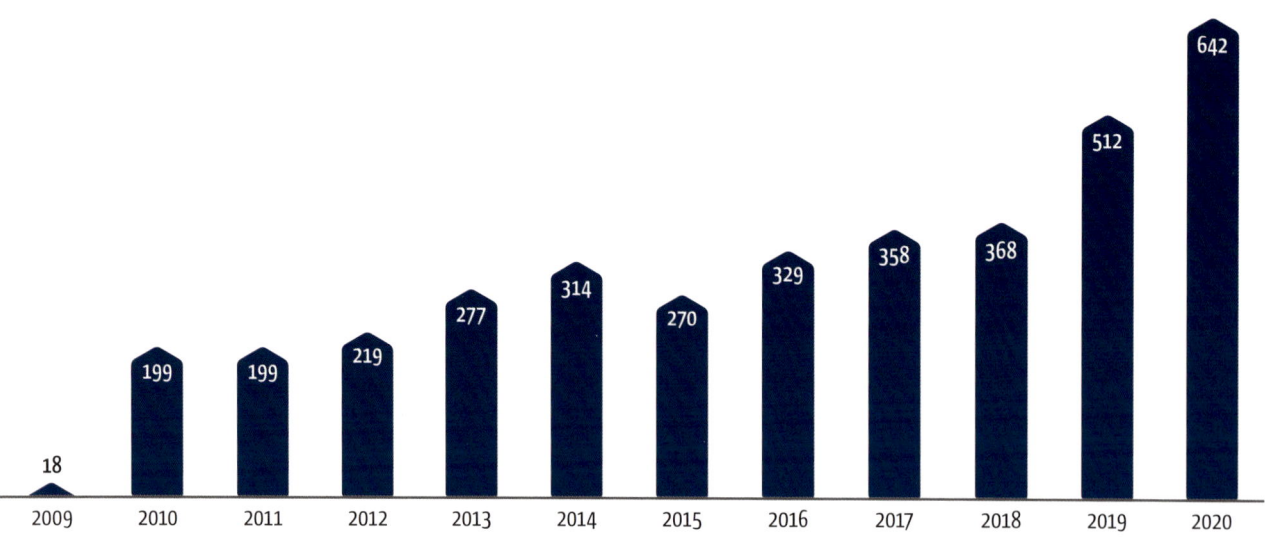

Ideen zurück, die im Gesetz zur Organisationsstruktur der Telematik im Gesundheitswesen von 2005 erstmals festgelegt wurden (s. BGBl. I, S. 1720). Zu dieser Zeit, vier Jahre vor dem ersten iPhone, spielten die Patienten in Fragen der Digitalisierung keinerlei Rolle. Gleichwohl war die Idee eines geschlossenen Netzes mit einer klaren Außengrenze zu dieser Zeit aus Sicherheitssicht en vogue. Die hohen Anforderungen an die IT-Sicherheit der Telematikinfrastruktur wurden in Spezialkomponenten hinein entwickelt und mit aufwändigen Zertifizierungsverfahren nachgewiesen. Usability und moderne Betriebskonzepte sollte der Markt von allein regeln. Die Einbindung der Patienten war nicht „auf dem Schirm" der Konstrukteure dieser ersten Version der TI.

Die lange Umsetzungsdauer der TI konfrontiert die damals verbreiteten Sicherheits- und Datenschutzprämissen mit den Erwartungen und Anforderungen der heutigen Zeit. Sie verdienen, ebenso wie die TI, eine Generalüberholung. Die Öffnung der Telematikinfrastruktur und die Zuwendung zu den Patienten als Eigentümer ihrer Daten ist ein wesentlicher Bestandteil der TI 2.0. Die Patienten werden aktiver Teil der Digitalisierung und jederzeit die Herrschaft über ihre Daten ausüben sowie selbst entscheiden können, wann, wo und wer Zugriff auf diese nehmen kann, inklusive ihrer selbst. Dies impliziert natürlich auch, dass die Patienten Verantwortung für ihre Daten übernehmen. Das schließt die Verantwortung für die Geräte, mit denen sie darauf zugreifen, mit ein, also etwa Smartphone, Tablet oder PC. Aber: Können die Patienten das überhaupt?

Darf „man" ihnen diese Entscheidung überlassen? Muss der Staat hier nicht reglementieren und die Bürger vor ihren eigenen Fehlentscheidungen schützen? Dies sind die Debatten heute, und sie erinnern stark an die Diskussion über eine Helmpflicht für Radfahrende.

Klar ist, dass die Patienten mit der Verarbeitung ihrer Gesundheitsdaten individuelle Risiken eingehen, die teilweise innerhalb und teilweise auch außerhalb ihres Einflussbereiches liegen. Dem stehen die Vorteile gegenüber, die der Einzelne durch die Digitalisierung verwirklichen kann. Aufgabe der gematik ist es, die Risiken durch moderne Sicherheitslösungen zu reduzieren, Schwachstellen zu erkennen und zu beseitigen oder transparent zu machen sowie den Patienten alles Nötige an die Hand zu geben, um selbstbestimmt eine informierte Entscheidung treffen zu können.

Demgegenüber stehen Bedrohungen, die das Sicherheitsgefühl in der Bevölkerung am stärksten prägen: Bedrohungen, die sich außerhalb der tatsächlichen oder gefühlten Kontrolle abspielen. Die gerechtfertigte Erwartungshaltung an ein staatlich kontrolliertes Digitalisierungsprojekt ist es, genau diese Risiken unbeeinflusst von marktpolitischen Interessen oder Wettbewerbserwägungen zu bewerten und im Sinne der Bürger zu behandeln. Als ein Unternehmen, das zu 51 Prozent dem Bund gehört und die wesentlichen Entscheidungen im Bereich Sicherheit und Datenschutz im Einvernehmen mit den zuständigen Behörden fällt, ist die gematik als unabhängige Nationale Agentur für Digitale Medizin in der idealen Position, diesem Anspruch gerecht zu werden.

5.2 Das Zusammenspiel zwischen gematik, BSI und BfDI

Die Rolle der gematik, ihre Kompetenzen und ihre Pflichten sind gesetzlich geregelt. Die Vorschriften finden sich im Fünften Buch Sozialgesetzbuch (SGB V). Gemäß ihrem gesetzlichen Auftrag legt die gematik das Design und die Sicherheitsvorgaben der Telematikinfrastruktur und ihrer Anwendungen fest. Sie macht Vorgaben für den sicheren Betrieb und überwacht diesen. Außerdem stellt die gematik die erforderlichen Test-, Zulassungs- und Zertifizierungsmaßnahmen sicher. Für Komponenten und Dienste, die zur Gewährleistung der Sicherheit oder für die Aufrechterhaltung der Funktionsfähigkeit der TI von wesentlicher Bedeutung sind, kann die gematik den Betrieb auch direkt übernehmen.

Sofern das Design der Telematikinfrastruktur oder die Zulassungskriterien betroffen sind, muss die gematik für sicherheits- und datenschutzrelevante Entscheidungen das Einvernehmen mit dem Bundesamt für Sicherheit in der Informationstechnik (BSI) bzw. mit der/dem Bundesbeauftragten für den Datenschutz und die Informationsfreiheit (BfDI) treffen. Zwischen der gematik und den beiden Behörden besteht hierzu ein enger Kontakt auf Arbeitsebene. Sowohl BSI als auch BfDI haben eigene Referate gebildet, deren Mitarbeitende sich nahezu ausschließlich mit Fragen der Digitalisierung im Gesundheitswesen und damit auch den Belangen der gematik befassen. Während die Fragestellungen in Richtung des/der BfDI eher grundsätzlicher Natur sind, werden mit dem BSI auch kleinere technische Detailfragen ausdiskutiert und dem Anwendungsdesign der letzte sicherheitstechnische Schliff gegeben.

Gleichermaßen übernimmt das BSI die Rolle der unabhängigen dritten Partei, wenn die gematik selbst Komponenten oder Dienste betreibt. So war insbesondere beim elektronischen Rezept (E-Rezept) das BSI direkt in die finalen Abnahmetests integriert und musste vor der Betriebsfreigabe zustimmen.

Auch die Überwachung der Sicherheit der Telematikinfrastruktur gehört zu den Aufgaben der gematik und erfolgt in enger Abstimmung mit dem BSI. Die gematik betreibt seit 2020 ein „Computer Emergency Response Team" (CERT), dessen Aufgabe die kontinuierliche Überwachung der TI ist. Das CERT scannt dafür regelmäßig die Außenschnittstellen der TI nach Schwachstellen, erhält Security-Monitoring-Daten direkt von den Betreibern und wertet diese aus (vgl. https://www.gematik.de/telematikinfrastruktur/datenschutz/). Es kooperiert zudem eng mit anderen CERTs im deutschen und europäischen CERT-Verbund, um sich über aktuelle Bedrohungslagen und Angriffsmuster auszutauschen. Sobald eine signifikante Schwachstelle oder ein Sicherheitsvorfall erkannt werden, erfolgt umgehend und rund um die Uhr eine entsprechende Meldung an das Lagezentrum des BSI. Dieses überwacht in Gänze die Sicherheit aller kritischen Infrastrukturen in Deutschland, zu welcher auch die Telematikinfrastruktur gehört.

Darüber hinaus sind alle Anbieter verpflichtet, technische und organisatorische Audits der gematik zuzulassen. Die gematik prüft die Sicherheit der Telematikinfrastruktur regelmäßig, indem sie ausgewählte technische Komponenten und Dienste Penetrationstests und Sourcecode Reviews unterzieht oder auch vor Ort bei den Anbietern und Herstellern traditionelle Audits der organisatorischen Abläufe durchführt. Welche Bestandteile der TI wann und mit welchen Mitteln geprüft werden, hängt von verschiedenen Faktoren ab. Zum einen ist dies die Kritikalität der jeweiligen technischen Komponente, also das Risiko, das für die TI entsteht, wenn an dieser Stelle Sicherheitsmechanismen versagen. Zum anderen sind es Erfahrungswerte mit der Bereitstellung eines Dienstes: Gab es Auffälligkeiten in letzter Zeit? Wie waren die Ergebnisse des letzten Audits? Gibt es Auflagen, die einer Nachprüfung bedürfen? Und natürlich: Wie lange ist die letzte Überprüfung her?

5.3 Prinzipien des sicheren Designs

Die gematik konzipiert Dienste und Anwendungen der Telematikinfrastruktur streng nach dem Grundsatz „Security and Privacy by Design". Das heißt: Noch bevor die erste Spezifikation erstellt wird, fließen die Sicherheits- und Datenschutzaspekte mit in die Konzeption ein. Ausgangspunkt ist die Erstellung eines Bedrohungsmodells mithilfe der STRIDE-Methode (Kohnfelder et al. 1999). Dabei werden IT-Lösungen in sechs Kategorien von Sicherheitsrisiken überprüft – vom Vortäuschen falscher Identitäten über die Manipulation von Daten bis hin zu Störungen der Verfügbarkeit einer Anwendung (Denial-of-Service-Attacken). So können potenzielle Sicherheitsgefahren ermittelt und passende Gegenmaßnahmen getroffen werden. Diese zielen darauf ab, dass eine Bedrohung entweder nicht mehr

eintreten kann oder der potenziell entstehende Schaden so gering wie möglich ist.

Maßnahmen, die den Schaden verringern, zielen z.B. darauf ab, dass ein Angreifer seine Angriffe nicht effektiv skalieren kann. Das heißt, dass er den gleichen Aufwand, den er für das Ausspähen eines Datensatzes betrieben hat (sofern dies überhaupt möglich ist), für den nächsten ebenfalls betreiben muss. Die versichertenindividuelle Verschlüsselung von Patientenakten oder der Rezeptinformationen ist z.B. eine solche Maßnahme, wie sie in der Telematikinfrastruktur umgesetzt ist. Auf diese Weise werden Angriffe auf die zentrale Infrastruktur unattraktiv.

Bei Bedrohungen durch einen aktiven Angreifer kommen Maßnahmen hinzu, die den Beobachtungsdruck so stark erhöhen, dass der Angreifer von seinem Vorhaben ablässt, weil er mit seiner Identifizierung rechnen muss.

Zum Bedrohungsmodell gehört zudem die Klarheit, welche Sicherheitsleistung durch die Anwendung nicht erbracht werden kann und durch die Umgebung realisiert werden muss. Dies ist etwa immer dann der Fall, wenn keine geeigneten Gegenmaßnahmen existieren oder ihre Umsetzung zusätzliche Risiken bedeuten würde, die den Nutzen der Gegenmaßnahme aufwiegen, sogenannte Sekundärrisiken. Dieses Bedrohungsmodell sowie die Risikobetrachtung werden während der Entwicklung kontinuierlich fortgeschrieben und sind Teil des Sicherheitskonzeptes für jede Anwendung.

Anwendungsbeispiel für Sekundärrisiken

Ein einfach nachvollziehbares Beispiel für diese Überlegungen ist der Schutz vor Malware beim Versenden elektronischer Arztbriefe: Der Dienst Kommunikation im Medizinwesen (KIM) ist durch Maßnahmen wie Ende-zu-Ende-Verschlüsselung und elektronische Signatur darauf ausgelegt, dass jede Kommunikation zwischen den Teilnehmenden (z.B. Ärzte oder Apotheken) absolut vertraulich ist, sodass Nachrichten unverfälscht bei den Empfängern ankommen und diese Empfänger Gewissheit über die Authentizität der Absenderinformationen haben. KIM kann und soll jedoch nicht in den Inhalt der Kommunikation schauen. Demzufolge könnte KIM auch nicht verhindern, wenn Ärzte sich tatsächlich gegenseitig Schadcodes zusenden würden.

Dieses Risiko ist jedoch sehr gering. Die Verbreitung von Schadcode über E-Mails ist in der Regel kein Phänomen in einem geschlossenen Mailsystem wie KIM. Außerdem sind die Absender der Nachricht in jedem Fall zweifelsfrei identifizierbar, was ein erheblicher Unterschied zu Viren über E-Mail-Anhänge im Internet ist (Stichwort Beobachtungsdruck). Daher ist die Wahrscheinlichkeit für dieses Risiko so gering, dass die lokalen Virenschutzmaßnahmen bei den Empfängern als ausreichend angesehen werden können.

Eine technische Gegenmaßnahme innerhalb von KIM hätte das Aufbrechen der Verschlüsselung und der Einbau eines Virenscanners in die Kommunikationsstrecke sein können. Dabei wäre jedoch die Wirksamkeit des zentralen Virenscanners immer noch stark begrenzt – die lokalen Sicherheitsmaßnahmen bei den Empfängern würden dadurch keineswegs ersetzt. Demgegenüber stünde nun der potenzielle Verlust der Vertraulichkeit in der Arzt-zu-Arzt-Kommunikation, weil für die Prüfung auf Schadcode die Vertraulichkeit in der Kommunikationskette künstlich geschwächt werden müsste.

Da hier also die Sekundärrisiken den Nutzen überwiegen, wurde auf diese Gegenmaßnahme verzichtet.

5.4 Der Paradigmenwechsel zur Zero-Trust-Architektur

Das Ideal der höchstmöglichen Sicherheit durch geschlossene Netze

Sicherheitsmaßnahmen, wie sie in der bisherigen Telematikinfrastruktur implementiert werden, sind immer ein Kanon aus Maßnahmen, die Sicherheitslücken präventiv vermeiden oder abmildern, und solchen, die potenzielle Angriffe erkennen, um auf sie reagieren zu können („Breach Defense").

In den letzten Jahren hat der Aufgabenanteil der gematik, der überwachend und steuernd im laufenden Betrieb der TI wirkt, erheblich zugenommen. Im Sicherheitsbereich konnte dadurch auch für die Telematikinfrastruktur eine grundlegende Trendwende eingeleitet werden, die sich von der bisherigen „Castle and Moat"-Mentalität abgrenzt. Jahrelang waren Sicherheitsarchitekturen dadurch geprägt, dass möglichst hohe Burgmauern, dicke Türen und sichere Schlösser den Angreifer „draußen" halten. Auf die Frage, was passiert, wenn es doch jemandem gelänge, in die Burg einzudringen, kam meist nur die Antwort, dass dies nicht passieren könne. Doch um wirklich sicherzugehen, braucht es noch höhere Mauern, noch dickere Türen und noch komplexere Schlösser.

Genau diese Sichtweise, dass die Bedrohungen nur außerhalb eines geschlossenen Netzes existieren und innerhalb gegenseitiges Vertrauen herrscht, waren die Designgrundlagen, die Anfang der 2000er- und 2010er-Jahre vorherrschten. Technisch ist dies auch in der Architektur der TI wiedererkennbar: ein MPLS-Netz (Multiprotocol Label Switching) mit sicheren Zugangspunkten, VPN-Zugangsdiensten und speziell für die TI entwickelten Konnektoren (besonders sicheren VPN-Routern mit zusätzlicher Anwendungslogik). Hinzu kommt eine geschlossene Public-Key-Infrastruktur (PKI), deren Endbenutzerzertifikate zum großen Teil auf Chipkarten gespeichert sind – elektronische Gesundheitskarte (eGK) und elektronischer Heilberufsausweis (eHBA) sind die bekanntesten Beispiele. Das einzigartige Sicherheitsniveau der verwendeten Komponenten wird in Zertifizierungsverfahren nachgewiesen.

Dieses Vorgehen hat jedoch auch seine Konsequenzen: Die Zertifizierungsverfahren der Komponenten sind aufgrund ihrer Komplexität teuer und langwierig. Das gilt vor allem für Konnektoren und Kartenterminals. Die Anbindung eines neuen Dienstes an das geschlossene Netz ist ebenfalls preisintensiv und aufwändig, da jedes Mal explizit für diesen Zweck angeschaffte Hardware in das Rechenzentrum des neuen Anbieters eingebaut werden muss. Nicht selten ist es sogar erforderlich, eigene Glasfaserleitungen neu zu verlegen. Die geschlossene PKI, die nicht auf bekannte Vertrauensanker im Internet rückführbar ist, führt zu erheblichen Konfigurationsaufwänden bei den Nutzern, also Ärzten, Zahnärzten, Psychotherapeuten usw.

Außerdem lässt sich auch das Sicherheitsversprechen nicht 100-prozentig einlösen. Zum einen ist der Begriff des geschlossenen Netzes und die dem gegenüberstehende Teilnehmerzahl in diesem Netz bereits widersprüchlich. Darüber hinaus erstreckt sich das implizite Vertrauen in solchen Architekturen auch auf die angeschlossenen Netze der Nutzer (z.B. der Ärzte), obwohl das realistisch nicht ge-

rechtfertigt werden kann. Die auf der Hackerkonferenz „rC3 – remote Chaos Experience 2020" von Saatjohann, Tschirsich und Brodowski dargestellten Schwachstellen in Arztpraxen haben dies eindrucksvoll belegt (Saatjohann et al. 2020). Grundsätzlich steht auch die Komplexität der Umsetzung, sowohl im zentralen Bereich als auch bei den Ärzten dem Sicherheitsinteresse entgegen. Komplexität ist immer ein Feind der Sicherheit. Sichere Systeme bestechen dadurch, dass sie einfach und klar strukturiert sind und möglichst wenige Interdependenzen bestehen.

Dynamischer Sicherheitsbegriff: Abkehr von geschlossenen Netzen

In einer modernen Sicherheitsarchitektur wird mit dem impliziten Vertrauen in geschlossene Netze gebrochen. Unter dem Schlagwort „Assume Breach" verbirgt sich die Annahme, dass man immer damit zu rechnen hat, dass es einem Angreifer bereits gelungen ist, „hinter die Mauern" zu gelangen. Daher darf dem Angreifer durch das Überwinden einer Firewall oder durch das Eindringen in ein geschütztes Netz kein wesentlicher Vorteil entstehen. Dies kann dadurch erreicht werden, dass generell jede Kommunikation eine Authentisierung und Autorisierung voraussetzt. Implizites Vertrauen in geschlossene Netze gibt es dann nicht mehr, stattdessen ist jede Verbindung zu verifizieren. Dies ist der Kern der Zero-Trust-Prinzipien wie sie etwa in der Veröffentlichung SP 800-207 des NIST (National Institute of Standards and Technology) festgehalten wurden (Rose et al. 2020). Sie sehen unter anderem folgende Grundsätze vor (s. Abb. 32):

- Alle Daten und Systeme werden als Ressourcen betrachtet.
- Jede Kommunikation zwischen Ressourcen wird abgesichert, unabhängig von der Zugehörigkeit zu einem „geschlossenen Netz".
- Der Zugriff auf Ressourcen wird auf einer Session-Basis gewährt und für jede Session neu entschieden.
- Der Zugriff auf Ressourcen wird anhand einer dynamischen Richtlinie bestimmt. Diese umfasst den Status der Nutzeridentität, der Anwendung bzw. des Dienstes sowie des anfragenden Clients und kann weitere verhaltensbezogene oder externe Informationen einbeziehen.

Dabei haben sowohl Personen und Organisationen als auch Geräte elektronische Identitäten. Die Chipkarte ist aber nur noch *ein* mögliches Authentisierungsmit-

tel neben diversen anderen. Dazu zählen z.B. auch andere hardwarebasierte Sicherheitsanker wie der elektronische Personalausweis oder moderne Smartphones mit ihren integrierten Sicherheitselementen.

Ein sehr innovativer Bestandteil von Zero Trust ist der Einfluss von dynamischen Risiken oder von Echtzeitrisiken. Dafür setzt die gematik in der TI 2.0 strikt auf die Analyse des Verhaltens einer Anwendung zur Laufzeit. Gibt es Auffälligkeiten in den einzelnen Kommunikationsmustern? Gibt es laterale Kommunikationsversuche, also solche von Dienst zu Dienst oder Client zu Client, die eigentlich nicht zum normalen Verhalten gehören? Sind in den Logdateien oder in der Netzwerkkommunikation sogenannte „Indicators of Compromise" enthalten, also Muster, die bereits an anderer Stelle erfolgreich als Indiz für einen Angriffsversuch ermittelt wurden? Lassen sich aus den

Abb. 32 Zugriffssteuerung nach Zero-Trust-Prinzipien. Jede Verbindung wird verifiziert. Die Zugriffsregeln entscheiden anhand statischer und dynamischer Faktoren, ob und wie ein Zugriff gewährt wird.

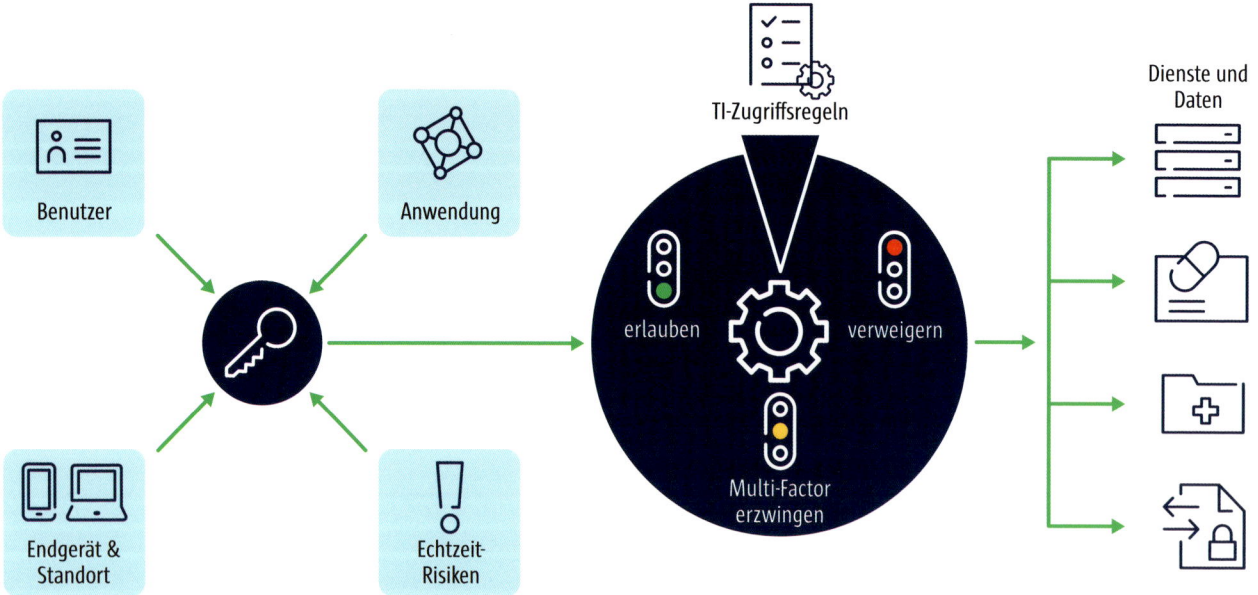

einzelnen und unabhängig voneinander auftretenden Vorfällen bei verschiedenen Diensten Zusammenhänge erkennen, die auf einen koordinierten Angriffsversuch hindeuten?

Hinzu kommen dynamische Informationen über aktuelle Schwachstellen, z.B. in dem von den Nutzern verwendeten Browser, oder plötzliche Veränderungen im Nutzerverhalten. Wer sonst regelmäßig tagsüber von einem bekannten Handy aus dem deutschen IP-Adressbereichen Zugriff auf sein E-Rezept genommen hat und nun, nach mehreren Monaten der Nicht-Nutzung, auf einmal nachts, ggf. mit einem neuen Gerät aus einer anderen Zeitzone zugreifen will, muss hohe Hürden überwinden. Dies wird etwa die Eingabe des Passwortes statt der Verwendung des Fingerabdrucks sein und zusätzlich die Bestätigung der Verbindung von einem bereits als vertrauenswürdig bekannten Gerät. Ebenso kann die Stärke der Authentisierung auch davon abhängig gemacht werden, auf welche Daten ein Nutzer zugreifen will. Der Zugriff auf Patientendaten erfordert ein sehr hohes Authentisierungsniveau. Für einen Zugriff auf ein Infoportal für medizinisches Fachpersonal, in dem lediglich die Zugehörigkeit zur Berufsgruppe sichergestellt werden soll, kann auch ein geringeres Niveau ausreichen. Welches Niveau verlangt wird, entscheidet die Anwendung anhand ihrer Zugriffsregeln.

Dieses als „Smart Authentication" bezeichnete Prinzip ist den meisten Anwendern schon von Banking-Apps oder anderen Anwendungen bekannt, bei denen man sich mit wechselnd hohem Aufwand authentisieren muss. Wichtig für Anwender ist: Die Nutzeridentität bleibt immer gleich. Verschiedene Nutzerkonten und Passwörter in den einzelnen Anwendungen braucht es in der TI 2.0 nicht mehr.

Vorteile des Zero-Trust-Prinzips

Die Abkehr vom impliziten Vertrauen in geschlossene Netze bringt einen weiteren, ganz entscheidenden Vorteil mit sich: Geschlossene Netze können entfallen. In einer vollständig umgesetzten TI 2.0 gehört der VPN-Zugang über einen Konnektor in ein zentrales Netz mit seinen Anwendungen der Vergangenheit an. Da jeder Zugriff auf eine Anwendung separat und anhand statischer und dynamischer Zugriffsregeln authentisiert und autorisiert wird, werden quasi „Mini-VPNs" zwischen der App des Nutzers und der Anwendung auf- und wieder abgebaut.

Die Vorteile für die Anwender sind enorm: Der technische Aufwand für zentrale Zugänge entfällt. Für die Leistungserbringer wie Ärzte oder Apotheker wird dies durch den Wegfall der Konnektoren am sichtbarsten. Gleichzeitig werden die Anwendungen in jeder Hinsicht mobiler. Zum einen sind mobile Endgeräte sehr gut geeignet für diese Art der Zugriffskontrolle, zum anderen sind auch die Anwendungen selbst universell über das Internet erreichbar, weil sie nicht mehr in einem geschlossenen Netz stehen.

Aber auch aus Sicherheitssicht wird ein weiterer Schritt nach vorn gemacht. Zum einen geschieht dies implizit durch den Wegfall von Komplexität: keine eigene Netzwerkkonfiguration mehr mit sogenannten lokalen Routen in den Arztpraxen (durch die Integration des Konnektors), keine zentralen Zugangspunkte sowie keine private Public-Key-Infrastruktur, der erst explizit vertraut werden muss. Durch diese Vereinfachungen werden Fehlkonfigurationen und damit Sicherheitsprobleme unwahrscheinlicher. Außerdem steigt durch die verringerte Abhängigkeit von zentralen Diensten die Resilienz des Gesamtsystems, da die Zahl von Elementen abnimmt, die als „Single Point of Failure" wirken könnten. Gleichzeitig bietet die fokussierte Betrachtung von Einzelverbindungen die Möglichkeit, sehr viel genauer auf individuelle und auch dynamische Risikofaktoren einzugehen, wie sie weiter vorn bereits benannt wurden.

Die Weiterentwicklung der Sicherheitsarchitektur lässt erkennen, dass in modernen Sicherheitskonzepten sehr viel mehr Fokus auf Sicherheitsaspekte in der Betriebsphase einer Anwendung oder eines Systems gelegt wird, als dies in der Vergangenheit der Fall war. Ein gutes sicherheitsorientiertes Design einer Anwendung ist nach wie vor der Grundstein für die Vertrauenswürdigkeit. Aber keine Anwendung ist und vor allem bleibt „ab Werk" sicher. Die Herausforderung ist, kontinuierlich zu beobachten, wie es um die Sicherheit eines Dienstes oder einer App zur Laufzeit bestellt ist. Werden in der kontinuierlichen Qualitätssicherung Schwachstellen bekannt? Dabei muss es nicht nur um den Code gehen, der speziell für diese Anwendung entwickelt wurde. Auch in den verwendeten Softwarekomponenten Dritter werden kontinuierlich Schwachstellen entdeckt und behoben, die eventuell auch für das eigene Produkt relevant sind. Außerdem entwickeln sich auch die Angriffstechniken kontinuierlich weiter. Neue entdeckte Methoden sind im Bedrohungsmodell der Anwendung vielleicht noch gar nicht berücksichtigt.

Last but not least muss auch kontinuierlich im Betrieb überwacht werden, wie (nicht ob, denn das passiert ohnehin) versucht wird, eine Anwendung anzugreifen. Dieses Monitoring liefert Hinweise auf Techniken, die eventuell noch besser berücksichtigt werden müssen. Manchmal sind auch Angriffe erkennbar, die Schwachstellen ausnutzen, die noch gar nicht bekannt sind (Zero Day Attacs). Dieses Vorgehen kann niemals durch den Betreiber einer Anwendung allein gestemmt werden. Die Einbindung von anderen spezialisierten Anbietern in der technischen Überwachung und Analyse von Monitoringergebnissen, die Zusammenarbeit mit anderen CERTs zum Austausch über erkannte verdächtige Aktivitäten und auch der öffentliche Dialog mit den Experten im Umfeld der Informationssicherheit sind notwendig.

Die gematik hat diesen Wandel im Sicherheitsbereich ebenfalls vollzogen. Gestartet ist sie als eine Organisation, die gemäß ihrem gesetzlichen Auftrag alle Energie in das sichere Design von Komponenten und Diensten investiert hat und keinen Einfluss auf Weiterentwicklung und Betrieb hatte. Dementsprechend sind die Sicherheitsanforderungen an die Komponenten so hoch und auch speziell, dass mit marktüblichen Produkten nicht gearbeitet werden konnte. Die Folgen für Entwicklungszeiten und die Interoperabilität sind bekannt. Durch das neue Setting der gematik können nun alle Phasen des Lebenszyklus einer Anwendung mit modernen Methoden kontinuierlich sicherheitstechnisch begleitet werden.

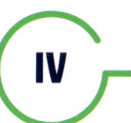

Mehr Flexibilität durch Continuous Security

In allen Lebensphasen eines Produkts sicherheitstechnisch präsent zu sein, bedeutet vor allem, mehr Flexibilität in der Ausgestaltung einer Anwendung zu haben. Die Steuerungsmöglichkeiten in der Entwicklungsphase, beim Test und der Überwachung zur Laufzeit bieten auch Freiheitsgrade in der Konzeption. Nicht jedes Sicherheitsziel muss schon in der Spezifikation verwirklicht und später zertifiziert werden. Continuous Security ermöglicht vor allem mehr Dynamik und Geschwindigkeit. Entwicklungszeiten verkürzen sich massiv (s. Abb. 33). Wenn moderne Softwareentwicklungs- und Verteilungsstrukturen auf mehrere (teilweise tausende) Deployments (das Ausbringen einer neuen Softwareversion oder Konfiguration) am Tag kommen, wie z.B. bei Mozilla oder Amazon, sieht der klassische Entwicklungs- und Zulassungsprozess in

Abb. 33 Continuous Security

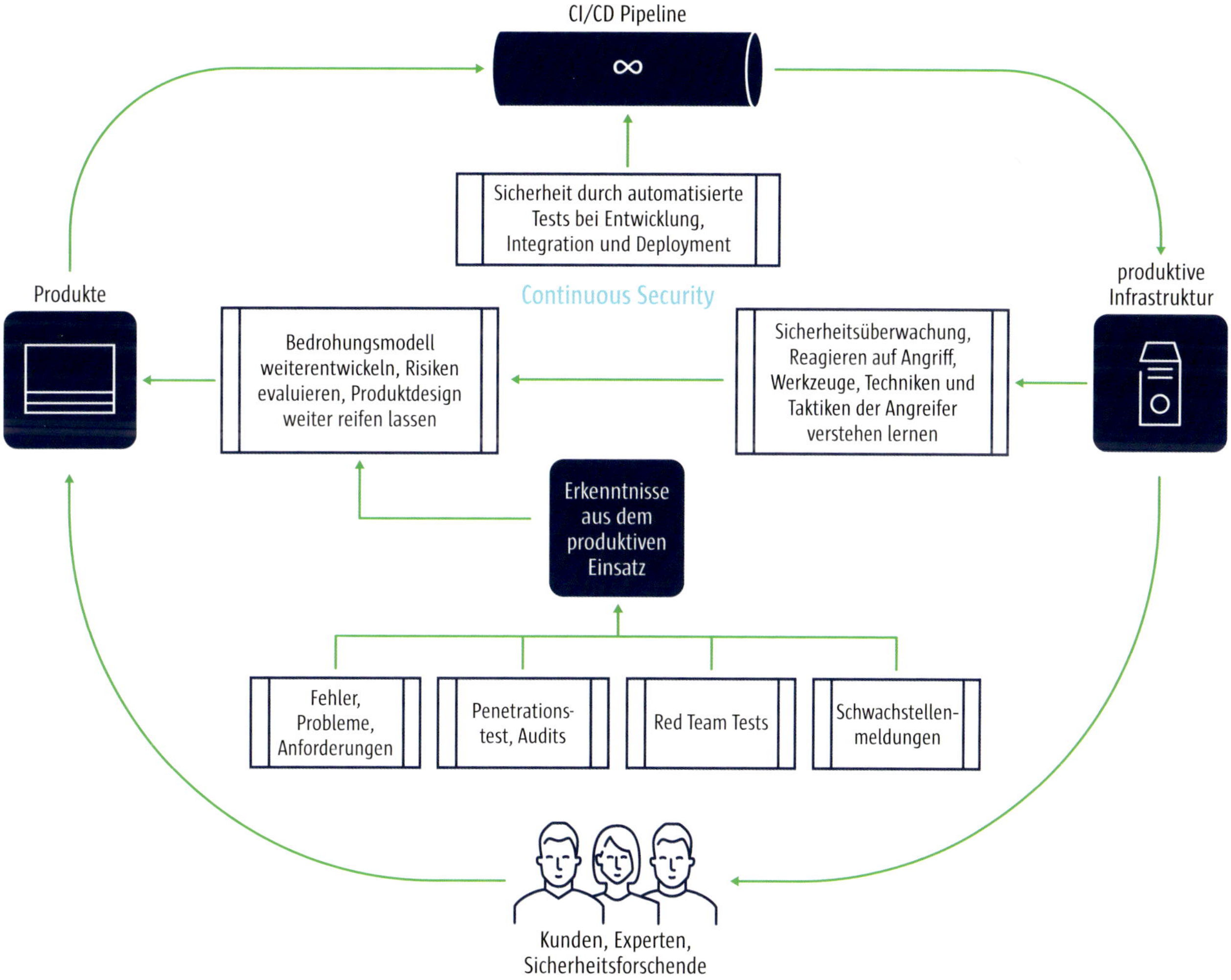

CI/CD Pipeline

∞

Sicherheit durch automatisierte Tests bei Entwicklung, Integration und Deployment

Produkte

Continuous Security

produktive Infrastruktur

Bedrohungsmodell weiterentwickeln, Risiken evaluieren, Produktdesign weiter reifen lassen

Sicherheitsüberwachung, Reagieren auf Angriff, Werkzeuge, Techniken und Taktiken der Angreifer verstehen lernen

Erkenntnisse aus dem produktiven Einsatz

| Fehler, Probleme, Anforderungen | Penetrations-test, Audits | Red Team Tests | Schwachstellen-meldungen |

Kunden, Experten, Sicherheitsforschende

der TI 1.0 wie völlig aus der Zeit gefallen aus. In einer Zeit, in der die Zulassung eines sicherheitszertifizierten Produkts die finale Amtshandlung der gematik war, musste dieser Schritt eben bei jeder neuen Version vollzogen werden, um die Kontrolle über die Produkte im Feld nicht zu verlieren.

Heute befinden sich für die Steuerung der Sicherheit in der Telematikinfrastruktur deutlich mehr Tasten auf der Klaviatur, die es zu nutzen gilt. So wird in Zukunft der Hauptfokus der Zulassung nicht mehr auf den einzelnen Versionen eines Produktes liegen, sondern auf der Fähigkeit eines Herstellers, in einem modernen Entwicklungs- und Deploymentprozess sichere Produkte auf den Markt zu bringen. Bei der Zulassung der Anwender-App der elektronischen Patientenakte (ePA) ist die gematik diesen Weg teilweise schon gegangen. Zwar ist die App noch immer ein Zulassungsgegenstand, aber der Hersteller muss bereits die Qualität seines Entwicklungsprozesses, seiner Test- und Qualitätssicherungsmaßnahmen und seines Deploymentprozesses in Bezug auf die Sicherheit nachweisen. Dies ist die Grundlage dafür, dass Weiterentwicklungen keiner erneuten Zulassung bedürfen.

Durch die jüngste Anpassung des Gesetzes ist es der gematik auch erlaubt, Herstellerzulassungen auszusprechen. Die gematik wird auch weiterhin die Produkte des Herstellers prüfen, dann jedoch mit dem Ziel, die Qualität des Entwicklungsprozesses kritisch zu hinterfragen und nicht um eine Aussage über die Qualität oder die Sicherheit des Produktes zu treffen. Der Vorteil für den Hersteller liegt klar in der Möglichkeit, sehr viel schneller innovative Anpassungen seiner Software auf den Markt

zu bringen sowie sehr viel schneller Fehlerkorrekturen bereitzustellen. Der Vorteil für die gematik ist, dass der Hersteller in der vollen Verantwortung seines Produktes bleibt und im Fehlerfall nicht auf die produktbezogene Zulassungsaussage der gematik verweisen kann.

Dennoch bleibt auch die klassische Sicherheitszertifizierung Teil des Sicherheitskonzepts. Sie wird jedoch wieder dorthin verortet, wofür sie gedacht und auch geeignet ist: in klar abgrenzbare sicherheitsorientierte Produkte oder Produktbestandteile. So werden beispielsweise die Hardware-Sicherheitsanker zur Speicherung von Schlüsselmaterial nach wie vor Gegenstand einer Sicherheitszertifizierung nach den „Common Criteria" (ein internationaler Standard zur strukturierten und formalen Sicherheitsbewertung, siehe auch: https://www.common-criteriaportal.org/) sein.

Zu einer modernen und sicherheitsorientierten Produktentwicklung gehört auch die Umsetzung einer Open-Source-Strategie. Die Nutzung von millionenfach erprobten und durch Public Code Review abgesicherten Softwarekomponenten ist bereits jetzt Bestandteil von vielen Produkten in der Telematikinfrastruktur. Es ist ein logischer Schritt, dass auch der Code der kritischen Anwendungen der Telematikinfrastruktur öffentlich bereitgestellt wird. So sind z.B. die Anwendungen, die von der gematik selbst angeboten werden wie das elektronische Rezept (E-Rezept) sowie der auf „Matrix" basierende TI-Messenger komplett quelloffen. Komplett bedeutet, dass sowohl die App für die Endanwender als auch die Software auf den zentralen Servern öffentlich bereitgestellt wird.

Bei „Matrix" handelt es sich um ein Open-Source-Projekt für einen dezentralen Messenger. Siehe auch: https://matrix.org/.

Damit sich die Gemeinschaft von Sicherheitsforschern beteiligt, reicht es jedoch nicht, den Code zu veröffentlichen und zu warten. Unabhängige Source Code Reviews werden daher z.B. aktiv von der gematik beauftragt. Diese betreffen nicht nur die eigenen Produkte, sondern im Rahmen der regulären Audittätigkeit auch die Produkte anderer Anbieter. Darüber hinaus motiviert die gematik externe Sicherheitsexperten zur Meldung von potenziellen Schwachstellen.

So wird die gematik bis Ende 2021 erstmals ein „Coordinated Vulnerability Disclosure Program" starten, bei denen Sicherheitsforscher dazu aufgefordert werden, erkannte Schwachstellen in Produkten der Telematikinfrastruktur an die gematik zu melden. So stellt die gematik transparent dar, wie sie als Unternehmen im mehrheitlichen Besitz des Bundes auf das Auffinden und Melden von Schwachstellen reagieren wird. Ziel ist es außerdem, nach festgelegten Regeln Schwachstellenmeldungen an die gematik durch Anreize zu motivieren.

Gegenstand des „Coordinated Vulnerability Disclosure" sind dabei nicht nur die Anwendungen, die die gematik selbst bereitstellt (z.B. das E-Rezept). Auch Anwendungen von anderen Anbietern in der Telematikinfrastruktur sollen in das Programm aufgenommen werden, wobei die Anreizsysteme auf die jeweilige rechtliche Beziehung der gematik zu den Anbietern angepasst werden müssen.

„Coordinated Disclosure" bedeutet ebenso, dass Schwachstellen, nachdem sie entdeckt und beseitigt wurden, auch veröffentlicht werden. Diese Transparenz ist innerhalb der Security-Fachöffentlichkeit ein entscheidender Baustein für die Herstellung von Vertrauen. Daher ist die gematik seit 2020 dazu übergegangen, die Ergebnisse der jährlichen 360-Grad-Sicherheitsanalysen zu veröffentlichen (vgl. Pressemitteilung der gematik vom 19.01.2021: gematik 2021). Ebenso ist die Zusammenarbeit mit externen Sicherheitsforschern, das Auffinden von Schwachstellen, die koordinierte Reaktion darauf und die anschließende Veröffentlichung der Geschehnisse bereits geübte Praxis, wie der Fall der Veröffentlichungen des Chaos Computer Club (CCC) zur „Remote Chaos Experience" im Dezember 2020 gezeigt hat.

Beispiel für die Offenlegung von Schwachstellen durch Dritte

Im Sommer 2020 wurde die gematik über das CCC-Mitglied Christoph Saatjohann über offen aus dem Internet erreichbare Konnektoren informiert. Diese wurden im Rahmen einer auf längere Zeit angelegten Suche nach offen aus dem Internet erreichbarer Medizin-IT entdeckt. Zu diesem Zeitpunkt handelte es sich um eine kleinere zweistellige Zahl. Die gematik hat daraufhin Anbieter der VPN-Zugangsdienste zur Sperre der Zugänge für diese Konnektoren aufgefordert, bis die Dienstleister vor Ort die Fehlkonfiguration beseitigt haben.

Über die nächsten Wochen wurden noch weitere offene Konnektoren identifiziert; zum Schluss waren es etwa 200. Die gematik hat hier in der gleichen Weise reagiert. Da es sich offenbar nicht um Einzelfälle handelte, wurden über eine Änderung der Zulassungsgrundlagen die Anbieter der Zugangsdienste dazu verpflichtet, nun tagesaktuell die öffentlichen IP-Adressen der aktuell mit der TI verbundenen Konnektoren an die gematik zu melden. Die gematik führt seither diese Scans selbst durch und kann dabei nun sehr zielgenau vorgehen, da bereits bekannt ist, wo nach potenziell falsch konfigurierten Internetzugängen in Arztpraxen mit offen zugänglichen Konnektoren gesucht werden muss. So können Fehlkonfigurationen faktisch in Echtzeit gefunden und Gegenmaßnahmen eingeleitet werden.

Das Bundesamt für Sicherheit in der Informationstechnik (BSI) war sowohl seitens der gematik als auch durch Christoph Saatjohann kontinuierlich in die Vorgänge eingebunden. Dieser berichtete im Dezember 2020 auf der CCC-Konferenz „Remote Chaos Experience" (rC3) auch öffentlich über seine Erkenntnisse (Saatjohann et al. 2020).

Die gematik ist angetreten, die Nationale Agentur für Digitale Medizin in Deutschland zu sein. Das macht sie zu der Organisation, die auch in Sicherheitsfragen bei der Digitalisierung des Gesundheitswesens die entscheidende Rolle spielt. Durch ihren Fokus auf Sicherheit im gesamten Lebenszyklus einer Anwendung, mit zeitgemäßen Methoden und Produkten, durch eine konsequente Außenwendung sowie durch die Übernahme von Verantwortung auch über die Grenzen der Telematikinfrastruktur hinaus wird sie diesem Anspruch gerecht.

Literatur

gematik (2021) Umfassende Sicherheitsanalyse zur Telematikinfrastruktur. URL: https://www.gematik.de/news/news/umfassende-sicherheitsanalyse-zur-telematikinfrastruktur/ (abgerufen am 02.09.2021)

Kohnfelder L., Praerit G. (1999) The threats to our products. URL: https://adam.shostack.org/microsoft/The-Threats-To-Our-Products.docx (abgerufen am 06.09.2021)

OECD/EU (2018a) Health at a Glance: Europe 2018. State of Health in the EU Cycle. OECD Publishing Paris. URL: https://ec.europa.eu/health/sites/default/files/state/docs/2018_healthatglance_rep_en.pdf (abgerufen am 02.09.2021)

OECD/EU (2018b) Health at a Glance: Europe 2018. Figure 8.2. Percentage of ePrescriptions in community pharmacies. DOI: 10.1787/888933836751

Rose R, Borchert O, Mitchell S, Connelly S (2020) Zero Trust Architecture. NIST Special Publication 800-207. URL: https://csrc.nist.gov/publications/detail/sp/800-207/final (abgerufen am 02.09.2021)

Saatjohann Ch, Tschirsich M, Brodowski Ch (2020) Tut mal kurz weh – Neues aus der Gesundheits-IT. URL: https://media.ccc.de/v/rc3-11342-tut_mal_kurz_weh_neues_aus_der_gesundheits-it (abgerufen am 02.09.2021)

© gematik GmbH

Holm Diening

Holm Diening ist Chief Security Officer in der gematik und seit 2012 für das Unternehmen tätig. Hier verantwortete er zunächst den Aufbau des anbieterübergreifenden Informationssicherheitsmanagementsystems (ISMS) der Telematikinfrastruktur. Ab 2015 leitete er die Abteilung Datenschutz und Informationssicherheit, seit 2020 den Bereich Sicherheit. Der gebürtige Potsdamer ist seit 1999 ist auf dem Gebiet der Informationssicherheit zu Hause. Noch während seines Studiums der Elektrotechnik begann Herr Diening seine Tätigkeit als Consultant für Informationssicherheit, zunächst selbständig und später als angestellter Senior Consultant bei einem Berliner Beratungsunternehmen. Hier betreute er vor allem den Aufbau von Informationssicherheits- und Business Continuity Managementsystemen, zuletzt hauptsächlich in Unternehmen der Energieversorgungsbranche.

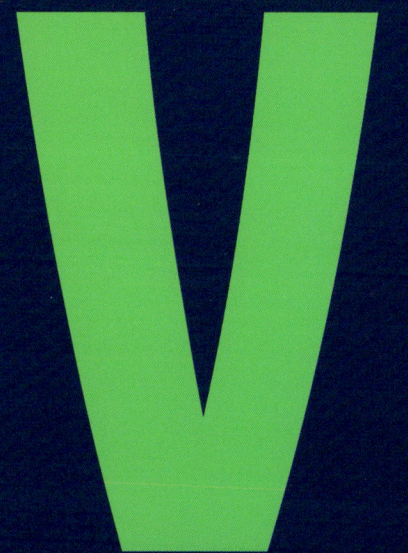

Praktischer Nutzen durch Integration neuer Akteure und Anwendungsfelder in Versorgung und Forschung

1

Das Zusammenspiel von elektronischer Patientenakte und Digitalen Gesundheitsanwendungen

Charly Bunar

Mit der elektronischen Patientenakte (ePA) einerseits und Digitalen Gesundheitsanwendungen (DiGAs) andererseits stehen Patienten und Leistungserbringern künftig neue Möglichkeiten in der digitalen Gesundheitsversorgung zur Verfügung – von mehr Patientensouveränität bis zu besseren Therapieerfolgen. Die Kopplung von ePA und DiGAs kann zusätzlichen Nutzen bringen. Doch wie kann das Zusammenspiel technisch realisiert werden und welche Bedingungen müssen erfüllt sein, damit es zum Erfolg wird?

Die Bertelsmann Stiftung hat 2018 in einer Studie zu Smart Health Systems die Digitalisierungsstrategien und Umsetzungserfolge von 17 EU- und OECD-Ländern verglichen (Bertelsmann Stiftung 2018). In der Analyse wurde verglichen, wo die Staaten in Sachen politische Strategie, technische Realisierung und tatsächliche Datennutzung stehen. Das Ergebnis: Deutschland landete nur auf dem vorletzten Platz.

Tatsächlich haben sich seither die politischen, rechtlichen und finanziellen Rahmenbedingungen für die Digitalisierung im deutschen Gesundheitswesen rasant fortentwickelt. So hat die Bundesregierung auf Initiative des Bundesministeriums für Gesundheit in der 19. Legislaturperiode – zwischen 2017 und 2021 – vier Gesetze auf den Weg gebracht, die dazu dienen sollen, die Gesundheitsversorgung in Deutschland umfassend zu digitalisieren. Dazu gehören: das Terminservice- und Versorgungsgesetz (TSVG), das Digitale-Versorgung-Gesetz (DVG), das Patientendaten-Schutz-Gesetz (PDSG) sowie das Digitale-Versorgung-und-Pflege-Modernisierungs-Gesetz (DVPMG) (s. https://www.bundesgesundheitsministerium.de/service/gesetze-und-verordnungen.html).

Diese Gesetze haben die Grundlagen für die Digitalisierung vor einer Vielzahl von Anwendungen gelegt, die das Gesundheitswesen in Zukunft prägen werden: etwa die elektronische Patientenakte (ePA), das elektronische Rezept (E-Rezept), die elektronische Arbeitsunfähigkeitsbescheinigung (eAU) sowie Digitale Gesundheitsanwendungen (DiGAs) und Digitale Pflegeanwendungen (DiPAs), die komplett neue Versorgungsmodelle ermöglichen.

Einen besonderen Mehrwert für Versicherte und Leistungserbringer versprechen die elektronische Patientenakte und die Digitalen Gesundheitsanwendungen vor allem in ihrem künftigen Zusammenspiel. Damit dieses gelingt, bedarf es einer Reihe von Voraussetzungen, insbesondere technischer Natur.

1.1 Was sind ePA und DiGAs?

Die elektronische Patientenakte

Die elektronische Patientenakte, kurz ePA, ist die digitale Akte des Patienten. Sie ist ein Serviceangebot aller gesetzlichen Krankenversicherungen für deren Versicherte. Diese können seit dem 1. Januar 2021 eine ePA beantragen, die kostenfrei zur Verfügung gestellt wird und deren Nutzung freiwillig ist. Eine der maßgeblichsten Eigenschaften der elektronischen Patientenakte ist, dass sie unter der Hoheit des Versicherten liegt. Das bedeutet, dass Versicherte eigenständig darüber entscheiden, ob sie eine ePA haben wollen, ob sie ein Dokument einstellen und ob sie eine Praxis oder ein Krankenhaus berechtigen, auf die Akte zuzugreifen.

Die ePA bietet verschiedene Funktionsumfänge, die schrittweise ausgebaut werden. Mit dem Startschuss der ePA 1.1 ist es für Versicherte möglich, die Akte anzulegen, Berechtigungen einzurichten, Dokumente zu verwalten und Protokolleinträge einzusehen. Diese Entwicklungsstufe wird ausschließlich in Form einer App für mobile Endgeräte wie Smartphones und Tablets (Android und iOS) angeboten.

Die Ausbaustufe ePA 2.0 sieht vor, dass Versicherte auch per stationärem Desktop-Client auf ihre Akte zugreifen können. Darüber hinaus sollen Vertreter für die eigene Akte benannt werden können und ein Umzug der Akte im Falle eines Kassenwechsels möglich sein. Damit wird die ePA für jene Nutzergruppen geöffnet, die vorzugsweise an einem Notebook oder PC arbeiten oder sich von Freunden oder Bekannten helfen lassen möchten.

Außerdem lassen sich in der ePA 2.0 auch Standarddokumente wie Impfausweis, Kinderuntersuchungsheft, Mutterpass und Zahnbonusheft ablegen. Hierfür wird das ePA-Aktensystem mit neuen Funktionen ausgestattet wie das Assoziieren und Versionieren von Dokumenten. Diese Standarddokumente werden auch als Medizinische Informationsobjekte (MIO) bezeichnet (KBV 2020) und perspektivisch für den Austausch weiterer medizinischer Inhalte zum Einsatz kommen. Die Feststellung eines MIOs für DiGAs ist eine wichtige Voraussetzung für eine Datenübertragung in die ePA.

Medizinische Informationsobjekte: Standards für den elektronischen Datenaustausch

Medizinische Informationsobjekte (MIOs) sollen sicherstellen, dass medizinische Daten nach einem standardisierten Format elektronisch erfasst, gelesen und ausgetauscht werden können, z.B. in der elektronischen Patientenakte. Sie können als digitale Informationsbausteine verstanden werden, die in Summe einen umfassenden medizinischen Sachverhalt darstellen können.

Als erste Standarddokumente wurden die Inhalte des Impfausweises, des Zahnbonusheftes, des Mutterpasses und des Kinderuntersuchungsheftes als MIOs festgelegt. Weitere Inhalte werden folgen. Dazu gehören Laborbefunde, der Krankenhausentlassbrief sowie diverse Pflegedokumente wie der Pflegeüberleitbogen. Ebenfalls sind weitere fachgebietsspezifische Standards denkbar wie ein zahnärztlicher Implantatepass oder ein Bildpass. Auch ein MIO für Digitale Gesundheitsanwendungen wird künftig erarbeitet.

Zuständig für die Festlegung der MIOs ist die Kassenärztliche Bundesvereinigung. Sie definiert die Vorgaben für die semantische und syntaktische Interoperabilität der Inhalte. Semantisch setzen die MIOs auf SNOMED CT als Terminologie und im Rahmen von Laborwerten LOINC als Nomenklatur; syntaktisch nutzen die MIOs FHIR zur Datenstrukturierung; technisch werden sie als XML-Datei gespeichert.

Mit der ePA 3.0 steigt der Funktionsumfang weiter und die ePA-App entwickelt sich stärker zu einer Kassen-App. Neben dem ePA-Aktensystem werden dann auch die elektronische Patientenkurzakte und der elektronische Medikationsplan online eingebunden. Nutzer können zudem aus der ePA heraus Informationen aus dem nationalen Gesundheitsportal gesund.bund.de aufrufen. Die namhaftesten Neuerungen werden dabei die freiwillige, pseudonymisierte Freigabe der eigenen Daten aus der ePA an das Forschungsdatenzentrum beim Bundesinstitut für Arzneimittel und Medizinprodukte (BfArM) sowie das Zusammenspiel mit der DiGA sein.

Die grundlegenden Spezifikationen für die elektronische Patientenakte legt die gematik fest. Dadurch wird sichergestellt, dass es ein einheitliches Funktions- und Sicherheitsniveau zwischen den ePAs der verschiedenen Krankenkassen gibt. Die ePA als Produkt wird von den Krankenkassen angeboten, jedoch nicht technisch betrieben. Für die Entwicklung des ePA-Aktensystems und der ePA-Apps beauftragen die Kassen eigene IT-Dienstleister. Die Kasse ist gegenüber dem Versicherten datenschutzrechtlich verantwortlich.

Digitale Gesundheitsanwendungen

Digitale Gesundheitsanwendungen, kurz DiGAs, sind Apps auf Rezept. Dabei handelt es sich um Apps als Medizinprodukte der Risikoklasse I oder IIa nach Medical Device Regulation (MDR, BfArM 2021b), die im Rahmen eines Antrags- und Prüfverfahrens vom Bundesinstitut für Arzneimittel und Medizinprodukte (BfArM) als solche eingestuft werden. Bedingung ist, dass die Apps die notwendigen Produkteigenschaften vorweisen und einen Nachweis über positive Versorgungseffekte vorlegen können (BfArM 2020).

Ermöglicht werden die DiGAs durch das Digitale-Versorgung-Gesetz (Bundesministerium für Gesundheit 2020). Die Details der Umsetzung regelt die Digitale-Gesundheitsanwendungen-Verordnung (DiGAV, Bundesministerium für Gesundheit 2021). Damit wurde in Deutschland etwas weltweit Einmaliges geschaffen: Digitale Anwendungen sind nun abrechnungsfähig und können damit Einzug in den Alltag der Gesundheitsversorgung halten. Die zugrundliegenden Regeln umfassen dabei „klare Anforderungen, einen strukturierten Prozess und gleichzeitig auch klare Vergütungsregeln für DiGA" (Brönneke et al. 2020, S. 15). Zuvor waren solche Anwendungen als Zusatzangebote lediglich über einzelne Krankenkassen in Form konkreter Versorgungskontexte von Selektivverträgen finanzierbar (Brönneke et al. 2020).

Eine Digitale Gesundheitsanwendungen kann verschiedene Formen umfassen. Der Leitfaden des BfArM gibt folgendes Spektrum vor:

„Prinzipiell kann eine DiGA sowohl eine native App als auch eine Desktop- oder Browseranwendung sein. Eine DiGA kann neben der Software auch Geräte, Sensoren oder andere Hardware wie beispielsweise Wearables umfassen, so lange die Hauptfunktion eine überwiegend digitale ist, die Hardware für die Erreichung des Zwecks der DiGA notwendig ist und es sich bei der Hardware nicht um privat zu finanzierende Gegenstände des täglichen Lebens wie beispielsweise eine Gymnastikmatte oder Smartphone zur Umsetzung der durch die DiGA angeleiteten Übungen handelt. Dennoch kann die DiGA beispielsweise über eine Standardschnittstelle Daten aus einer Smartwatch beziehen, solange dieses bei der Konformitätsbewertung berücksichtigt und positiv bewertet worden ist." (BfArM 2020, S. 13)

Um im DiGA-Verzeichnis des BfArM aufgeführt zu werden, muss ein Hersteller ein Antragsverfahren für beim BfArM durchlaufen. Dieses Verfahren prüft Angaben u.a. zum positiven Versorgungseffekt, zu Datenschutz und Informationssicherheit, Interoperabilität, Qualität medizinischer Inhalte und Patientensicherheit.

1.2 Welche Mehrwerte bieten ePA und DiGAs?

Der Nutzen der elektronischen Patientenakte

Die elektronische Patientenakte bietet Versicherten den Nutzen, dass ihre medizinischen Daten an einer Stelle sicher aufbewahrt werden und die an der Behandlung beteiligten Ärzte, Zahnärzte und Psychotherapeuten für den Zugriff auf die Akte berechtigt werden können. Durch die Ablage von Dokumenten und Medizinischen Informationsobjekten (z.B. den Impfpass) in der ePA müssen Versicherte in Vorbereitung eines Arztbesuchs nicht mehr nach analogen Kopien suchen, sondern können diese durch eine Berechtigungsvergabe digital bereitstellen. Die ePA bietet Ärzten einen Einblick in medizinische Dokumente, die einrichtungs- und sektorenübergreifend und sogar bundesweit zur Verfügung stehen.

Für die Versicherten bedeutet das einen Zugewinn an Souveränität im Umgang mit ihren medizinischen Daten hinsichtlich Verfügbarkeit, Einblick und Freigabe. Durch die Weiterentwicklung der ePA-App zu einer Kassen-App, z.B. zur Abgabe einer Organspendeerklärung oder zum Nachschlagen von Informationen im Gesundheitsportal, wird die digitale Gesundheitskompetenz der Versicherten zusätzlich gestärkt.

Die Einrichtung der elektronischen Patientenakte sowie die Installation und Nutzung sind kostenfrei.

Der Nutzen Digitaler Gesundheitsanwendungen
Digitale Gesundheitsanwendungen bieten die Chance, Erkrankungen frühzeitiger zu erkennen, Therapieansätze zu personalisieren und die Ergebnisse im Rahmen des Telemonitorings an den Leistungserbringer zurückzukoppeln. Derzeit befinden sich 20 DiGAs im Verzeichnis des BfArM (Stand: Juni 2021). Darunter fallen Anwendungen, die auf verschiedene Krankheitsbilder eingehen – von Depression über Migräne bis hin zur Unterstützung von Brustkrebspatientinnen. Je nach Anwendung sind diese verfügbar als App, als Webangebot oder beides.

Eine DiGA wird mit einem Muster-16-Rezeptformular verordnet unter Angabe der Bezeichnung der Anwendung und der Pharmazentralnummer, welche die Diagnose und die Verordnungsdauer enthält. Verschreiben können Ärzte sowie psychologische Psychotherapeuten. Versicherte können zudem auch eigenständig eine DiGA aussuchen und bei ihrer Krankenkasse einen Antrag auf Kostenübernahme stellen. Die Krankenkasse stellt im Falle der Genehmigung dann einen Freischaltcode zur Verfügung, mit dem die DiGA kostenfrei genutzt werden kann (s. Abb. 34).

1.3 Wie lassen sich ePA und DiGAs zusammenbringen?

Die ePA 1.1 bietet Versicherten die Möglichkeit, eigene Dokumente hochzula-

Abb. 34 Verordnungs- und Erstattungsprozess einer DiGA (BfArM 2021a)

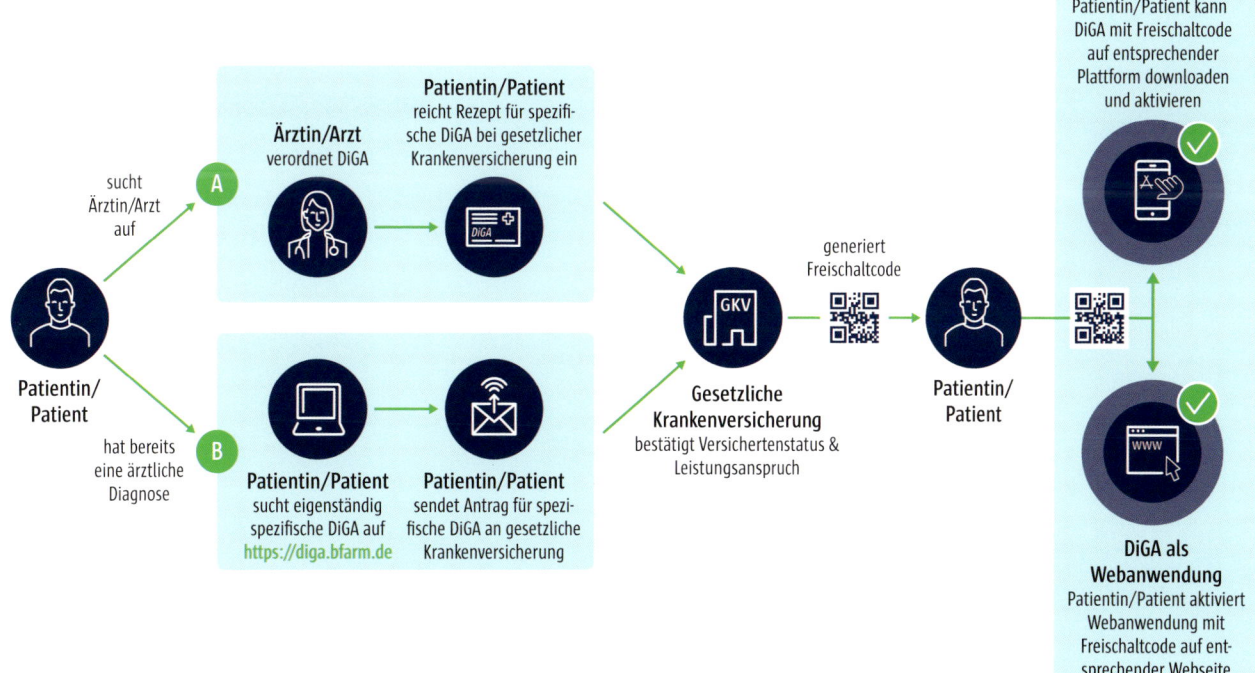

den. Darunter können digitalisierte Dokumente aus Zeiten vor der elektronischen Patientenakte fallen ebenso wie Vitalwerte aus Wearables oder etwa Ergebnisberichte aus einer Digitalen Gesundheitsanwendung. Das Fast-Track-Verfahren des BfArM hat eine entsprechende Zielsetzung zum Ausdruck gebracht und fordert, dass eine DiGA die Daten menschenlesbar und druckbar exportieren können muss, damit die Nutzer diese in ihre ePA importieren können:

> *„DiGA sollen perspektivisch miteinander kommunizieren und mit anderen Diensten und Anwendungen auf der nationalen E-Health-Infrastruktur zusammenspielen, damit echte Mehrwerte für die Versorgung erzielt werden können. Beispiele hierfür sind die automatisierte Prüfung auf Wechselwirkungen von Medikamen-*

ten in einem Arztsystem oder die Visualisierung und Erläuterung von Laborwerten in einer Patienten-App in der ePA." (BfArM 2020, S. 54)

Der exportierte Datensatz muss entweder als offenes Profil, einem internationalen Standard entsprechend, einem Profil aus dem Interoperabilitätsverzeichnis vesta (vgl. https://www.vesta-gematik.de/) oder einem Medizinischen Informationsobjekt der Kassenärztlichen Bundesvereinigung entsprechen. Aus Sicht des BfArM umfasst das Zusammenspiel dabei weitere Geräte und Sensoren sowie weitere Apps und Infrastrukturkomponenten (s. Abb. 35).

Der in der Abbildung dargestellte bisherige Übertragungsweg beruht auf einer manuellen Handlung der ePA-Nutzer. Sinnvoller ist jedoch, den Datenabgleich zwischen ePA und DiGA zu automatisie-

Abb. 35 Interoperabilitätsanforderungen an DiGAs (BfArM 2020, S. 59)

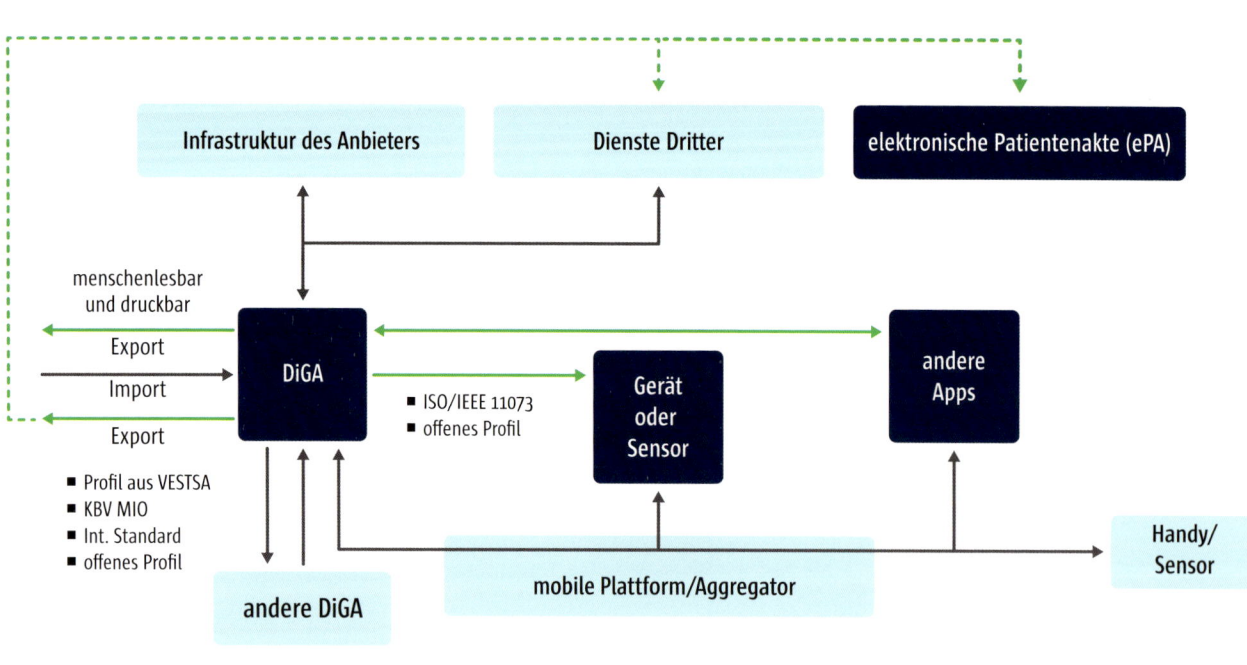

ren. Durch das DVPMG wurden die hierfür notwendigen rechtlichen Regelungen geschaffen. Die DiGA-Verordnung legt nun fest, dass spätestens zur ePA 3.0 Daten von der DiGA in einem interoperablen Format in die ePA übermittelbar sein müssen und DiGA-Hersteller die entsprechenden Schnittstellen zu integrieren haben. So wird künftig ermöglicht, dass die Daten einer DiGA aus einem Backend direkt in das ePA-Aktensystem übertragen werden können.

Damit dies gelingt, müssen auch die Hersteller der Digitalen Gesundheitsanwendungen an die Telematikinfrastruktur (TI) angeschlossen werden. Dazu benötigen sie u.a. eine Institutionskarte zur Authentifizierung und einen Konnektor zur Kommunikation mit dem Aktensystem. Die Kartenherausgabe wird von der gematik übernommen. Ebenso greifen für DiGA-Hersteller entsprechende Anforderungen an Sicherheit und Betrieb.

Mit der Vergabe der Karte wird die Digitale Gesundheitsanwendung im Verzeichnisdienst (VZD) der TI aufgeführt. Das ist Voraussetzung dafür, dass Nutzer mithilfe der Benutzeroberfläche ihrer ePA bzw. Kassen-App der DiGA eine Berechtigung einrichten können. Die Berechtigung besteht ausschließlich aus einem schreibenden Zugriff im ePA-Aktensystem in einem konkret für diese Zwecke vorgesehenen Ordner. Eine DiGA wird nicht in der Lage sein, Daten aus der elektronischen Patientenakte auszulesen und für eigene Zwecke zu verwerten.

Durch die Ablage der DiGA-Daten im ePA-Aktensystem wird ermöglicht, dass behandelnde Ärzte oder Psychotherapeuten einen Einblick in den Therapieverlauf erhalten und Patientinnen so besser begleiten können. Einblick in die Daten erhält der Arzt mithilfe des Primärsystems, in dem die DiGA-Daten dargestellt werden (s. Abb. 36).

Abb. 36 Zusammenspiel von ePA und DiGA

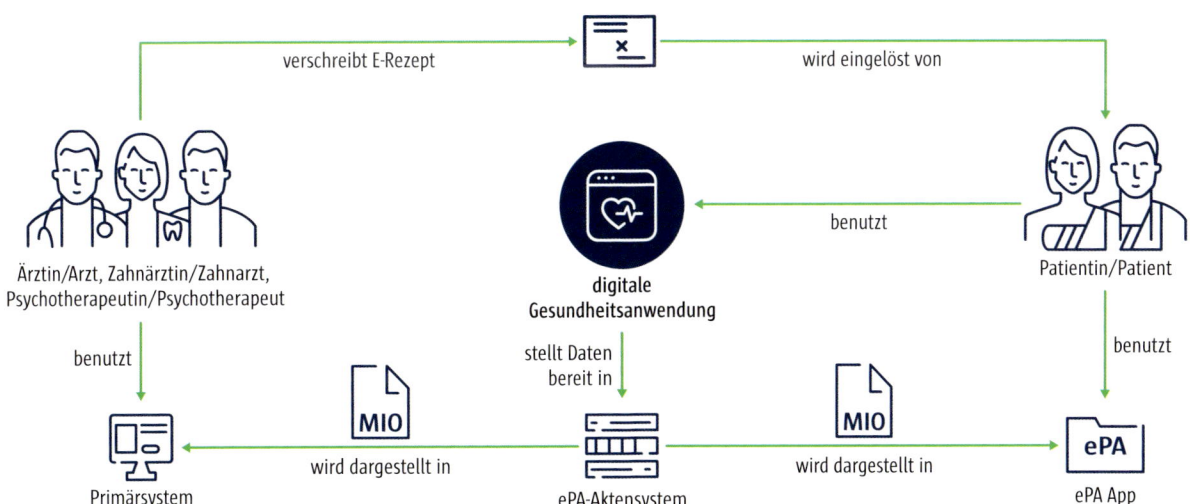

DiGA MIO: Medizinisches Informationsobjekt für Digitale Gesundheitsanwendungen

Um eine Digitale Gesundheitsanwendung in der elektronischen Patientenakte abzubilden, braucht es einen standardisierten Datenaustausch in Form eines Medizinischen Informationsobjekts (MIO). Mit der Entwicklung ist auch hier die Kassenärztliche Bundesvereinigung beauftragt worden. Diese hat folgende Leitlinien für ein DiGA MIO definiert:

- Fokus auf relevante Daten, um einen Informationsauszug aus der DiGA zu ermöglichen
- keine herstellerspezifischen MIOs, um eine nachhaltige und übergreifende Interoperabilität sicherzustellen
- keine MIOs für Wechselschnittstellen, da Fokus auf der Übertragung von DiGA zu ePA liegt und nicht zwischen DiGAs untereinander

Die Entwicklung des DiGA MIO wird in einem Stufenmodell erarbeitet. Ziel ist die Festlegung eines generischen MIO, auf dessen Basis anschließend eine mittelfristige MIO-Definition für Digitale Gesundheitsanwendungen entwickelt werden soll. Eine mögliche Struktur des DiGA MIO kann Abbildung 37 entnommen werden.

1.4   Fazit und Ausblick

Die Nutzung einer elektronischen Patientenakte auf der einen Seite und einer Digitalen Gesundheitsanwendung auf der anderen dient verschiedenen Zwecken:

Die ePA stärkt vor allem die Patientensouveränität und bündelt eine Vielzahl medizinischer Dokumente an einem Ort.

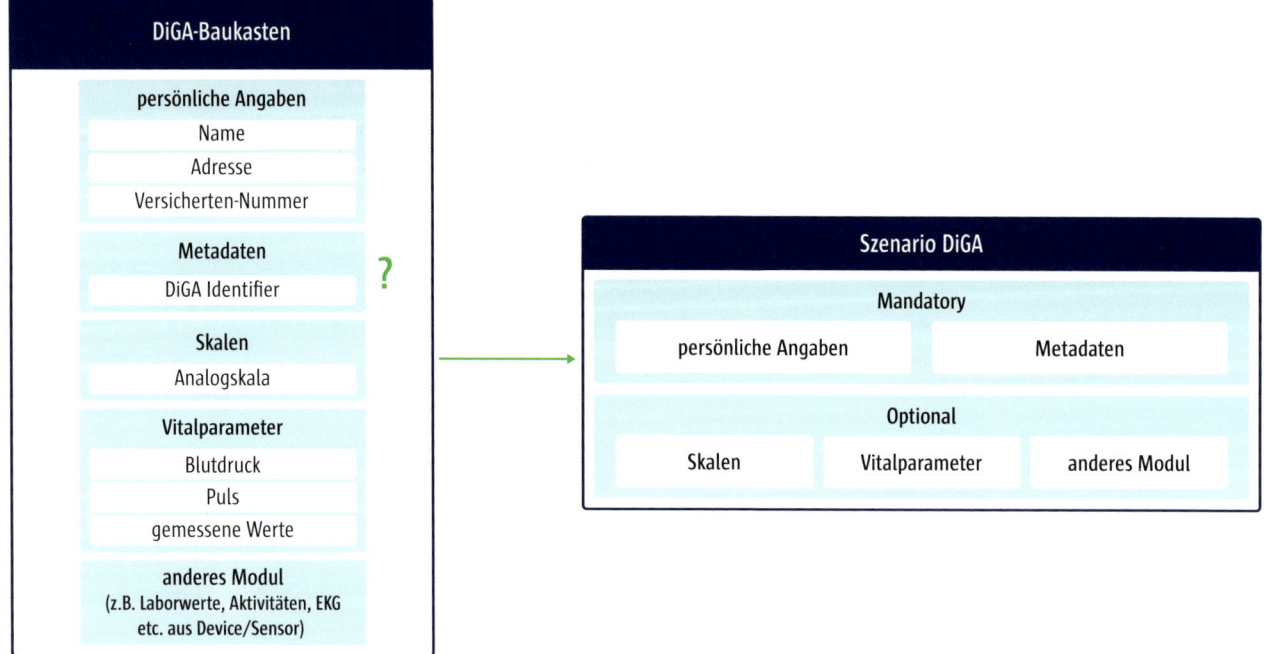

Abb. 37   Generische Datenstruktur DiGA MIO (nach KBV 2021)

Sie ist einrichtungs- und vor allem fallübergreifend nutzbar. Versicherte können zusätzliche eigene Daten und Dokumente speichern, Abrechnungsunterlagen ihrer Krankenkasse empfangen, die Dispensierdaten des E-Rezepts sowie die ausgestellten elektronischen Arbeitsunfähigkeitsbescheinigungen erfassen.

Eine DiGA hingegen kommt in einem konkreten Behandlungsfall zum Einsatz. Sie wird über einen bestimmten Zeitraum genutzt und kann zu verschiedenen Zeitpunkten im Krankheitsverlauf eingesetzt werden. Die Überführung von Daten aus der DiGA in die ePA hilft somit dem verschreibenden Arzt transparent zu machen, wie der Genesungsverlauf fortschreitet. Ebenso unterstützt das Überführen der Daten den mittel- bis langfristigen Behandlungserfolg, über den aktuellen Fall hinweg.

Der Sachverständigenrat Gesundheit kam 2021 bei seiner Bewertung von ePA und DiGA zu folgendem Ergebnis:

„Die Unterstützung einer Therapie durch geeignete DiGAs könnte das Selbstbestimmungsrecht des Patienten/der Patientin stärken, eine sektorenübergreifende umfassende ePA könnte Mehrfachuntersuchungen und damit unnötige Belastungen – z.B. durch Röntgenstrahlen für das Individuum, durch Mehrfachabrechnung für die Solidargemeinschaft – minimieren. Zugleich könnte die ePA über die patientenindividuelle Verfügbarkeit, Verknüpfung und Auswertung von Daten zu einer personalisierten Versorgung unter Beachtung der einschlägigen Leitlinien und Evidenz beitragen." (SVR 2021, S. 17)

Perspektivisch sind einige Aspekte maßgeblich zu beachten, um beide Anwendungen im Versorgungsalltag zu etablieren:

- An erster Stelle stehen Kommunikation und Wissensvermittlung. Seit Einführung sind nur wenige DiGAs von Ärzten verschrieben worden. Ähnlich zur ePA wird hier eine breit angelegte Kommunikationskampagne notwendig sein, um Ärzte und Versicherte über das Konzept zu informieren und hinsichtlich der Mehrwerte der DiGAs zu überzeugen.

- An zweiter Stelle bedarf es Orientierungshilfen für Anwender, um aus Nutzersicht qualitativ hochwertige und vertrauenswürdige Apps identifizieren zu können (Albrecht 2016). Als konkrete Orientierungshilfen können z.B. Zulassungsverfahren, Qualitätssiegel oder Bewertungsplattformen genutzt werden. Der Sachverständigenrat Gesundheit spricht sich für eine eigene Plattform zur Listung und zum Vergleich der zugelassenen DiGAs aus, etwa im Rahmen des nationalen Gesundheitsportals gesund.bund.de (SVR 2021).

- Letztlich gilt es, digitale Anwendungen noch umfassender zu denken. So sieht das Digitale-Versorgung-und-Pflege-Modernisierungs-Gesetz vor, dass künftig auch Digitale Pflegeanwendungen (DiPAs) in der Versorgung eingesetzt werden können – finanziert aus der Pflegekasse. Auch hier ist vorstellbar, dass Informationen einer DiPA in der ePA gespeichert werden, um die an der Behandlung und Pflege beteiligten Personen über den aktuellen Zustand des Pflegebedürftigen zu informieren.

Gelingt das Zusammenspiel von ePA und DiGA sowie weiterer Anwendungen in- und außerhalb der Telematikinfrastruktur, kann die Gesundheitsversorgung deutlich gestärkt werden. Wichtig dabei wird sein, die Nutzer zu informieren und mitzunehmen, die zugrundeliegenden Technologien im Markt zu etablieren und digitale Lösungen zu schaffen, die in den gelebten Versorgungsprozessen einen echten Mehrwert bieten.

Literatur

Albrecht U-V (2016) Chancen und Risiken von Gesundheits-Apps (CHARISMHA). URL: https://www.telemedallianz.de/wp-content/uploads/2018/07/CHARISMHA_gesamt_20160424.pdf (abgerufen am 09.09.2021)

Bertelsmann Stiftung (2018) Smart Health Systems. Digitalisierungsstrategien im internationalen Vergleich. URL: https://www.bertelsmann-stiftung.de/fileadmin/files/Projekte/Der_digitale_Patient/VV_SHS-Gesamtstudie_dt.pdf (abgerufen am 09.09.2021)

BfArM – Bundesinstitut für Arzneimittel und Medizinprodukte (2020) Das Fast-Track-Verfahren für digitale Gesundheitsanwendungen (DiGA) nach § 139e SGB V Ein Leitfaden für Hersteller, Leistungserbringer und Anwender. URL: https://www.bfarm.de/SharedDocs/Downloads/DE/Service/Beratungsverfahren/DiGA-Leitfaden.pdf;jsessionid=E1045C40A1ACB403DBA277055A16405E.1_cid319?__blob=publicationFile&v=4 (abgerufen am 09.09.2021)

BfArM – Bundesinstitut für Arzneimittel und Medizinprodukte (2021a) Für Leistungserbringer. URL: https://diga.bfarm.de/de/leistungserbringer (abgerufen am 09.09.2021)

BfArM – Bundesinstitut für Arzneimittel und Medizinprodukte (2021b) Glossareintrag Medical Device Regulation (MDR). URL: https://www.dimdi.de/dynamic/de/glossar/glossareintrag/Medical-Device-Regulation-MDR/ (abgerufen am 09.09.2021)

Brönneke JB, Debatin JF, Hagen J, Kircher P, Matthies H (2020) DiGA VADEMECUM: Was man zu Digitalen Gesundheitsanwendungen wissen muss. MWV Medizinisch Wissenschaftliche Verlagsgesellschaft Berlin

Bundesministerium für Gesundheit (2020) Ärzte sollen Apps verschreiben können. Gesetz für eine bessere Versorgung durch Digitalisierung und Innovation (Digitale-Versorgung-Gesetz – DVG). URL: https://www.bundesgesundheitsministerium.de/digitale-versorgung-gesetz.html (abgerufen am 09.09.2021)

Bundesministerium für Gesundheit (2021) Digitale-Gesundheitsanwendungen-Verordnung (DiGAV). URL: https://www.bundesgesundheitsministerium.de/service/gesetze-und-verordnungen/guv-19-lp/digav.html (abgerufen am 09.09.2021)

KBV – Kassenärztliche Bundesvereinigung (2020) MIOs: neue Standards für den Datenaustausch. URL: https://www.kbv.de/html/mio.php (abgerufen am 09.09.2021)

SVR – Sachverständigenrat zur Begutachtung der Entwicklung im Gesundheitswesen (Sachverständigenrat Gesundheit) (2021) Digitalisierung für Gesundheit. Ziele und Rahmenbedingungen eines dynamisch lernenden Gesundheitssystems. URL: https://www.svr-gesundheit.de/fileadmin/Gutachten/Gutachten_2021/SVR_Gutachten_2021.pdf (abgerufen am 09.09.2021)

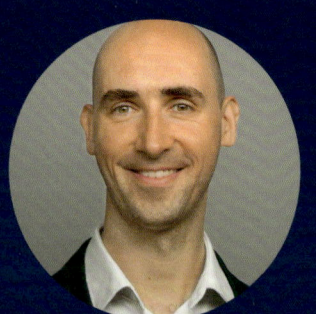

© gematik GmbH

Charly Bunar

Charly Bunar ist von Haus aus Verwaltungsinformatiker und Politikwissenschaftler und verfügt über umfassende Erfahrungen mit Digitalisierungsprojekten auf nationaler und europäischer Ebene. Seit 2018 ist er als Strategischer Produktmanager bei der gematik tätig und in dieser Funktion für die elektronische Patientenakte (ePA) verantwortlich. Dabei liegen seine Schwerpunkte auf Anforderungserhebung und Systemanalyse sowie Produktkommunikation und Stakeholder Engagement.

2

Die elektronische Patientenakte (ePA): Funktionsweise, Nutzen und nächste Entwicklungsschritte

Roland Halfpaap

Die elektronische Patientenakte (ePA) ist ein Meilenstein in der Digitalisierung des deutschen Gesundheitswesens. Sie macht wichtige medizinische Informationen einrichtungs- und sektorübergreifend zugänglich. Das sorgt für Transparenz und erleichtert viele Abläufe in der Patientenversorgung. Gleichzeitig bestärkt die ePA die Versicherten darin, eigenverantwortlich mit ihren Gesundheitsdaten umzugehen. Das Ziel: die Etablierung der elektronischen Patientenakte als flächendeckender künftiger Standard.

Zum 1. Januar 2020 wurde der Startschuss zur Verfügbarkeit der *elektronischen Patientenakte* (ePA) in Deutschland gegeben. Damit wurde der Grundstein für alle gesetzlich Versicherten gelegt, um über ihr Smartphone oder Tablet erste Erfahrungen mit der ePA zu sammeln. Sämtliche gesetzliche Vorgaben sind im Sozialgesetzbuch Fünftes Buch (SGB V) verankert. So wurden zum 1. Juli 2021 die vertragsärztlichen Ärzte, Zahnärzte und Psychotherapeuten dazu verpflichtet, die ePA auf Wunsch ihrer Patienten zu befüllen. Um den Nutzungskomfort noch weiter auszubauen, werden zum 1. Januar 2022 Versicherte über ihren heimischen PC auf ihre ePA zugreifen können. Gleichzeitig wird der Funktionsumfang ausgebaut: Neben einer Erweiterung der unterstützten Dateiformate werden die Möglichkeiten in der Zugriffsberechtigung verfeinert, sodass künftig auch nur die Freigabe von Einzeldokumenten möglich ist.

Welchen Nutzen kann die elektronische Patientenakte also für Versicherte und die an ihrer Behandlung beteiligten Leistungserbringer bringen? Die Liste beginnt mit niedergelassenen Ärzten und Zahnärzten, Psychotherapeuten, Apothekern, Krankenhausärzten sowie Pflegekräften und lässt sich beliebig verlängern. Nicht zu vergessen sind weitere Personenkreise, die zurzeit nicht direkt an der Behandlung beteiligt sind, z.B. die Forschung oder Gesundheitsämter. Wie stellt sich die ePA im europäischen Kontext zu anderen Playern im internationalen Gesundheitsmarkt auf? Wie muss sich die ePA in den nächsten Jahren weiterentwickeln und warum? Und welche Themen müssen als Gesellschaft insgesamt angegangen werden?

2.1 Was ist die elektronische Patientenakte?

Die elektronische Patientenakte ist eine auf internationalen technischen Standards basierende elektronische Akte, die es Patienten ermöglicht, ihre medizinisch relevanten Daten an einem sicheren Ort abzulegen. Alle gesetzlich Versicherten können mit der ePA fallübergreifende Informationen aus vorhergehenden Untersuchungen sicher speichern und nach Wunsch Ärzte und Apotheker, die an der Behandlung beteiligt sind, bereitstellen. Dieser unkomplizierte und schnelle Zugriff auf wichtige medizinische Informationen macht den Behandlungsprozess transparenter und effizienter.

Versicherte können eigenständig über ihre ePA-App – mobil oder am PC – auf ihre Gesundheitsdaten zugreifen. Der Fokus liegt dabei auf einer komfortablen Verwaltung. Die Leistungserbringer werden aus ihren Arbeitsumgebungen mit ihren jeweiligen Primärsystemen auf die Akte zugreifen (z.B. Praxisverwaltungssystem, Apothekenverwaltungssystem, Krankenhausinformationssystem). Hier geht es vor allem um das gezielte und schnelle Suchen und Auffinden der für die Behandlung notwendigen Informationen. Für die Krankenkassen und die *Digitalen Gesundheitsanwendungen* (DiGAs) geht es darum, Daten in die ePA für die Versicherten einzustellen. Die Kassen und DiGAs besitzen hierfür ausschließlich ein Schreiberecht, kein Leserecht. Wenn Versicherte ihre Daten der Forschung freigeben wollen, werden diese – nach Anonymisierung und Pseudonymisierung – aus der ePA direkt an die Forschungseinrichtungen übermittelt.

Um allen Akteuren den Zugriff unkompliziert und rasch zu ermöglichen, hat die gematik die Funktionen und Schnittstellen der elektronischen Patientenakte entsprechend normiert und die dafür notwendigen Spezifikationen erarbeitet. Diese umfassen zum einen die fachlichen, sicherheitstechnischen, datenschutzrechtlichen und betrieblichen Funktionen der ePA sowie zum anderen die dazu benötigten Schnittstellen zu den Primärsystemen und anderen in die ePA einstellenden Systemen wie DiGA, System der Krankenkassen.

Neben den Festlegungen zu den ePA-Schnittstellen sind die Festlegungen der in der ePA gespeicherten Formate von entscheidender Bedeutung. Diese Formate sind der Schlüssel für eine semantische und syntaktische Interoperabilität aus Nutzersicht. Die Nutzer der ePA haben individuelle Ansprüche an die Ausgestaltung und basierend darauf die Darstellung und Nutzung ihrer Daten. Für die Versicherten sollen Dokumente in erster Linie lesbar sein. Das gilt selbstverständlich auch für die Ärzte, hier jedoch soll das Primärsystem die Dokumente auch verarbeiten können, d.h. in der jeweiligen Patientendokumentation integriert darstellen und ablegen. Für die Forschung müssen die Daten hingegen so definiert sein, dass nach Freigabe der Patienten eine elektronische Auswertung möglich ist. Gesetzlich geregelt ist, dass die *Kassenärztliche Bundesvereinigung* (KBV) die jeweiligen Formate festlegt.

Angeboten wird die elektronische Patientenakte den Versicherten durch ihre Krankenkassen. Festgelegt ist dies für die gesetzlich Versicherten und deren Krankenkassen im Sozialgesetzbuch Fünftes Buch (SGB V). Die Bereitstellung erfolgt für den Versicherten kostenfrei. Auch die privaten Krankenversicherungen planen, ihren Versicherten eine ePA anzubieten.

Auch wenn die Kassen die Akten anbieten, haben sie keinen Zugriff auf die darin enthaltenden Daten. Dies ist durch komplexe und teilweise durch die gematik neu angepasste technische Schutzmechanismen sichergestellt. Über den neu entwickelten Mechanismus einer vertrauenswürdigen Ausführungsumgebung (VAU) werden selbst die Aktensystembetreiber vom Zugriff auf die Daten in der ePA ausgeschlossen (s. Abb. 38). Die Daten sind zudem mehrstufig verschlüsselt. Die berechtigten Nutzer nutzen individuelle Schlüssel, um die ihnen freigegebenen Daten entschlüsseln zu können. Dies geschieht immer außerhalb des Aktensystems. Eine detaillierte Zugriffsberechtigung erlaubt es dem Aktensystem, den Zugriff auf die noch verschlüsselten Daten zu prüfen, zu gewähren, zu verweigern und zu protokollieren.

Jedes Aktensystem und der verantwortliche Betreiber werden vor dem Betrieb durch die gematik zugelassen und wäh-

Abb. 38 Die VAU in der ePA

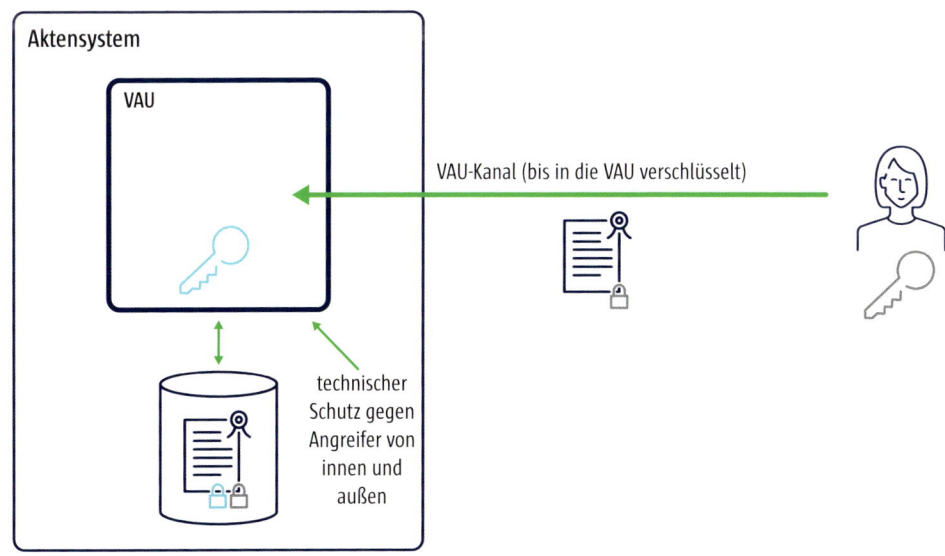

rend des Betriebs durch die gematik überwacht. So wird die Einhaltung der Vorgaben sichergestellt.

2.2 Welchen Nutzen kann eine ePA im Gesundheitssystem entfalten?

Der Nutzen der ePA für die Versicherten

Versicherte haben erstmalig die Möglichkeit, ihre Informationen zu Gesundheit, Behandlungen, Therapien, Diagnosen, Befunden etc. sicher und digital an einem Ort abzulegen und zu verwalten. Dies gilt nicht nur für ärztliche Dokumente, sondern auch für Daten, die z.B. durch Krankenkassen oder Digitale Gesundheitsanwendungen bereitgestellt werden sowie natürlich für die von den Versicherten selbst eingestellten Dokumente.

Durch den zentralen Ansatz der ePA sind die Daten ein Leben lang jederzeit verfügbar. Versicherte können standortunabhängig auf ihre Daten zugreifen. Andere Akteure, die an die Telematikinfrastruktur angeschlossen sind, können nach erteilter Berechtigung durch die Versicherten ebenfalls auf die ePA zugreifen. Damit sind Versicherte unabhängig von Praxisöffnungszeiten, individuellen Aufbewahrungsfristen einzelner Einrichtungen und Institutionen sowie deren generellen technischen Verfügbarkeiten. Dies entspricht dem Private Cloud-Gedanken, allerdings unter Berücksichtigung extrem hoher Sicherheitsstandards. Wichtig ist, dass die Leistungserbringer die Daten aus ihren erzeugenden Systemen (z.B. Praxisverwaltungssystem, Krankenhausinformationssystem) auch in die ePA der Versicherten kopieren.

Neben der sicheren Aufbewahrung der Gesundheitsdaten in der elektronischen Patientenakte haben die Versicherten volle Souveränität über ihre Akte und deren Inhalte. Sie entscheiden, wer Daten einstellen und wer welche Daten lesen darf. Dritte müssen sich gegenüber der ePA autorisieren. So kann jeder Zugriff geprüft und entsprechend erlaubt oder unterbunden werden. Den Versicherten stehen detaillierte Protokolle zur Verfügung, um nachzuvollziehen, wer wann und mit welcher Operation (Hochladen, Herunterladen oder Löschen) auf die Akte zugegriffen hat.

Mit der elektronischen Patientenakte können Versicherte ihren behandelnden Leistungserbringern zudem zielgerichtet Informationen bereitstellen. Die Zugriffsberechtigung kann im Vorfeld des Arztbesuches über die ePA-App oder auch im vertrauensvollen Dialog zusammen mit dem Arzt in der Praxis erfolgen. Für den Behandlungsprozess können die Versicherten ihrem Arzt ein Lese- und Schreibrecht in der ePA gewähren. Die Primärsysteme können damit die Dokumente direkt auslesen und darstellen. Die Daten aus der aktuellen Behandlung können wiederum direkt und papierlos aus dem Primärsystem in die ePA übertragen werden.

Der Nutzen der ePA für die Leistungserbringer

Ein typischer Anwendungsfall für die elektronische Patientenakte ist folgender: Ein Versicherter kommt in die Arztpraxis und hat die Informationen zu seiner bisherigen Behandlungshistorie nicht griffbereit, z.B. den Arztbrief eines überweisenden Arztes nicht dabei. Diese Informationen stehen demnach nicht für ein gezieltes Arzt-Patienten-Gespräch zur Verfügung, obwohl es sie gibt. Doppeluntersuchungen können so nicht vermieden und wichtige Aspekte im Anamnesegespräch nicht einbezogen werden.

Durch die Nutzung der ePA kann dies vermieden werden. Denn die darin hinterlegten Daten von Patienten können durch die behandelnden Ärzte direkt eingesehen werden. Zudem können die Ärzte selbst Dokumente in die ePA einstellen, damit Versicherte diese wiederum anderen Ärzten zur Verfügung stellen können. Auf diese Weise stehen wichtige medizinische Informationen über die Patienten jederzeit zur Verfügung. Über das Primärsystem (z.B. Praxisverwaltungssystem) können die Informationen anhand von Metadaten gesichtet und so ausgewählt werden, wie sie für den Behandlungsprozess benötigt werden.

Die standardisierte Einführung der ePA hat außerdem den Vorteil, dass sich Leistungserbringer weiterhin in den gewohnten Benutzeroberflächen ihrer Primärsysteme bewegen und trotzdem sämtliche Vorteile ausschöpfen können. So müssen keine proprietären Lösungen eingekauft und erlernt werden. Denn im Gegensatz zur ePA funktionieren diese nicht bundesweit, einrichtungs- und fallübergreifend. Zudem benötigen sie jeweils individuelle Zugriffswege, bringen eigene datenschutzrechtliche und sicherheitstechnische Herausforderungen mit sich und auch die Standardisierung der zu übermittelnden Inhalte hin zu austauschbaren Formaten ist nicht übergreifend geregelt.

Den vollen Nutzen wird die elektronische Patientenakte über ihre zunehmende Anwendung entfalten. Je mehr Nutzer die ePA einsetzen und mit Daten befüllen, desto attraktiver wird ihr Einsatz. Denn die kontinuierliche Pflege der Behand-lungsdokumentation legt den Informationsgrundstein für jede mögliche Folgebehandlung. Durch die zentrale Ablage der Informationen als Kopie in der ePA liegen die Daten jederzeit für eine Nutzung durch andere Leistungserbringer sowie die Versicherten selbst bereit.

Im Gegensatz zu einer dezentralen Bereitstellung, bei der die Daten im erzeugenden System verbleiben, braucht es für den Datenzugriff in der ePA keinen externen Zugriff auf die Systeme der Leistungserbringer.

Es besteht keine Notwendigkeit, den Zugriff durch ePA Nutzer auf Systeme der Leistungserbringer zu ermöglichen und damit auch keine Notwendigkeit, die dann notwendige ständige Verfügbarkeit der dortigen Systeme sicherzustellen. Ein vergleichbares Datenschutzniveau im dezentralen Bereich einer Leistungserbringerumgebung zu dem der ePA umzusetzen, würde die Umsetzung einer an die ePA angelehnten Lösung hinsichtlich Schutz der Daten, Verfügbarkeit, Protokollierung etc. erfordern. Ebenfalls stehen die unterschiedlichen Aufbewahrungsfristen für medizinische Dokumente aus Sicht der Leistungserbringer und der Wunsch der Versicherten nach einer lebenslangen Bereitstellung der Informationen in einem Spannungsverhältnis. Eine bundesweite, sektoren- und einrichtungsübergreifende Bereitstellung von medizinischen Informationen stellt daher nur die elektronische Patientenakte auf Basis der Spezifikationen der gematik dar.

Der Nutzen der ePA für Industrie und Forschung

Durch die Festlegung der Standards für die elektronische Patientenakte ist es deutschlandweit erstmals möglich, basierend auf sicheren Standards einheitlich auf eine Patientenakte zuzugreifen und diese für die jeweiligen Anwendungsfälle zu nutzen. Bisher gab es beliebig viele proprietäre Einzellösungen, die nicht interoperabel sind. Sie sind entweder lokal oder auf bestimmte Systeme begrenzt oder bedienen nur bestimmte Nutzergruppen.

Für Industrie und Forschung bietet die ePA die Möglichkeit, Lösungen zur Verbesserung der Versorgung, zur Unterstützung der Forschung sowie zum Einsatz von künstlicher Intelligenz zu entwickeln und zu betreiben, die bundesweit und systemübergreifend angewandt werden können. Hierbei ist das Spektrum der momentan möglichen Anwendungen sehr groß. Durch die Anbindung der ePA an die Telematikinfrastruktur wurden für entscheidende Themen bereits die grundlegenden Rahmenbedingungen definiert. Das sind:

- die einheitliche Identifikation und Berechtigung der Akteure gegenüber der ePA,
- der einheitliche Datenschutz inklusive Umsetzung,
- die einheitliche individuelle Berechtigungsteuerung durch die Versicherten,
- die sichere Anbindung an die ePA,
- interoperable Schnittstellen sowie
- interoperable Daten und Datenformate.

In der Zukunft liegt die Herausforderung darin, die elektronische Patientenakte im Alltag der Gesundheitsversorgung zu etablieren, passende Anwendungen zu entwickeln und diese an die Nutzerbedarfe individuell anzupassen. Hier haben vor allem die Primärsysteme (z.B. Praxisverwaltungssystem, Krankenhausinforma-

tionssystem) als Ausgangspunkt bei den Ärzten die wichtige Aufgabe, den Zugang und das Arbeiten mit der ePA so zu gestalten, dass die Aufgaben, die ein Leistungserbringer mit der ePA lösen möchte, optimal unterstützt werden.

Aus Sicht der Hersteller von Primärsystemen ist von Vorteil, dass nur die standardisierte Schnittstelle zur ePA implementiert werden muss. Die Notwendigkeit, verschiedenste Akten unterschiedlicher Anbieter mit diversen Schnittstellen, Berechtigungskonzepten und weiteren Rahmenbedingungen zu unterstützen, entfällt.

Für die Forschung wird ein wichtiger Meilenstein im Ausbau der elektronischen Patientenakte ab dem 01. Januar 2023 realisiert. Dann wird es Versicherten möglich sein, die Daten aus ihrer ePA zu Forschungszwecken freiwillig freizugeben. Dabei können nahezu alle strukturierten Daten, unabhängig von Behandlungskontext und Behandlungsort, freiwillig und pseudonymisiert für die Forschung bereitgestellt werden.

Die Forschung profitiert im Kontext der elektronischen Patientenakte durch:

- zentralisierte Datenablage und -bereitstellung,
- volle Souveränität und Entscheidungshoheit der Versicherten durch bedarfsgerechte Bereitstellung von Behandlungsdaten,
- einheitliche Standards und definierte Umsetzung durch die ePA-Betreiber,
- Nutzung strukturierter Daten in Form sogenannter MIOs (Medizinische Informationsobjekte),
- Zusammenführung der Daten aus dem Klinikumfeld, dem Praxisumfeld und

weiteren Nutzerumfeldern (z.B. Geburtshilfe, Pflege) sowie

- Ergänzung der ePA-Daten (klinische Daten) um die Krankenkassen-Daten (administrative Daten, Abrechnungsdaten) im Forschungsdatenzentrum

2.3 Wie verändert sich die ePA in den nächsten Jahren?

Die elektronische Patientenakte stellt einen wichtigen Meilenstein für die digitale Vernetzung des deutschen Gesundheitswesens dar. Die Digitalisierung der Patientenversorgung wird auch wegen der ePA deutlich voranschreiten.

Für einen grenzüberschreitenden Austausch von Behandlungsdaten im europäischen Ausland werden die bestehenden Konzepte weiterentwickelt werden müssen. Hierbei wird die ePA eine wesentliche Rolle spielen. Ob und welche Anpassungen hierzu notwendig sind und wie die ePA optimal eigebunden wird, sind Themen, die im Kontext europäischer Projekte bearbeitet werden.

Eine wesentliche Rahmenbedingung hierfür ist die bereits im Aufbau befindliche europäische Infrastruktur *eHealth Digital Service Infrastructure* (eHDSI) und die dazugehörigen Abstimmungen im *eHealth Network* (eHN). Die EU-Mitgliedsstaaten haben unterschiedliche Ansätze gewählt, wie ihre gesundheitsbezogene IT-Infrastruktur aufgebaut ist, was sich durch den Aufbau und die Funktionsweise der nationalen Gesundheitssysteme begründet. Diese heterogenen Ansätze sind nur bedingt interoperabel und nachnutzbar. Schon die Identifikation und Autorisierung der jeweiligen Akteure ist nicht ein-

heitlich geregelt. Im europäischen Kontext sind daher Dienste notwendig, die eine grenzüberschreitende Autorisierung von Akteuren, die Verbindung der Infrastrukturen und IT-Systeme sowie die korrekte semantische und syntaktische Übersetzung von Gesundheitsdaten ermöglichen. Vielfältige Tätigkeiten, wie der Aufbau eines Nationalen Kontaktpunkts für eHealth (National Contact Point for eHealth, NCPeH), sind daher bereits im Gange.

Auf nationaler Ebene wird sich die Telematikinfrastruktur zu einer „Arena für digitale Medizin" entwickeln. Die ePA wird sich dem anpassen und als ein wichtiger Baustein innerhalb der Arena weiterentwickeln. Dazu bedarf es einer noch besseren Vernetzung der ePA mit existierenden und neuen TI-Anwendungen.

Ein wichtiger Schritt hierfür ist das Einbringen der im Rahmen der TI 2.0 definierten Technologien und Konzepte in die elektronische Patientenakte: In einem ersten Schritt wird die ePA um die Nutzung *elektronischer Identitäten* (eID) für Versicherte und Leistungserbringer erweitert. Neben den Smartcards, die zurzeit als Identitätsträger und Autorisierungsmittel eine Doppelfunktion übernehmen, werden die neuen Identity Provider der Krankenkassen und Sektoren wie die der Ärzte, Zahnärzte, Krankenhäuser etc. zur Authentifizierung der Nutzer in der ePA eingesetzt werden. Hierzu werden die jeweiligen internationalen Standards aus dem eID-Umfeld verwendet. Das wird die Nutzung der ePA erheblich vereinfachen. Das alternative Verfahren zur Anmeldung der Versicherten in der ePA (alternative Versichertenidentität, al.vi) wird durch diese neuen Technologien abgelöst werden. Zusätzlich wird es mit dem eID-Einsatz dann den Leistungserbringern möglich sein, die ePA ohne Smartcards im heutigen Sinne zu nutzen.

Parallel dazu wird an der universellen Erreichbarkeit der Anwendungen durch Zugangsschnittstellen im Internet gearbeitet. Ziel ist es, den Zugriff auf die ePA für alle berechtigten Akteure aus dem Internet zu ermöglichen, d.h. ohne die verpflichtende Nutzung eines Konnektors, den Leistungserbringer bisher für einen sicheren Zugang zur TI und damit zur ePA benötigen. Die Versicherten können bereits heute aus dem Internet mit ihren Clients auf die ePA zugreifen.

Die aktuelle ePA basiert auf dem etablierten IHE ITI XDS.b-Framework und setzt die notwendigen dort etablierten Profile um. Für die Primärsysteme ist IHE ein etablierter De-facto-Standard. Für den mobilen Zugang zur ePA werden für Versicherte und deren ePA-Apps neuere Technologien aufgesetzt. Im Kern geht es dabei um FHIR (Fast Healthcare Interoperability Resources) als etablierter Standard für den Datenaustausch zwischen Softwaresystemen im Gesundheitswesen. Die entsprechenden IHE-Profile zur Umsetzung von FHIR zum Zugriff auf IHE-Akten sind vorhanden, eine Umsetzung für den mobilen Zugriff auf die Clients der Versicherten wird erfolgen. Dies vereinfacht die Entwicklung der Anwendungsoberflächen der Versicherten.

Hintergrund ist hier, dass die Anwendungsoberflächen der Krankenkassen neben der ePA ständig neue Funktionen anbieten müssen, die z.B. aus gesetzlichen Regelungen hervorgehen. Das ePA-Frontend der Versicherten (ePA FdV) wird zum Medium, mit dem die Versicherten

auf die ePA-Aktensysteme und die für sie zugeschnittenen Funktionalitäten zugreifen sollen. Dazu gehören neben der ePA selbst zusätzliche Anwendungen wie der *elektronische Medikationsplan* (eMP) und das Hinterlegen von *Notfalldaten* (NFD), die Kopplung mit dem nationalen Gesundheitsportal gesund.bund.de, die Organspendeerklärung direkt im Organspenderegister des Bundesinstituts für Arzneimittel und Medizinprodukte bis hin zum Zugriff auf eine Patientenkurzakte im europäischen Ausland – alles in einer mobilen App und einer Desktoplösung.

Ein Hauptanliegen wird hierbei sein, ein möglichst komfortables Nutzererlebnis zu schaffen. Dieser Aspekt wird jedoch nicht durch die gematik standardisiert und obliegt einer nutzerorientierten Produktentwicklung auf Seiten der Krankenkassen und deren IT-Dienstleistern. Die neuen Anwendungen werden auf onlinebasierten Technologien beruhen. Die Erweiterung des ePA-Zugriffs auf diese Technologien trägt dem Rechnung.

Mit dem Einsatz von FHIR ergibt sich als weitere Ausbaustufe die Möglichkeit, direkt auf die in der ePA abgelegten strukturierten Daten zuzugreifen. Dadurch wird eine direkte serverseitige Datenverarbeitung im ePA-Aktensystem möglich sein. Das bedeutet:

- Einzelne Daten, nicht nur gesamte medizinische Datenobjekte, können gezielt in der ePA gesucht, logisch verknüpft und ausgewertet werden.
- Mechanismen basierend auf künstlicher Intelligenz können zur Auswertung der Daten zur sofortigen Unterstützung des Arztes in der Anamnese und Behandlung genutzt werden,

- Die ePA kann als „Data Warehouse" für zugelassene Drittanwendungen dienen, die z.B. anonymisierte Abfragen tätigen oder pseudonymisierte Daten erhalten können, etwa für maschinen- und algorithmengestützte Diagnostik.

Hierzu ist eine Abkehr vom Paradigma der Ende-zu-Ende-Verschlüsselung von Dokumenten notwendig. Die Diskussionen dazu müssen jetzt geführt werden.

Ein weiteres wichtiges Zukunftsthema ist die Frage der Speicherung besonders großer Daten. Aktuell werden die Patientendaten in der elektronischen Patientenakte als Kopie gespeichert. Für bestimmte Daten ist es aber durchaus sinnvoll, diese Daten nicht in die ePA zu kopieren, sondern auf sie zu verweisen und dort zu belassen, wo sie erzeugt wurden. Dies betrifft grundlegend Bilddaten, etwa von Kernspintomographie, Magnetresonanz-Tomographie (MRT) oder Computertomographie (CT). Hier fallen große Datenmengen an, für die in der Regel schon etablierte Prozesse und Systeme existieren, die diese Daten vorhalten und den Akteuren zur Verfügung stellen – allerdings in der Hoheit der jeweiligen Erzeuger, mit den damit einhergehenden Verfügbarkeiten, Berechtigungen und Zugangskonzepten, die deren Systeme oder Dienstleister bieten. Für die akute Behandlung ist dies ausreichend und eine Kopie in der ePA nicht zwingend notwendig.

Hier muss gesellschaftlich und gesetzlich geklärt werden, inwieweit für diese Daten eine lebenslange Aufbewahrung für die Versicherten gewünscht ist oder ob die für derartige Daten üblichen Aufbewahrungsfristen ausreichend sind. Wird eine lebenslange Aufbewahrung angestrebt, muss ein Weg gefunden werden, wie die

ePA die entsprechenden Daten und Datenmengen aufnehmen kann.

2.4 Welche Themen muss die Gesellschaft dafür angehen?

Die skizzierten Herausforderungen und Zukunftsszenarien verlangen auch gesellschaftliche Diskussionen und grundlegende Richtungsentscheidungen, in welcher Form sich die elektronische Patientenakte weiterentwickeln soll.

Das umfasst insbesondere eine Diskussion über die Verarbeitung der Daten in der ePA in Hinblick auf datenschutzrechtliche Aspekte und eine etwaige Abkehr vom Verbot der Einsicht in die medizinischen Daten in der ePA, also dem Aktensystem. Es braucht außerdem die Etablierung von Mechanismen und Prozessen sowie Aufklärungsarbeit und Motivation, damit die ePA zum Standard und von allen beteiligten Akteuren umfassend genutzt wird. Dazu gehört auch die gemeinsame Festlegung von Anwendungsfällen, in denen die ePA eingesetzt werden kann, inklusive der übergreifenden Festlegung der abzubildenden *Medizinischen Informationsobjekte* (MIOs) (siehe https://www.kbv.de/html/mio.php).

Am wichtigsten sicherlich: die elektronische Patientenakte sollte genutzt werden, nicht weil sie im Gesetz steht, sondern weil die Anwender von ihr überzeugt sind. Das sind einerseits die Versicherten, die sich als Protagonisten ihrer eigenen Gesundheit begreifen und hierfür von den Möglichkeiten der ePA Gebrauch machen. Es sind andererseits die Leistungserbringer, die trotz des aktuell gefühlten Mehraufwands zur Nutzung der ePA und zum Erstellen strukturierter Dokumente den Mehrwert für ihre tägliche Arbeit erleben. Dazu gehört auch die Akzeptanz, dass es immer Akteure geben wird, die mehr Daten einstellen (z.B. Fachärzte), und andere, die die Daten eher nutzen (z.B. Hausärzte). Umso wichtiger ist deshalb eine effiziente Umsetzung der Prozesse in den Primärsystemen.

Grundsätzlich sollte die ePA als ein wichtiger Baustein in der digitalen Gesundheitsversorgung angesehen werden. Die Speicherung medizinischer Dokumente allein erzeugt dabei aber keinen Mehrwert. Es muss der gesamte Wertschöpfungsprozess betrachtet werden. Wie wird erreicht, dass alle Prozessbeteiligten die elektronisch abgelegten MIOs sinnvoll nutzen können und wollen? Und wie lässt sich die Nutzung der ePA künftig enger an den Versorgungs- oder Kernprozessen ihrer Nutzergruppen ausrichten? Wie können etwa papiergebundene Prozesse und Gewohnheiten in funktionierende elektronische Lösungen überführt werden? Ein Beispiel ist die Speicherung des Impfpasses in der ePA. Ob Nachweis einer COVID-19-Impfung im Restaurant oder der Impfnachweis gegenüber einer Behörde bei einer Auslandsreise: In beiden Fällen können die Einrichtungen nicht auf die ePA zugreifen. Wie interagieren jetzt gefundene Lösungen für den elekt-

ronischen Impfpass mit dem Impfpass in der ePA? So stellt sich auch hier die Frage, wie sich die ePA weiterentwickeln muss, um ihre bestmögliche Funktionalität bei höchster Sicherheit zu entfalten.

2.5 Fazit

Die elektronische Hinterlegung von Informationen ist die eine Seite, die praktische Anwendbarkeit eine ganz andere. Hier müssen sich die beteiligten Akteure und die Gesellschaft auf gemeinsame Ziele verständigen, was die ePA langfristig leisten soll.

Richtig ist: Schon mit der aktuellen elektronischen Patientenakte sind umfassende Verbesserungen für den Behandlungskontext und der damit verbundenen Zusammenarbeit der einzelnen Sektoren und Akteure möglich. Ärzte und Versicherte – und damit auch die Gesellschaft – können breit von einem vernetzten Zugriff auf medizinische Patientendaten profitieren. Die ePA ist flächendeckend vorhanden, die technischen Systeme haben Planungssicherheit bezüglich der technischen Aspekte. Als letzter Schritt ist offen, dass auch einrichtungsübergreifende Workflows durch die Beteiligten gefunden und gelebt werden.

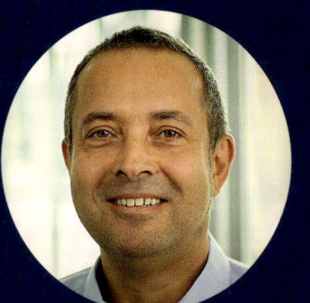

Roland Halfpaap

Roland Halfpaap ist in der gematik Productowner der elektronischen Patientenakte (ePA) und somit zuständig für ein fachübergreifendes Team. Er ist Diplominformatiker und hat umfangreiche Erfahrungen in den Sektoren Finance, Insurances, Automotive und Healthcare gesammelt, bevor er vor über 10 Jahren zur gematik kam.

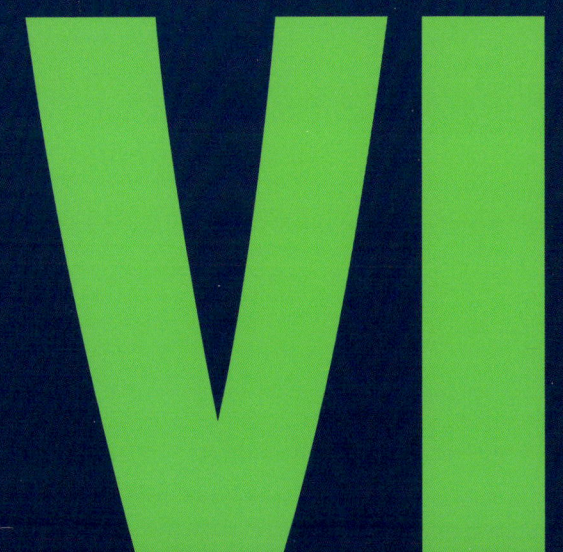

Grenzüberschreitende Versorgung und Forschung in der EU

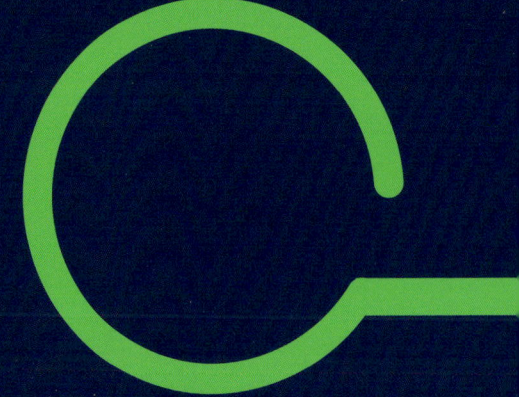

1

Das deutsche Gesundheitswesen ist kein gallisches Dorf in einer digitalen Welt – Beschleunigung durch agile Gesetzgebung in der Legislaturperiode 2017–2021

Gottfried Ludewig und Christian Klose

Die Digitalisierung verändert alle Lebensbereiche sehr grundsätzlich, auch das Gesundheitswesen. Es ist ein fundamentaler Wandlungsprozess, der aktuell sehr viel von allen Beteiligten fordert, der zukünftig aber immer leichter werden wird, wenn der Nutzen und die Mehrwerte konkret sichtbar werden, wenn es auch spürbare Fortschritte in der Patientenversorgung und im Arbeitsalltag der Leistungserbringer gibt.

Mit der Digitalisierung im Gesundheitswesen sind umfassende Chancen verbunden. Digitale Technologien leisten einen wichtigen Beitrag zur Bewältigung der großen Herausforderungen, vor denen nicht nur Deutschland, sondern fast alle Gesundheitssysteme der westlichen Welt stehen. Online-Sprechstunden helfen dabei, die medizinische Versorgung von strukturschwachen ländlichen Gebieten zu verbessern. Digitale Gesundheitsanwendungen können besonders die Behandlung von chronisch kranken Menschen gut unterstützen. Die elektronische Patientenakte wird eine zentrale Rolle bei der besseren Koordinierung von Behandlungsabläufen spielen. Richtig eingesetzt birgt die Digitalisierung auch ein erhebliches Potenzial zur Entlastung der Pflegekräfte in der ambulanten und stationären Altenpflege. Und das sind nur wenige Beispiele.

Wir haben uns auf den Weg gemacht, das Gesundheitswesen systematisch zu digitalisieren. Im Bundesministerium für Gesundheit führen wir als Architekt und Impulsgeber rahmensetzend Schritt für Schritt Maßnahmen ein, die sich aufbauen, ergänzen und zu einem Gesamtbild fügen. So wurden in kurzer Folge in dieser Legislaturperiode eine Reihe von Gesetzesvorhaben verabschiedet, die die Digitalisierung auf verschiedenen Ebenen deutlich vorangetrieben haben. Dabei werden die einzelnen Themenbereiche nicht en bloc gestaltet, sondern in immer neuen Ansätzen, im Dialog mit den Akteuren und in Auseinandersetzung mit den bisherigen Erfahrungen iterativ (weiter-)entwickelt.

Die Gesellschaft für Telematik (gematik) stellt mit der *Telematikinfrastruktur* (TI) das alle Enden verbindende Element zur Verfügung: eine sichere und stabile Vernetzung verschiedener Akteure und IT-Systeme und die Möglichkeit, Informationen aus unterschiedlichen Quellen miteinander zu verknüpfen. Die TI verbindet alle Beteiligten im Gesundheitswesen, sodass sie sicher, schnell und sektorenübergreifend digital miteinander kommunizieren können. Nachdem bereits die Arzt- und Zahnarztpraxen bundesweit flächendeckend an die TI angeschlossen wurden, folgen bereits auch Apotheken, Krankenhäuser und künftig weitere Berufsgruppen. Unser Ziel ist die digitale Vernetzung aller Akteure des Gesundheitswesens untereinander und mit den GKV- und PKV-Versicherten für eine bessere und insbesondere zukunftsfeste Versorgung.

Auf Basis der TI werden Dienste und Anwendungen eingeführt, die sich nach und nach zu nutzerfreundlichen, attraktiven digitalen Prozessen verbinden und eine ganz neue Qualität der medizinischen Versorgung ermöglichen werden. Digitale Services ersetzen umständliche Papierverwaltung und machen den Versorgungsalltag für alle Beteiligten leichter: sichere Email und Messenger, elektronisches Rezept, elektronische Arbeitsunfähigkeitsbescheinigung, usw. Mit der *elektronischen Patientenakte* (ePA) und dem Medikationsplan halten die Patienten jetzt auch die ersten medizinischen Anwendungen in der Hand, die Behandlungsdaten dort verfügbar machen, wo sie gebraucht werden, und ganz konkret Therapien verbessern können.

1.1 Fünf Gesetzespakete als legislative Hauptpfeiler der Digitalisierung

Ein Gesamtblick auf die letzte Legislaturperiode (2017–2021) zeigt, welche zentralen Weichen hier gestellt wurden, um den Digitalisierungsprozess des Gesundheitswesens in Deutschland entscheidend voranzutreiben:

Pflegepersonal-Stärkungsgesetz (PpSG), 2019
Bereits das PpSG wurde zu Beginn der Legislaturperiode für Regelungen erster Digitalisierungsmaßnahmen genutzt. Die Videosprechstunde wurde für alle Versicherten und in der häuslichen Pflege im weiten Umfang weiterentwickelt. Unter anderem wurde die Vergütung von Videosprechstunden auf Sprechstunden und Fallkonferenzen zwischen niedergelassenen Ärztinnen und Ärzten und Pflegeheimen erweitert. Die Pflegeeinrichtungen wurden bei der Anschaffung von digitaler oder technischer Ausrüstung unterstützt.

1 Das deutsche Gesundheitswesen ist kein gallisches Dorf in einer digitalen Welt –
Beschleunigung durch agile Gesetzgebung in der Legislaturperiode 2017–2021

VI

Terminservice- und Versorgungsgesetz (TSVG), 2019

Elektronische Patientenakten geben Patientinnen und Patienten einfachen und sicheren Zugriff auf ihre Gesundheitsdaten und sind Grundlage für eine gut koordinierte Versorgung. Mit dem TSVG wurden die Krankenkassen sanktionsbewährt verpflichtet, ihren Versicherten elektronische Patientenakten bis spätestens 2021 anzubieten. Zugänglich auch per Smartphone oder Tablet. Ebenfalls neu geregelt: der Einsatz von digitalen Anwendungen in den strukturierten Behandlungsprogrammen für chronisch Kranke (Disease-Management-Programme, DMP).

Zur Beschleunigung des Digitalisierungsprozesses wurden 51 Prozent der Geschäftsanteile der gematik durch das Bundesministerium für Gesundheit übernommen. Dadurch wurden die Entscheidungsprozesse in der gematik effektiver gestaltet und gestrafft. Entscheidend ist auch, dass für das Bundesministerium für Gesundheit durch den Eintritt als Hauptgesellschafter in die gematik größere Gestaltungsmöglichkeiten bei Entscheidungen zur Digitalisierung entstanden sind, die dazu geführt haben, dass der mit allen Gesellschaftern gemeinsame weitere Aufbau der TI mit der Einführung weiterer Anwendungen der eGK und der TI zügig umgesetzt werden konnte und auch weiterhin gemeinsam konsequent vorangetrieben werden kann.

Digitale-Versorgung-Gesetz (DVG), 2019

Das DVG hat die Rechtsgrundlage für die Versorgung von Versicherten mit digitalen Gesundheitsanwendungen (DiGA) geschaffen. Gesundheits-Apps können auf dieser Grundlage nun vom Arzt verschrieben werden. Die Kosten zahlt die gesetzliche Krankenversicherung (GKV). Daran anschließend sind mit der Digitale Gesundheitsanwendungen-Verordnung (DiGAV) und dem Leitfaden des Bundesinstituts für Arzneimittel und Medizinprodukte (BfArM) weitere Schritte erfolgt, um die „App auf Rezept" zügig zum Bestandteil der Versorgung zu machen. Es wurden eine klare Definition der an DiGA zu stellenden Anforderungen, insbesondere hinsichtlich Sicherheit, Qualität, Datenschutz und Datensicherheit, geschaffen sowie verlässliche Vorgaben für Methoden und Verfahren zum Nachweis positiver Versorgungseffekte gemacht.

Zwischenzeitlich (Stand August 2021) sind insgesamt 20 DiGAs vom BfArM positiv überprüft worden und können entsprechend verordnet werden.

Krankenkassen wurden durch das DVG zudem verpflichtet, ihren Versicherten Angebote zur Förderung der digitalen Gesundheitskompetenz zu unterbreiten. Für Apotheken und Krankenhäuser gab es Terminvorgaben für den Anschluss an die TI. Für Hebammen, Physiotherapeuten, Pflege- und Rehabilitationseinrichtungen wurde die Möglichkeit geschaffen, sich freiwillig an die TI anzuschließen. Parallel zum Ausbau der TI ist es mit Blick auf die sensiblen Gesundheitsdaten von allergrößter Bedeutung, Datenschutz und Datensicherheit auf höchstem Niveau zu garantieren. Die IT-Sicherheit bei den niedergelassenen Ärztinnen und Ärzten wurde daher mit dem DVG nachhaltig gestärkt, und die Selbstverwaltung beauftragt, IT-Sicherheitsstandards verbindlich festzuschreiben.

Mit dem DVG wurden auch die Grundlagen für weitere offene und standardisierte Schnittstellen geschaffen, sodass Informationen nun leichter, schneller und auf Basis internationaler Standards ausgetauscht werden können. Damit gehören die durch die Insellösungen bei der Soft- und Hardware in Arztpraxen und Krankenhäusern bedingten Medienbrüche, Mehraufwände und Erfassungsfehler immer mehr der Vergangenheit an.

Patientendaten-Schutz-Gesetz (PDSG), 2020

Durch das PDSG wurden ePA, E-Rezept und weitere Anwendungen regulatorisch weiterentwickelt, zugleich ein hohes Schutzniveau für die Gesundheitsdaten gewährleistet und die Datennutzung für Forschungszwecke erweitert.

Die von den Krankenkassen ab dem 01.01.2021 zur Verfügung zu stellende ePA wird als Kernelement der digitalen medizinischen Anwendungen der TI schrittweise in mehreren Ausbaustufen weiterentwickelt und nutzbar gemacht. Die ePA leistet wesentliche Unterstützung dafür, dass Behandler und Patientinnen und Patienten besser kommunizieren können, dass die Abläufe im Behandlungsalltag leichter werden und dass Diagnosen und Therapien genauer ausgerichtet werden und eine bessere Wirkung für die Patientinnen und Patienten entfalten.

Die elektronische Patientenakte ist eine versichertengeführte elektronische Akte, deren Nutzung für die Versicherten freiwillig ist (Opt-in). Der Versicherte ist der Souverän seiner Daten. Er entscheidet auch von Anfang an, welche Daten gespeichert werden, wer zugreifen darf und ob Daten wieder gelöscht werden. Neben Befunden, Arztberichten oder Röntgenbildern lassen sich ab 2022 auch der Impfausweis, der Mutterpass, das gelbe Untersuchungs-Heft für Kinder und das Zahn-Bonusheft als strukturierter Datensatz in der elektronischen Patientenakte speichern.

Ein Leuchtturmprojekt der Digitalisierung des Gesundheitswesens ist ohne Zweifel das E-Rezept, das die Zettelwirtschaft in der gesamten Prozesskette von der Verordnung bis zur Abrechnung abschaffen wird. Durch das PDSG wird die Nutzung des E-Rezepts für die Verordnung von verschreibungspflichtigen Arzneimitteln für gesetzlich Versicherte ab dem 1. Januar 2022 verbindlich für Ärztinnen und Ärzte und ihre Patientinnen und Patienten vorgegeben.

Versicherte können dann über die E-Rezept-App der gematik automatisch auf ihr E-Rezept zugreifen. Bei der Ausstellung des E-Rezepts können Versicherte entscheiden, ob sie dieses ausschließlich elektronisch mit ihrer E-Rezept-App verwalten wollen oder ob sie sich einen Ausdruck in Papierform in der Arztpraxis aushändigen lassen, auf dem die Zugangsdaten zu ihrem E-Rezept aufgedruckt sind.

Medizinische Maßstäbe entwickeln sich stets weiter. Durch die Gesundheitsforschung werden neue und innovative Behandlungsmethoden entwickelt, die Heilungschancen verbessern und immer neue Standards für eine zeitgemäße und hochwertige Gesundheitsversorgung setzen. Grundbedingung für die erfolgreiche Forschung im medizinischen und pharmakologischen Bereich ist eine breite Verfügbarkeit von Gesundheitsdaten. Nur dann können neue Theorien und Behandlungsmethoden erforscht, Arzneimittel entwickelt sowie medikamentöse und nicht-medika-

1 Das deutsche Gesundheitswesen ist kein gallisches Dorf in einer digitalen Welt –
Beschleunigung durch agile Gesetzgebung in der Legislaturperiode 2017–2021

VI

mentöse Therapieansätze wissenschaftlich überprüft und in die Gesundheitsversorgung überführt werden. Entscheidend ist dabei neben der einfachen Verfügbarkeit und dem großen Umfang der Datensätze auch deren Qualität und Vergleichbarkeit. Im Rahmen des DVG wurde daher bereits der Aufbau eines Forschungsdatenzentrums (FDZ) beim BfArM geregelt, in dem die bei den Krankenkassen vorliegenden Abrechnungsdaten pseudonymisiert zusammengefasst und der Forschung auf Antrag anonymisiert übermittelt werden. Damit stehen der Wissenschaft in einem geschützten Raum aktuellere und mehr Daten für neue Erkenntnisse zur Verbesserung der Gesundheitsversorgung zur Verfügung. Mit dem Aufbau des Forschungsdatenzentrums wurde ein wichtiger erster Schritt hin zu einer besseren Nutzbarkeit dieser Daten gemacht. Das FDZ ermöglicht nutzungsberechtigten Institutionen die Auswertung der Abrechnungsdaten für definierte Zwecke.

Um den Bedarf der Forschung nach einem umfangreicheren und noch aussagekräftigeren Datensatz zu decken, ist die Verknüpfung dieser Abrechnungsdaten mit weiteren Gesundheitsdaten erforderlich. In einem zweiten Schritt wird es Versicherten daher ermöglicht zusätzlich auch weitere, in ihrer ePA gespeicherte Gesundheitsdaten an das FDZ freizugeben. Sie können damit einen wichtigen Beitrag leisten, nicht nur für die Forschung, sondern auch für die Gesundheit ihrer Mitmenschen und damit für unser Gemeinwohl.

> *Sowohl die elektronische Patientenakte als auch das Forschungsdatenzentrum werden in Zukunft wichtige Faktoren für die Nutzbarmachung von Gesundheitsdaten sein.*

Um Spitzenforschung in Deutschland zu ermöglichen, muss die Entwicklung hin zu einer chancen- und gemeinwohlorientierte Datennutzung konsequent weiterbetrieben werden. Maxime darf dabei nicht ein Gewinnstreben, sondern der gesellschaftliche Nutzen sein.

Digitale-Versorgung-und-Pflege-Modernisierungs-Gesetz (DVPMG), 2021

Durch das DVPMG werden die Voraussetzungen dafür geschaffen, dass die Kommunikation im Gesundheitswesen noch schneller und sicherer wird. Mehr Videosprechstunden, Telekonsile und telemedizinische Leistungen sind hier die Stichpunkte. Bessere Rahmenbedingungen fördern deren Einsatz, wie auch die Erweiterung des Leistungserbringerkreises. So haben künftig auch Hebammen und Heilmittelerbringer die Möglichkeit, Videosprechstunden anzubieten. Auch die psychotherapeutische Akutbehandlung kann zukünftig im Rahmen einer Videosprechstunde stattfinden. Die Vermittlung von Vor-Ort-Arztterminen wird um die Vermittlung telemedizinischer Leistungen ergänzt, sodass Versicherte ein Angebot aus einer Hand erhalten. Ein nutzerfreundliches Portal wird es Leistungserbringern und Versicherten zukünftig ermöglichen, freie Videosprechstunden noch komfortabler zu melden bzw. zu finden. Hinzu kommt die Einführung der digitalen Pflegeanwendungen, die sogenannten DiPAs. Entsprechend den digitalen Anwendungen für die ambulante Versorgung (DiGA), bieten die digitalen Helfer für die Pflege den Patientinnen und Patienten Unterstützung im Alltag, etwa bei der Einübung von guten Gewohnheiten und Routinen und im täglichen Umgang mit der Krankheit. Versicherte bekommen zudem die Möglichkeit, Daten aus DiGAs komfortabel in ihre ePA einzustellen. Auch werden künftig Leistungen von Heilmittelerbringern und Hebammen, die im Zusammenhang mit DiGA erbracht werden, vergütet.

Als Folge wachsender Mobilität von Versicherten innerhalb der EU wird der Ausbau grenzüberschreitender Vernetzungen immer dringender. Daher soll die europäische eHealth Infrastruktur ausgebaut werden, die eine höherwertige Versorgung durch den grenzüberschreitenden Austausch von Gesundheitsdaten verspricht. Sie ermöglicht Versicherten zukünftig ihre Gesundheitsdaten auch Ärzten im EU-Ausland sicher und übersetzt zur Verfügung zu stellen.

Mit dem DVPMG wird auch das E-Rezept konsequent fortgeschrieben und die Verpflichtung zu dessen Nutzung schrittweise auf weitere vertragsärztliche Verordnungen, wie beispielsweise die Verordnung von DiGA, das Betäubungsmittelrezept und Verordnungen von häuslicher Krankenpflege, ausgedehnt. Ziel ist es, den Verschreibungsprozess mit der Digitalisierung für alle vertragsärztlichen Verordnungen sowohl sicherer als auch praktikabel und wirtschaftlich zu gestalten.

Angesichts der Dynamik der digitalen Transformation ist es unerlässlich, die TI an die jeweiligen neuen technischen Möglichkeiten anzupassen und für die Herausforderungen der Zukunft sattelfest zu machen. Das Potenzial der Digitalisierung muss für die Verbesserung der Versorgung kontinuierlich weiterentwickelt und Anwendungen schneller, wirtschaftlicher und auf Basis neuester technologischer Entwicklungen nutzbar gemacht werden. Viele Festlegungen sind in einer Zeit entstanden, als es beispielsweise Smartphones oder Cloud-Datendienste, die heute selbstverständlich sind, noch nicht gab.

Es werden sichere, wirtschaftliche, skalierbare, stationäre und mobile Zugangsmöglichkeiten zur TI benötigt.

Darüber hinaus ist es auch erforderlich, den mobilen Zugriff auf medizinische Anwendungen durch Leistungserbringer zu ermöglichen. Das Ziel einer universellen Erreichbarkeit der Dienste und Anwendungen der TI rückt damit in greifbare Nähe.

Weitere Berufsgruppen können mit neuen maßgeschneiderten Lösungen komfortabel integriert werden. Beispielsweise müssen ambulante Pflegedienste die Möglichkeit erhalten, von ihrem jeweiligen Einsatzort die Anwendungen der TI zu nutzen.

Das Thema Sicherheit bleibt selbstverständlich weiterhin eine zentrale Forderung und Säule der TI. Deshalb muss ein Sicherheitsniveau auf mindestens gleichem Niveau wie bisher gefordert werden ohne Einschränkungen hinsichtlich Komfort und Flexibilität.

Die gematik hat zur Modernisierung der TI bereits ein Whitepaper veröffentlicht und dazu den Diskurs mit den Beteiligten eröffnet.

1 Das deutsche Gesundheitswesen ist kein gallisches Dorf in einer digitalen Welt –
Beschleunigung durch agile Gesetzgebung in der Legislaturperiode 2017–2021

VI

Mit der fortschreitenden Digitalisierung wird auch das sichere digitale Ausweisen im Internet immer wichtiger. Das gilt umso mehr in Zeiten einer Pandemie, in der vor allem immer mehr Prozesse online durchgeführt werden.

Mit der Einführung der digitalen Identitäten im Gesundheitswesen wird ein wichtiger Grundstein für die digitale Identifizierung gelegt.

Bisher war ein Nachweis der Identität von Versicherten und Leistungserbringern im Gesundheitswesen nur mit einer physischen Karte, der elektronischen Gesundheitskarte bzw. dem elektronischen Heilberufsausweises, realisierbar. Ab 2023 wird es möglich sein, sich auch digital identifizieren zu können. Die digitalen Identitäten werden insbesondere zu einem deutlich besseren Nutzererlebnis führen. Unter anderem wird es möglich sein, sich mittels digitaler Identität gegenüber medizinischen Anwendungen ausweisen zu können z.B. um Videosprechstunden durchzuführen. Einen weiteren direkten Nutzen können Versicherte und Leistungserbringer auch dadurch erfahren, dass zukünftig ab dem 1. Januar 2023 die elektronische Kommunikation in der TI um einen Videokommunikationsdienst und einen Messagingdienst erweitert wird. Damit wird eine sichere Kommunikation sowohl zwischen Leistungserbringern als auch zwischen Versicherten und Leistungserbringern ermöglicht, ebenso wie zwischen Versicherten und Krankenkassen. Auch die Anschlussfähigkeit zwischen Behördenprozessen und Prozessen im Gesundheitswesen national und auf europäischer Ebene wird mit der digitalen Identität maßgeblich vorangetrieben und erleichtert werden.

1.2 Ausblick

Durch eine rasche Folge von Reformgesetzen sind die Grundlagen geschaffen, den digitalen Rückstand im deutschen Gesundheitswesen zu überwinden und fit für die Zukunft zu gestalten. Das DVPMG hat die Digitalisierungsvorhaben dieser Legislaturperiode abgerundet und weitere Gestaltungsspielräume eröffnet, die es mit Leben zu füllen gilt. Die Digitalisierung des Gesundheitswesens ist und bleibt eine fortlaufende Aufgabe, die nur gemeinsam bewältigt werden kann. Jetzt kommt es darauf an, dass Ärztinnen und Ärzte, Pflegerinnen und Pfleger, Patientinnen und Patienten und alle weiteren Beteiligten aufgeschlossen auf die neuen Möglichkeiten reagieren und den Umgang mit digitalen Technologien schnell erlernen, wie es in anderen Bereichen des Alltags längst geschehen ist. Je mehr Menschen mitmachen, desto mehr wird die Digitalisierung ihren nachhaltigen Mehrwert für die Qualität der Versorgung entfalten können.

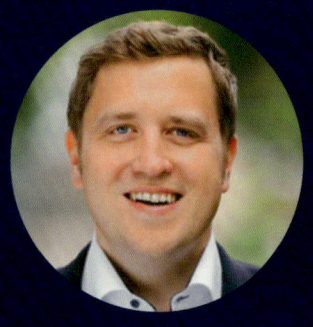

Dr. Gottfried Ludewig

Seit April 2018 ist Gottfried Ludewig Leiter der Abteilung „Digitalisierung und Innovation" im Bundesministerium für Gesundheit. In dieser Funktion ist er verantwortlich für Gesetzes-vorhaben wie das Digitale-Versorgung-Gesetz und das Patientendaten-Schutz-Gesetz. Unter anderem wurden mit diesen Gesetzen die Themen elektronische Patientenakte, elektro-nisches Rezept, der Anspruch der Versicherten auf Versorgung mit digitalen Gesundheits-anwendungen („Apps auf Rezept"), die Schaffung eines Forschungsdatenzentrums sowie Vorgaben für Interoperabilität auf den Weg gebracht. Zudem steuerte er den Prozess der Entwicklung und Einführung der Corona-Warn-App. Zuvor war er sechs Jahre lang Mitglied des Berliner Abgeordnetenhauses und fungierte dort als gesundheitspolitischer Sprecher sowie als stellvertretender Vorsitzender der CDU-Fraktion. Parallel zu seinem Abgeordneten-mandat war er in Teilzeit für die Unternehmensberatung PwC beruflich tätig.

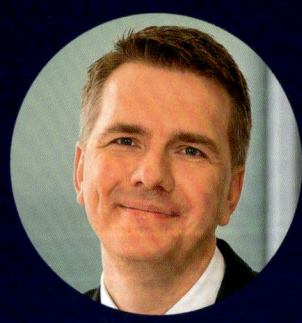

Christian Klose

Christian Klose hat eine Karriere über unterschiedliche Stationen in der AOK durchlebt. Im Jahr 2007 wurde er Mitglied der Geschäftsleitung der AOK Berlin. Mit der Vereinigung der AOK Berlin und AOK Brandenburg im Jahr 2010 übernahm er die Rolle des Geschäftsführers Markt der AOK Berlin-Brandenburg. Diese Aufgabe übernahm er auch ein Jahr später in der aus einer weiteren Vereinigung mit der AOK Mecklenburg-Vorpommern hervorgegangenen AOK Nordost. 2016 wurde er CDO der AOK Nordost. Im Juli 2018 wechselte er als Ständiger Vertreter der Abteilung „Digitalisierung und Innovation" ins Bundesministerium für Gesund-heit. Aktuell ist er Unterabteilungsleiter „Telematik, gematik und e-Health".

VII

Der Change im Umfeld der TI – Perspektiven auf die digitale Medizin in Deutschland 2025

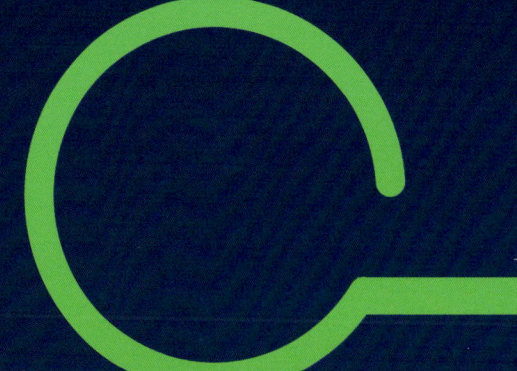

1

Die Krankenkasse im digitalen Zeitalter

Jens Baas

1.1 Alle Kassen müssen digitaler werden

Viele Krankenkassen sehen die Digitalisierung vor allem als Option, eigene Prozesse effizienter zu gestalten. Aber Digitalisierung bedeutet mehr als das, mehr als nur das Sammeln und Auswerten von Daten. Es geht darum, diese Daten verfügbar zu machen, zu verknüpfen und zu interpretieren. Erst dadurch werden die neuen Geschäftsmodelle und die Entwicklung innovativer Produkte ermöglicht, die unsere Gesellschaft in den letzten Jahren so verändert haben wie Online-Shopping, -Banking, -Dating, -Booking oder Car-Sha-

ring. Mit der Digitalisierung hat ein neues Zeitalter begonnen, in dem ein immer größeres und dichteres weltweites digitales Netz entsteht. Krankenkassen müssen diese neuen Möglichkeiten nutzen, wenn sie nicht zu reinen Zahlungsabwicklern verkümmern wollen. Sie müssen die Digitalisierung, und damit das zukünftige Gesundheitssystem, aktiv mitgestalten. Dabei muss das klare Ziel sein, die Versorgung der Versicherten zu verbessern. Krankenkassen, die dieses Ziel aus den Augen verlieren oder die Entwicklung verpassen, werden ihrer Aufgabe nicht gerecht und früher oder später als nicht konkurrenzfähig vom Markt verschwinden.

1.2 Eine Pandemie als Digitalisierungstreiber

In internationalen Vergleichen zum Digitalisierungsgrad landet Deutschland regelmäßig auf den hinteren Plätzen. Da das deutsche Gesundheitssystem aber immer noch zu den leistungsfähigsten der Welt gehört, bestand in der Vergangenheit oft wenig Bereitschaft zur Veränderung. Wie fatal diese Lethargie war, hat uns die Corona-Pandemie wie unter einem Brennglas vor Augen geführt, als selbst grundlegende Daten über das Pandemiegeschehen, wie etwa die Anzahl von Intensivbetten oder deren Belegung, kaum zu erheben waren.

Aber die Corona-Pandemie machte auch deutlich, wie schnell unter Druck vorher als unmöglich abgelehnte Digitalisierungsansätze realisiert werden konnten. Auf einmal schossen die Zahlen der telemedizinischen Behandlungen exponentiell nach oben. Selbst elektronische Arbeitsunfähigkeits-Bescheinigungen waren plötzlich auf diesem Weg möglich. Zusammen mit den laufenden Modellprojekten zum elektronischen Rezept war somit auf einen Schlag ein komplett digitaler Versorgungspfad durchführbar. Der Patient oder die Patientin musste nicht einmal das Haus verlassen, wenn am Ende ein Bote gegebenenfalls die Medikamente auslieferte. Diese digitalen Versorgungspfade werden nach der Pandemie erhalten bleiben. Patienten mit leichten Atemwegserkrankungen müssen nicht mehr in Wartezimmern andere anstecken, Hauterkrankungen können über Videosprechstunden diagnostiziert und so lange Wartezeiten auf Termine vermieden werden. Menschen mit chronischen Erkrankungen müssen nicht bei jedem Termin in der Praxis erscheinen, Diabetiker könnten ihre Blutzuckerwerte elektronisch über ihr Messgerät in die Praxis übermitteln und die Auswertung in der Videosprechstunde mit dem Arzt oder der Ärztin besprechen, so manche Nachuntersuchungen wird per Telekonsil stattfinden können.

Und eines haben wir hoffentlich aus der Pandemie gelernt: um ein Gesundheitssystem zu steuern, nicht nur in Zeiten der Pandemie, bedarf es Daten. Und diese Daten müssen zeitnah, in hoher Qualität, verknüpfbar und mit einem guten Datenschutz-Konzept versehen zur Verfügung stehen.

1.3 ePA als zentraler Baustein der Digitalisierung

Die Patientinnen und Patienten, die während der Pandemie digitale Formen der Versorgung in Anspruch genommen haben, werden nicht in die analoge Welt zurückwollen. Sie werden Druck auf das System ausüben, diese Möglichkeiten dauerhaft zu etablieren. Aber ein solches Gesundheitssystem braucht Daten. Ob es gelingen wird, eine sinnvolle Datengrundlage zu schaffen, um den Wünschen der Versicherten zu entsprechen, wird vor allem an der weiteren Ausgestaltung der digitalen Infrastruktur liegen.

Mit dem Rechtsanspruch auf eine elektronische Patientenakte (ePA) wurde hier in mehrfacher Hinsicht ein Meilenstein erreicht. Am wichtigsten ist, dass mit ihr im Grunde ein zentraler Anlaufpunkt in der Digitalisierung der Gesundheit gesetzt wurde – der einzelne Patient. Nur er oder sie hat die volle und alleinige Kontrolle über die eigenen Gesundheitsdaten.

In der ePA sollten auch, unter der Kontrolle des Patienten, Versorgungsangebote gebündelt und verfügbar gemacht werden. Analog zum Online-Shopping möchte niemand jeweils eine App für die Auswahl des Produktes, eine fürs Bezahlen und eine für den Versand installieren. Völlig impraktikabel wird es, wenn jeder Anmeldeprozess bei jeder zu installierenden App noch über eine weitere App bestätigt werden muss.

> Verlieren wir uns im Klein-Klein, indem zum Beispiel für jeden dieser Vorgänge eine andere App heruntergeladen werden muss, wird es uns nicht gelingen die Versicherten von den Vorteilen der Digitalisierung zu überzeugen.

Chronisch kranke Menschen werden es bevorzugen, ihre Gesundheit in einer zentralen App zu managen. Befunde, Arztbriefe, Labordaten und Röntgenbilder bequem mit ihren Ärztinnen und Ärzten zu teilen, mit ihnen und der Krankenkasse zu kommunizieren, wobei alle wesentlichen Anwendungen und (Chroniker-)Programme zusammengeführt und natürlich miteinander vernetzt sind.

Gesunde Menschen möchten ebenfalls nicht drei oder vier Apps auf ihrem Gerät installiert haben, oder erst installieren müssen, wenn sie zum Beispiel eine leichte Erkältung haben und sich deswegen einmal im Jahr ein paar Tage krankschreiben lassen müssen. Auch für gesunde Menschen wird die ePA zunehmend wichtig, Prävention oder die Zahngesundheit sind dafür nur zwei Beispiele.

Vorhandene Daten nutzen

Statt immer nur nach neuen Datenquellen zu suchen, bietet es sich an, erst einmal zu überprüfen, an welchen Stellen vorhandene Daten genutzt werden können. Daten zu verschriebenen Arzneimitteln liegen schon heute zeitnah und in hoher Qualität bei den Krankenkassen vor und könnten dafür genutzt werden, Arzneimittel-Interaktionen automatisch zu erkennen und den Patienten und seinen Arzt auf diese hinzuweisen. Abrechnungsdaten sind dafür nutzbar, eine grobe Krankheitshistorie zu dokumentieren. In Praxis-Software und Krankenhaus-Informationssystemen liegen große Mengen an Daten, die eigentlich dem Patienten gehören und daher auch jederzeit für ihn zugreifbar gemacht werden sollten. All diese Daten sind vorhanden, nur sind sie heute für den Patienten und seinen Behandler weder leicht zugänglich noch miteinander verknüpfbar.

Personalisierte, datenbasierte Versorgung

Verknüpfte Daten können dafür genutzt werden, gezielte Präventionsangebote an die richtigen Patientinnen und Patienten zu unterbreiten oder auch Risiko-Konstellationen zu erkennen und die betroffenen Versicherten frühzeitig darauf hinzuweisen. Ein konkretes Beispiel: Das Zweitmeinungsverfahren bei Rückenoperationen ist seit Jahren eine Erfolgsgeschichte, bei der in neun von zehn Fällen das begutachtende Schmerzzentrum von einer Operation abrät. Acht von zehn Versicherten kann die konservative Behandlung so gut helfen, dass sie dauerhaft ohne Operation auskommen.

Allerdings müssen die Versicherten derzeit aktiv nach solchen Programmen suchen. Die Krankenkassen erhalten Informationen über einen operativen Eingriff meist erst im Nachhinein und haben daher keine Möglichkeit, den Versicherten vorab entsprechende Behandlungsalternativen anzubieten.

Anbindung an die Forschung

In den ePAs werden Daten liegen, die für die Wissenschaft von großem Wert sind. Es wäre falsch, diese nicht der Forschung zur Verfügung zu stellen, denn die Erkenntnisse daraus können nicht nur zu neuen oder besseren Therapieoptionen führen, sondern wahrscheinlich auch ganz konkret Leben retten. Durch eine freiwillige Datenspende können Nebenwirkungen von neuen Medikamenten oder gar Wechselwirkungen, frühzeitig erkannt werden. Hier kommt den Krankenkassen eine wichtige Rolle zu, wenn sie über die Einhaltung des Datenschutzes ihrer Versicherten wachen und, nach heutigem Vorbild, sicherstellen, dass die Vorhaben sinnhaft sind und die Erkenntnisse der Allgemeinheit zugutekommen und nicht von globalen Unternehmen patentiert werden.

Anbindung weiterer Partner

Es ist kein Geheimnis: Das Silicon-Valley drängt in den Gesundheitsmarkt. Die großen Player akquirieren seit einiger Zeit Firmen aus der Gesundheitsbranche. Amazon hat in den USA eine eigene Krankenversicherung und Google strebt zum zweiten Mal den Aufbau einer EHR (Electronic Health Record) an und erforscht derzeit, wie die Menschen die Informationen aus ihren Krankenakten handhaben möchten. Die Krankenkassen sollten nicht den gleichen Fehler machen, den Buchhandlungen, Taxiunternehmen, Hotels und Hersteller von Navigationsgeräten gemacht haben. Sie alle haben die Digitalisierung und mit ihnen einhergehenden Veränderungen unterschätzt beziehungsweise haben zu spät darauf reagiert. Sie haben nun erhebliche Marktanteile verloren oder stehen in großer Abhängigkeit zu den Unternehmen, die ihnen nun die Kundinnen und Kunden vermitteln.

Auch für den Gesundheitsbereich werden revolutionäre digitale Lösungen aus China oder den USA auf den deutschen Markt kommen und die Unternehmen werden sie ebenfalls zu einem zunächst vermeintlich niedrigen, am Ende jedoch sehr hohen Preis anbieten. Wie alle oben genannten Angebote, werden auch diese letztendlich mit Daten bezahlt werden. Gesundheitsdaten sind um einiges wertvoller, aber natürlich auch schützenswerter, als Daten über unser Konsumverhalten oder Bewegungsmuster. Hier stellt sich also die Frage, zu welchen Bedingungen diese Unternehmen auf den deutschen Markt kommen sollten. Haben die Krankenkassen mit einer weiterentwickelten ePA eine gut funktionierende digitale Infrastruktur aufgebaut, in denen digitale Versorgungspfade mit Diagnosestellungen, Rezepten, digitalen Versorgungsangeboten und Kommunikation aus einer Hand kommen, wird es selbst den Tech-Unternehmen schwerfallen, daran vorbeizukommen. In so einem System bestünde die Möglichkeit, die Bedingungen selbst zu definieren, zu denen Unternehmen daran teilhaben können.

DiGAs müssen in die ePA

Ein weiterer Meilenstein in der Digitalisierung und zunächst weltweit einzigartig ist die Verordnungsfähigkeit von „Digitalen Gesundheits-Anwendungen" (DiGA) zu Lasten der gesetzlichen Krankenkassen. Damit besteht das Potenzial, dass die Patientinnen und Patienten in Deutschland sehr schnell von guten digitalen Anwendungen profitieren. Blickt man in Richtung Silicon Valley, kann man erahnen, was mithilfe von Forschungsdaten, KI und Wearables in den kommenden Jahren auf diesem Feld möglich sein wird. Aber auch hier ist wichtig, dass unsere Versorgungslandschaft kein digitaler Flickenteppich wird, sondern diese Anwendungen vorgegebene Schnittstellen in der ePA bedienen müssen. Durch derart normierte Schnittstellen ließe sich der Entwicklungsaufwand für DiGAs deutlich senken, außerdem könnte so sichergestellt werden, dass die Anwendungen sich mit ihren Daten nahtlos in den „persönlichen Gesundheitsdaten-Speicher", den jeder Patient in Zukunft haben wird, einfügen.

Mit der ePA ist also ein sehr guter Grundstein für die Digitalisierung des deutschen Gesundheitssystems gelegt. Das wichtigste ist dabei jedoch: die Versicherten behalten die Hoheit über ihre Daten! Die Versicherten entscheiden allein, ob sie die Akte nutzen und mit wem sie die Daten teilen wollen. Gleichzeitig wird mit der ePA ein hohes Maß an Datenschutz und -sicherheit garantiert.

1.4 Der Schritt zur Krankenkasse im digitalen Zeitalter

Die Versorgung der Versicherten wird ohne Digitalisierung schon bald nicht vorstellbar sein. Das ist kein böser Geist, der nicht aus der Flasche gelassen werden darf, sondern eine Chance das Gesundheitswesen in den kommenden Jahren zum Positiven weiterzuentwickeln. Die Digitalisierung wird Prozesse vereinfachen, Informationen bereitstellen, Kosten sparen und zu neuen Erkenntnissen in der Versorgung führen. Ärztinnen und Ärzte und Pflegepersonal werden mehr Zeit für ihre Patienten haben, Erkrankungen werden früher erkannt und besser behandelt werden. Die Krankenkassen haben die Aufgabe diese Entwicklung im Sinne ihrer Versicherten mitzugestalten.

Dazu müssen die Krankenkassen die oben beschriebenen losen Enden der unterschiedlichen Digitalisierungs-Prozesse im Sinne der Versicherten zusammenführen. Sie müssen außerdem ihre digitalen Dienstleistungen ausbauen und ihre eigenen Prozesse nicht nur von der analogen in die digitale Welt überführen, sondern vom Grund auf digital denken und neu strukturieren.

Durch die interne Digitalisierung werden die Mitarbeitenden der Krankenkassen weniger einfache Tätigkeiten ausführen müssen und haben mehr Zeit, für die Kundinnen und Kunden da zu sein und sich um kompliziertere Sachverhalte intensiver zu kümmern. Es geht ausdrücklich nicht darum, dass Krankenkassen in Zukunft nur noch virtuell für ihre Versicherten zu erreichen sind, aber was Servicequalität wie Erreichbarkeit und Bearbeitungsdauer angeht, werden sie sich mit modernen Dienstleistungsunternehmen messen müssen.

> Eine der größten Herausforderung der „old Economy" wird es sein, die digitalen Prozesse neu zu denken und nicht einfach nur die alten zu digitalisieren.

Wie schon heute, werden die Krankenkassen dabei stets an der Seite der Versicherten sein und sie durch das System lotsen. Verwehren sich einzelne Player im Gesundheitswesen dieser Entwicklung, werden sie kurz- oder mittelfristig nicht mehr konkurrenzfähig sein und verdrängt werden. Sie werden über eine umständliche und teure Verwaltung fallen, die es ihnen nicht ermöglicht, wichtige Trends zu adaptieren, um für ihre Versicherten und Patientinnen und Patienten da zu sein und ihnen zu helfen, anstatt sie nur zu verwalten.

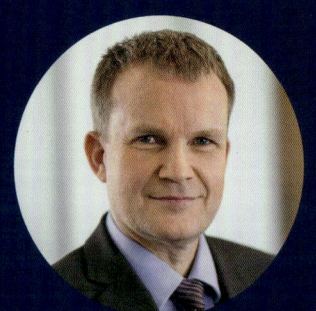

Dr. Jens Baas

Jens Baas ist seit 2012 Vorsitzender des Vorstands der Techniker Krankenkasse (TK). Vor seiner Zeit als Vorstandsvorsitzender war er bei der Unternehmensberatung Boston Consulting Group tätig, zuletzt als Partner und Geschäftsführer. Sein Studium der Humanmedizin absolvierte Baas an der Universität Heidelberg und der University of Minnesota (USA) und arbeitete anschließend als Arzt in den chirurgischen Universitätskliniken Heidelberg und Münster.

2

Spektrum der digitalen Anwendungen im System der betrieblichen Krankenversicherung (BKK)

Franz Knieps

2.1 Vom Verwaltungsprozess zur User Journey

Das pandemische Geschehen hat in Deutschland vor allem drei Dinge ausgelöst: Angst vor Ansteckung und wirtschaftlichem Ruin, verstärktes Bewusstsein für die eigene Gesundheit und korrelierend mit den Einschränkungen der Bewegungsfreiheit die selbstverständliche Nutzung bestehender oder in Rekordzeit neu geschaffener digitaler Möglichkeiten, ob beim Einkaufen, bei der Erledigung administrativer Anliegen oder der Online-Krankschreibung. Telemedizin schlägt Wartezimmer oder Notaufnahme. Keine Debatten, Patienten haben einfach durch Nutzung entschieden. User Experience hat den Willen der traditionellen Entscheider weggeblasen und das Window of Opportunity einfach aufgemacht. Befristungen für die online Krankschreibung hatten nie eine Chance.

Die prompte Erfüllung der Kundenerwartungen – neudeutsch User Experience, die Bürgerinnen und Bürger in unserem digitalen Alltag im Internethandel oder als Bank- oder Stromkunden erwarten, bricht gerade im Gesundheitswesen dann ab, wenn es ernst wird. Ausgerechnet im Krankheitsfall läuft die konsequente Kundenzentrierung wesentlich langsamer ab als in anderen Branchen. Nicht eine veraltete technologische Ausstattung, sondern das (zumeist durch überholte Regulierung erzwungene) Festhalten an uralten analogen Dokumenten und Prozessen sind entscheidende Bremsklötze für eine zeitgerechte digitale Transformation. Das trifft Betriebskrankenkassen in doppelter Weise. Deren Versicherten gehen mit der Zeit und fordern die Möglichkeiten, digital zu kommunizieren und sich entsprechend zu informieren und beraten zu lassen (Knieps et al. 2021). Deren Trägerbetriebe, darunter die Champions der Deutschen Wirtschaft, erheben Anspruch auf digitale Kommunikation und Administration. Sie verlangen, dass gerade ihre „Hauskassen" auf der Höhe der Zeit bleiben. Die konsequente digitale Transformation setzt neue Standards für Industrie und Dienstleistungen. Daraus folgt zwingend: Das digitale Gesundheitswesen muss am Standort Deutschland eine Selbstverständlichkeit sein.

Dies gilt erst Recht vor dem Hintergrund, dass die Möglichkeiten der digitalen Transformation, erhebliche Potenziale bieten, die Strukturprobleme des deutschen Gesundheitswesens zu beheben (Baas). Die Zergliederung der Versorgungsstrukturen, die Unterbrechung der Versorgungsprozesse, die Vernachlässigung von Patienteninteressen oder das Nebeneinander von Über- und Unterversorgung lassen sich durch digitale Angebote beheben oder zumindest abmildern. Insgesamt lassen sich damit Qualität und Effektivität der Versorgung verbessern, die Effizienz der Mittelallokation erhöhen und die Kundenzufriedenheit mit Versicherung und Versorgung steigern.

Betriebskrankenkassen haben ein besonderes Selbstverständnis von sozialer Krankenversicherung. Sie sind älter als die Bismarck'sche Sozialgesetzgebung und warten deshalb nicht auf den Staat als Problemlöser (Knieps 2017). Der größte Teil der BKK sind kleine und mittlere Kassen, die nicht über die finanziellen und personellen Ressourcen für eigene Entwicklungen verfügen. Sie setzen auf Arbeitsgemeinschaften und Dienstleister, um Synergien zu erzeugen und die Ergebnisse gemeinsamer Projekte zu implementieren. Bei der Markteinführung der *elektronischen Patientenakte (ePA)* und der Koppelung der Akte mit der Telematikinfrastruktur nutzen die BKK konsequent die Möglichkeit, ein einheitliches Cockpit für Gesundheit zu gestalten. Mit der strategischen und inhaltlichen Steuerung des Gesundheitscockpits (GeCo) haben die allermeisten Betriebskrankenkassen kassenartenübergreifend einen Dienstleister beauftragt. Dieser Dienstleister entwickelt für 87 gesetzliche Krankenkassen, darunter die überwiegende Mehrzahl der Betriebskrankenkassen, dieses Projekt und berücksichtigt dabei den unterschiedlichen Digitalisierungsgrad der gesetzlichen Kassen (Demkowsky 2021).

Die Einbindung der Kunden – realisiert durch Fokusgruppen bei den Kassen – wird zur zentralen Perspektive der Anforderungen an die Projektentwickler. Ziel ist es, einen Rollenwechsel für die GKV der Zukunft auszulösen. Die Krankenkassen werden so zu Partnern an der Seite ihrer Versicherten (und natürlich auch ihrer Betriebe). Sie wollen als Lotse oder Coach Pfade durch den Therapiedschungel schlagen, durch Verträge neue Optionen für eine bessere Versorgung öffnen und Patientinnen und Patienten mit einem Team unterschiedlicher Professionen vernetzten. Künftig soll gelten: Individuelle Lösungen schlagen Kohorte.

Die Betriebskrankenkassen und ihr Dienstleister entwickeln die ePA zum digitalen Anker der Versicherten. Der Anspruch geht dahin, über die Telematikinfrastruktur die vorhandenen ePA-Lösungen mit dem jeweiligen digitalen Ökosystem der Krankenkassen zu verbinden.

Das Gesundheitscockpit überzeugt durch einfache Nutzerfreundlichkeit bei ePA-Registrierungs- und Login-Prozessen, zukünftig auch mit Gesichtserkennung oder Fingerabdruck. Es wird zentrale Plattform, mit einem virtuellen Regal für zertifizierte digitale Versorgungsangebote (DiGA). Das GeCo ermöglicht unmittelbaren Mehrwert für Versicherte bei Medikationsmanagement, Impfausweis, Mutterpass, Impf- und Vorsorgeerinnerung Versichertenauskunft und eAU-Quittung. Durch die gleichzeitige Anbindung der Leistungserbringer im stationären und ambulanten Bereich werden deren Prozesse schneller, effizienter und besser steuerbar.

Die Krankenkassen können im GeCo ihre Apps mit neuen Features weiterentwickeln und neue Gesundheitsmodule integrieren, ohne dass der Versicherte eine weitere App herunterladen muss.

2.2 Von versteckten Offroadpisten auf die digitale Autobahn

Die User-Journey
Die Betriebskrankenkassen erheben den Anspruch, den Paradigmenwechsel durch die digitale Transformation im Interesse ihrer Kundinnen und Kunden zu nutzen. Sie folgen damit dem Kurs, den der Sachverständigenrat zur Begutachtung der Entwicklung im Gesundheitswesen (SVR

2021) eindrucksvoll beschrieben hat. Sie setzen auf die umfassende Verfügbarkeit von strukturierten Daten medizinischen Daten zu jederzeit an jedem Ort. Das ist die Voraussetzung für präzise individualisierte Medizin (Böttinger u. zu Putlitz 2019) und entkoppelt die Daten vom Ort der Entstehung (Uniklinik, Labor, Arztpraxis). Damit rückt der Patient ins Zentrum eines europäisch oder gar weltweit ausgerichteten Verbundsystems, das zugleich ein soziales globales Wertschöpfungsnetzwerk ist. Aufgaben und Funktionen der Krankenkassen wandeln sich in der Folge grundsätzlich. Die Betriebskrankenkassen sehen ihre Rolle stärker als Kümmerer, Coach und Lotse an der Seite des Versicherten. Dazu haben sie wichtige strategische Weichenstellungen vorgenommen und einen Rollenwechsel vorbereitet (Knieps et al. 2021).

Für diesen Rollenwechsel bildet die digitale Transformation das ideale Sprungbrett. Die neuen Möglichkeiten bieten darüber hinaus Chancen und Potenziale, das gesamte Gesundheitswesen neu auszurichten (Piwernetz u. Neugebauer 2020) und unnötige Bürokratie Handeln abzubauen, die Ressourcenallokation zu optimieren und Überregulierung zurückzuführen (Robert-Bosch-Stiftung 2021). Nicht nur die Betriebskrankenkassen haben die starke Fragmentierung, das Festhalten an tradierten Strukturen und eine adverse Finanzierungslogik des Gesundheitswesens als zentrale Ursachen für Fehlsteuerungen im Gesundheitssystem identifiziert (BKK-Dachverband 2021). Das nationale Bollwerk einer intransparenten und widersprüchlichen Regulierung muss auch durch eine konsequente europäische Perspektive überwunden werden. Nur so kann das bewährte Sicherungsversprechen der GKV ins digitale Zeitalter mitgenommen und in seinem Kern sinnstiftend ausgestaltet werden. Der erlebbare Nutzen des Versicherten ist und bleibt Fundament des Solidarprinzips und ethisches Gebot des GKV-Selbstverständnisses.

Die Betriebskrankenkassen sind dabei Membran, da sie an Impulse, Tempo und strategische Ausrichtung der Industrie angebunden sind und diese Expertise in die Welt der GKV weitergeben können. Als betriebs- und versichertennahe Kassenart mit vielen funktionalen Einheiten sind sie der ideale Partner für agiles Experimentieren und schnelles Innovationtempo

Prätorianer und Projekte

Bereits vor der Einführung der elektronischen Patientenakte haben nicht nur einzelne First-Mover-Kassen, sondern auch strategische Zusammenschlüsse von Betriebskrankenkassen mit vielfältigen Pilotprojekten unter Beweis gestellt, dass sie die wesentlichen Herausforderungen des Digitalzeitalters verstanden haben und aktiv bewältigen. Ohne Anspruch auf Vollständigkeit seien Spotlights auf wenige Kassen gerichtet; weitere Bespiele finden Sie in fast jeder Ausgabe des Fachmagazins Betriebskrankenkassen.

AUDI

Der AUDI Konzern befindet sich in einem rasanten Wandlungsprozess zur Digital Car Company. Die strategischen Entscheider in den Automobilkonzernen haben verstanden, dass Datenaustausch und neue Mobilität in engen Zusammenhängen stehen, die Entwicklung der Automobile selbst radikal verändern, die Zusammenarbeit im Netzwerk (mit Zulieferern und Kunden) gestalten (Open Innovation durch die Community) und neue Geschäftsmodelle erzeugen. Zugleich fördert der Konzern agiles, bereichsübergreifendes Zusammenarbeiten in Projekten wie in der Alltagsarbeit. Autonomes Fahren zieht erhebliche Konsequenzen nach sich, wie das Design eines Fahrzeugs innen und außen aussieht und was die Passagiere darin unternehmen können, beispielsweise Zeit für Gesundheit zu verwenden. Bis 2025 soll mit ARTEMIS eine rollende Sitzlandschaft auf den Markt kommen. Dieses Fahrzeug soll eine technologische Sprunginnovation in Bezug auf ökologischem Antrieb, integrierten Assistenzsysteme und Innenraum-Design werden. Ähnliche Pläne haben die anderen großen Automobilhersteller in Deutschland.

Von diesen Planungen und den daraus folgenden Veränderungen in der Arbeitswelt lässt sich natürlich die hauseigenen BKK inspirieren. Am Hauptstandort Ingolstadt treibt die Audi BKK die Vernetzung der Versorger voran. Dieser erfolgt unter Nutzung der allgemeinen Verfügbarkeit von Daten im Netz und der konsequenten Ausrichtung aller Versicherungs- und Versorgungsprozesse am konkreten Erleben der Versicherten und Patienten. Am Gesundheitsnetzwerk Leben GO-IN sind mit der AUDI AG und dem Klinikum Ingolstadt, einem Haus der Maximalversorgung, zwei der größten Arbeitgeber in der Region beteiligt. Primäres Ziel ist es dabei, die medizinische Versorgung besser aufeinander abzustimmen und die bestehenden Strukturen und die Versorgungsabläufe gemeinsam fortzuentwickeln. Gleichzeitig soll Bürokratie abgebaut und Entscheidungsprozesse verkürzt werden.

Dabei ist die Verzahnung von Akutversorgung und Rehabilitation ein besonderer Schwerpunkt des Projekts. Krankenhausärzte sollen ihre Patienten bei der Beantragung medizinisch notwendigen Rehabilitationsmaßnahmen unterstützen. Die Bewilligung der Maßnahmen. und Aufnahme in Reha-Einrichtungen sollen beschleunigt werden. Die nächste Entwicklungsstufe hat die AUDI BKK mit Forschern der Medizinischen Hochschule Hannover erreicht. Das Projekt HITTIS ergänzt die herkömmliche Diagnose und Therapie bei Herzinsuffizienz um individuelles Training, Telemonitoring und Self-Management.

Eine besondere Erwähnung verdient schließlich die Notfall-App der Audi BKK. Sie ermöglicht den schnellen Zugriff auf wichtige Notfalldaten und enthält Informationen über die Erreichbarkeit von Familienangehörigen sowie Adressen von Ärzten oder Kliniken. Über die GPS- Funktion des Telefons bestimmt die App zuverlässig den eigenen Standort und sortiert ihn in eine Kartenübersicht ein. Nahegelegene Apotheken, Ärzte und Kliniken werden auf der Karte eingeblendet, ganz gleich, wo man sich in Deutschland gerade befindet. Je nach Notfall können direkte Notrufe an Rettungsdienste, Giftnotrufzentrale oder Feuerwehr abgesetzt werden. Zusatznutzen erzeugt eine Erste-Hilfe-Funktion. Bebilderte Schritt-für-Schritt-Anweisungen helfen Notsituationen einzuschätzen und sich dann richtig zu verhalten.

Die Audi BKK und der junge Berliner Health-Tech-Spezialist *Lindera* arbeiten strategisch zusammen, um die Situation Pflegebedürftiger zu verbessern und Therapeuten, Ärzte und Pflegedienste einen gleichzeitigen Zugriff auf strukturierte Daten der Pflegebedürftigen zu ermöglichen. Damit ist der Weg zu einer Verschmelzung von Versorgungsvertrag und Digitalprodukt unumkehrbar.

SBK

Die SBK, die größte Betriebskrankenkasse in Deutschland, hat schon aufgrund ihrer Herkunft aus dem SIEMENS-Konzern eine besondere Nähe zu digitalen Veränderungen. Sowohl ihre Versicherten als auch die Trägerbetriebe haben hohe Erwartungen an digitale Tools, die Verwaltungsvorgänge beschleunigen und Versorgungsprozesse verbessern. Dabei setzt die SBK konsequent auf die eigenen Versicherten als Experten für den Nutzen digitaler Anwendungen. Digitalprojekte und neue Applikationen in Apps werden von einer Tester-Community aus SBK-Versicherten kritisch begleitet. So hat die SBK diese SBK Community genutzt, um den praktischen Nutzen des elektronischen Rezepts zu prüfen und das E-Rezept massentauglich zu machen.

Pronova

Die Pronova BKK und anderen Kassen setzen auf schnellen Datenzugang an der Schnittstelle von stationärer zu ambulanter Versorgung. Mithilfe externer Dienstleister optimieren sie das Entlassungs-Management, um die Schwierigkeiten zwischen Sektoren- und Sozialgesetzbüchern zu minimieren. Mithilfe der Plattform RECARE, die bei der Entlassung aus dem Krankenhaus oder der Rehaklinik alle vorhandenen Angebote zur Weiterbehandlung in Echtzeit anzeigt, werden alle am Prozess Beteiligten eingeschlossen (Krankenhaus, Pflegeheim, Reha, ambulante

Versorgungsangebote, Kasse) und medizinischer Schwerpunkte ebenso berücksichtigt wie räumliche und/oder digitale Erreichbarkeit.

BKK VBU

Die BKK VBU bietet in ihren digitalen Versorgungsangeboten die App-basierte e-Verordnung von Hilfsmitteln an. Der Arzt sendet die Hilfsmittel-Verordnung an das Mobiltelefon des Patienten. Der Versicherte wählt entweder den Lieferanten selbst aus oder erhält das Hilfsmittel auf Wunsch direkt über die Krankenkasse. Letzter Weg missfällt der Aufsicht, weil sie eine unzulässige Zuordnung von Leistungserbringern durch Krankenkassen befürchtet. Dies zeigt exemplarisch, in welch veralteten, engen Rahmen die GKV agieren muss und wie auf Versicherte ausgerichtete Prozesse immer wieder be- oder verhindert werden.

2.3 Der BKK-Dachverband als Werkstätte für Innovationen

Digitale Gesundheitsförderung mithilfe der PHILEO-App

Der BKK-Dachverband wurde als politisch-strategisch ausgerichteter Verband vor knapp einem Jahrzehnt neu in Berlin gegründet. Operative Aufgaben wurden bewusst ausgeklammert. Das gilt jedoch nicht für das Feld der betrieblichen Gesundheitsförderung und des betrieblichen Gesundheitsmanagements. Hier soll der Dachverband in enger Abstimmung mit interessierten Mitgliedskassen Ideenschmiede und Entwicklungswerkstätte für zeitgemäße Produkte sein. Zur Entwicklung digitaler Instrumente der

Gesundheitsförderung wurden Expertise und Ressourcen von 68 BKK und ihrer Verbände gebündelt und mithilfe eines Innovations-Scoutings die Angebote von mehr als 600 Start-Ups gesichtet. Unter wissenschaftlicher Anleitung wurde im Wege des Design-Thinkings eine eigene App für gesundheitsförderliche Führung in der modernen Arbeitswelt entwickelt und nach einer Pilotphase in ausgewählten Trägerbetrieben allgemein verfügbar gemacht. Damit steht Mitarbeitenden und Führungskräften ein Gesundheitsassistent zur Verfügung, der konsequent die Nutzerinteressen fördert und zugleich die Prinzipien moderner Führungskultur achtet (nähere Einzelheiten der PHILEO-App auf der Homepage des BKK-Dachverbands und bei Lummer 2021).

Die Entwicklung digitaler Gesundheitskompetenz

In den letzten Jahren hat sich auch in Deutschland die Erkenntnis durchgesetzt, dass Gesundheitskompetenz ein zentraler Baustein für die Verbesserung von individueller Gesundheit und Public Health ist. Der Gesetzgeber hat darauf reagiert und die Krankenkassen verpflichtet, ihren Versicherten Leistungen zur Förderung dieser digitalen Gesundheitskompetenz anzubieten. Analog zur Entwicklung der PHILEO-App entwickelt das BKK-System ein eigenes Kommunikationskonzept zur Ansprache unterschiedlicher Versichertengruppen. Im wenig transparenten Markt mit Angeboten zur Förderung der Gesundheitskompetenz geht es sowohl um die Gewährleistung eines hohen Qualitäts- und Zuverlässigkeitsniveaus als auch um die nutzerfreundliche Gestaltung von Produkt und Design. Auf der Basis aktueller wissenschaftlicher Erkenntnisse sollen die Versicherten in der Lage versetzt werden, die Vertrauenswürdigkeit und Neutralität digitaler Informationen zu beurteilen.

2.4 Fazit

Das BKK-System mit vielen mittleren und kleineren Krankenkassen muss sich in der digitalen Transformation nicht vor größeren Kassen und Kassenarten verstecken. Die besondere Nähe zu ihren Versicherten und zu ihren Trägerbetrieben ermöglicht ein arbeitsteiliges Vorgehen, das schnelle Versuch und Irrtum-Projekte ermöglicht und gleichzeitig über Verbände und Arbeitsgemeinschaften Synergien zu gewinnen und Potenziale zu erschließen.

Der Verfasser ist Vorstand des BKK-Dachverbands. Er dankt den beteiligten Mitarbeiterinnen und Mitarbeitern für wertvolle Anregungen und Vorarbeiten zu diesem Beitrag.

Literatur

Baas J (Hrsg.) (2021) Perspektive Gesundheit 2030 – Gesellschaft, Politik, Transformation, Medizinisch Wissenschaftliche Verlagsgesellschaft Berlin

BKK-Dachverband (2021) Anpacken – Ein gesundheitspolitisches Aufgabenheft für die Legislatur 2021–2025, Berlin

Böttinger E, zu Putlitz J (Hrsg.) (2019) Die Zukunft der Medizin – Disruptive Innovationen. Revolutionieren Medizin und Gesundheit, Medizinisch Wissenschaftliche Verlagsgesellschaft Berlin

Demkowsky T (2021) Das GesundheitsCockpit der BITMARCK, EINS-NULL – Das Kundenmagazin der BITMARCK 1/2021, 18–19

Knieps F (2017) 300 Jahre Betriebskrankenkassen – was können wir aus unserer Geschichte lernen? Betriebskrankenkassen-Sonderausgabe, 6–25

Knieps F, Schrappe M, Demmler G (Hrsg.) (2021) Qualität von Krankenkassen – Fokus Versichertenperspektive, BKK-Kundenreport 2021, Medizinisch Wissenschaftliche Verlagsgesellschaft Berlin

Lummer S (2021) Menschen sind keine Maschinen, Betriebskrankenkassen 1/21, 70–75

Piwernetz K, Neugebauer E (2020) Strategiewechsel jetzt!: Corona-Pandemie als Chance für die Neuausrichtung des Gesundheitswesens, de Gruyter Verlag Berlin

Robert Bosch Stiftung (2021) Die Neustart! Zukunftsagenda – für Gesundheit, Partizipation und Gemeinwohl, Eigenverlag, Stuttgart (mit Auskoppelung eines Handlungskatalogs für Politik und Selbstverwaltung „Neustart! Für das Gesundheitsrecht")

Sachverständigenrat zur Begutachtung der Entwicklung im Gesundheitswesen (2021) Digitalisierung für Gesundheit – Ziele und Rahmenbedingungen eines dynamisch lernenden Gesundheitswesens, Gutachten 2021, Eigenverlag Bonn/Berlin

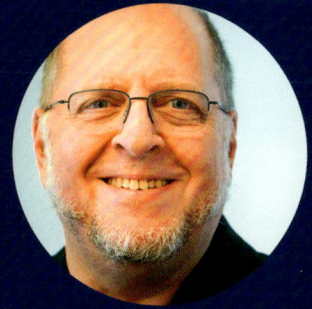

Franz Knieps

Als Vorstand leitet Franz Knieps den BKK Dachverband seit dem 01. Juli 2013. Der 1956 geborene Jurist, Politik- und Literaturwissenschaftler weist jahrzehntelange Erfahrung im deutschen und internationalen Gesundheits- und Sozialwesen auf. 1987/88 wurde er als Referent an das Bundesarbeitsministerium abgeordnet. 1990 war er politischer Berater des von Regine Hildebrandt geführten DDR-Ministeriums für Arbeit und Soziales. In dieser Zeit war Knieps u.a. als Geschäftsführer Politik beim AOK Bundesverband tätig, bevor er 2003 als Leiter der Abteilung Gesundheitsversorgung, Gesetzliche Krankenversicherung, Pflegesicherung zum Bundesministerium für Gesundheit in der Ära Ulla Schmidt wechselte. Knieps arbeitete von 2009 bis 2013 als Berater für Gesundheits- und Sozialpolitik. Er ist Herausgeber der Zeitschrift „Gesundheits- und Sozialpolitik" und der BKK Dachverbandszeitschrift „Betriebskrankenkassen".

3

Digitalisierung der Krankenkassen – Vom Kostenträger zum Innovationstreiber im Gesundheitswesen

Christoph Straub und Herbert Flath

Die Digitalisierung von Wirtschaft und Gesellschaft in Industrienationen wie Deutschland ist in vielen Bereichen weit fortgeschritten. Digitale Services sind spätestens seit der Verbreitung des Smartphones tief im Alltag der Menschen verankert. Viele sind rund um die Uhr online und spüren gar nicht mehr, wie sie zwischen analoger und digitaler Welt hin- und herspringen. Im Alltag löst sich die Grenze zwischen online und offline auf.

Das deutsche Gesundheitswesen gilt als eines der besten der Welt. Und doch herrscht weitgehend Einigkeit, dass es bei der Digitalisierung einigen Rückstand zu anderen Branchen und führenden Digitalnationen aufzuholen gilt. In den letzten Jahren hat unser Gesundheitswesen die Aufholjagd begonnen. Mit Telematikinfrastruktur (TI) und elektronischer Patientenakte (ePA) stehen wir kurz davor, Leistungserbringende flächendeckend und sicher miteinander zu vernetzen. Telemedizin und besonders die Videosprechstunde verlassen ihr Nischendasein und mit dem Digitale-Versorgung-Gesetz ist ein bisher einzigartiger Weg für digitale Gesundheitsanwendungen (DiGA) in die Regelversorgung geschaffen worden. In diesem Punkt hat sich Deutschland sogar zum internationalen Vorreiter aufgeschwungen.

Doch die digitale Transformation des Gesundheitswesens steht noch am Anfang – für das Gesamtsystem genauso wie für die einzelnen Akteure. Am Beispiel der BARMER wollen wir aufzeigen, wie eine gesetzliche Krankenversicherung diesen Veränderungsprozess gestaltet, welche Erfahrungen sie dabei gesammelt hat und welche Rolle eine Krankenkasse bei der Digitalisierung des Gesundheitswesens spielen kann.

3.1 Prozessdigitalisierung: Herausforderungen und Lösungsansätze

Das Kerngeschäft einer Krankenkasse in ihrer Rolle als Kostenträger besteht im massenhaften Bearbeiten von Antrags- und Abrechnungsprozessen. Natürlich findet die Sachbearbeitung in den Kassen seit Langem digital statt. Die Herausforderung besteht darin, dass das Gesundheitswesen insgesamt bis heute stark papierbasiert organisiert ist und das Faxgerät noch immer eines der wichtigsten Kommunikationsmittel darstellt. Eine effiziente Ende-zu-Ende-Prozessdigitalisierung ist allerdings nur mit digitalem In- und Output möglich.

In der GKV-Realität waren die wichtigsten Instrumente der Prozessdigitalisierung bisher Scanzentren und Zentraldruck. Solche Übergangstechnologien sind in einer frühen Transformationsphase unumgänglich. Eine Technologie muss zunächst einen hohen Grad an Durchdringung erreichen, bevor sie zum neuen Standard werden kann. Die Gesellschaft hat diesen Punkt bereits hinter sich gelassen: 94 Prozent der Bevölkerung nutzen heute das Internet (Beisch u. Schäfer 2020). Es ist also allerhöchste Zeit, die Übergangs-

lösungen der letzten 20 Jahre abzuschaffen. Sie verbrauchen unnötig Ressourcen und erzeugen Prozesslaufzeiten, die kaum mehr vermittelbar sind.

Bei Kundenprozessen müssen Antragsdaten oder Nachweise also direkt in digitaler Form bei der Kasse eingehen. Damit digitale Antragsstrecken tatsächlich genutzt werden, muss dieser Weg aber bekannt, naheliegend und bequem sein. Alle drei Voraussetzungen wurden in der Vergangenheit kaum oder gar nicht erfüllt. Das galt auch für die BARMER: Noch vor wenigen Jahren lag der Anteil digitaler Antragseingänge im einstelligen Prozentbereich. Ab 2018 hat die BARMER Digitalquoten als unternehmensweite Kennzahlen mit jährlich definierten Zielen eingeführt. Um diese zu erreichen, wurden unter Federführung der Innovationseinheit BARMER.i Onlineprozesse maximal nutzerfreundlich, intuitiv und unter Einbindung der Versicherten neugestaltet.

Ein guter Online-Antrag darf nicht das digitale Abbild eines Papierformulars sein. Der erste grundlegend überarbeitete Prozess war mit dem Pflegeantrag bewusst ein aus Sicht der Versicherten sehr komplexer Antrag. In Interviews hatten sie berichtet, dass die notwendige Einarbeitung zum Ausfüllen des Antrags einem Grundstudium in Sozialrecht glich. Der digitale Pflegeantrag wurde deshalb so gestaltet, dass er die Versicherten quasi an die Hand nimmt, durch den Antrag führt und bei Entscheidungsfragen erklärt, was genau sich hinter den Optionen verbirgt. Diese nutzerfreundliche Lösung wurde dann zur Blaupause für weitere Prozesse.

Eine versichertenzentrierte Antragsstrecke allein genügt jedoch nicht. In der GKV ist der tatsächliche Standard bis heute das Papierformular und alles ist darauf zugeschnitten. Versicherte werden unbewusst geradezu gedrängt, weiterhin papierbasiert zu interagieren. Die Kassen kommunizieren den Onlineweg oft als Option, als Alternative zum Papier. So funktioniert es nicht! Die Standardkonfiguration muss online sein!

» Wie lässt sich der Standard von offline auf online verschieben?

- *Ohne Nutzerfreundlichkeit keine Nutzung. Ein Online-Antrag ist nicht das digitale Abbild eines Papierformulars. Er nimmt Nutzende an die Hand und führt sie durch den Prozess.*
- *Versichertenansprache und Beratung müssen mühelos zum Onlineprozess führen. Versicherte, die das nicht möchten, erhalten einen Papierantrag. Wer Papieranträge massenhaft per Post verschickt und im Anschreiben erwähnt, dass es auch online geht, wird keine Standards verschieben.*
- *Wenn Versicherte ihren Antrag online einreichen, erwarten sie, dass alles Weitere auch online funktioniert. Die BARMER bietet dafür im persönlichen Mitgliederbereich und in der App ein entsprechend gesichertes Postfach.*

3.2 Versichertenzentrierte Produktentwicklung: Von Startups lernen

Digitale Angebote und Services müssen einen unmittelbar spürbaren Mehrwert für Versicherte liefern und maximal nutzerfreundlich gestaltet sein, sonst werden sie nicht genutzt. Die Innovationseinheit BARMER.i hat seit ihrer Gründung 2017 einen grundlegenden Mentalitätswandel in allen Fachabteilungen angestoßen und moderiert, denn echte Nutzerzentrierung kann nur gelingen, wenn sie in allen Organisationseinheiten einer Krankenkasse gelebt wird.

Eines der ersten Angebote, das die BARMER konsequent nutzerzentriert entwickelt hat, war der Gesundheitsmanager als Bestandteil der BARMER-App. Aus Versicherteninterviews war bekannt, dass sich besonders Eltern mehr Unterstützung bei der Organisation des alltäglichen Gesundheitsmanagements für sich und ihre Kinder wünschen. Ausgehend von diesem Bedürfnis hat die BARMER Schritt für Schritt eine Sammlung digitaler Werkzeuge entwickelt. Das neue Angebot wurde zügig als sogenanntes MVP (Minimum Viable Product) mit zunächst nur einer Funktion veröffentlicht, dem Vorsorgeplaner. Dieses MVP-Prinzip ist bei Startups verbreitet: Sie bringen schnell eine Minimalversion der größeren Produktidee auf den Markt, sammeln Nutzerfeedback, optimieren und erweitern dann nach und nach das Produkt. Heute wird der Gesundheitsmanager von 1,1 Millionen Versicherten genutzt und enthält mit dem einzigen digitalen Zahnbonusheft im GKV-Markt und dem digitalen Impfplaner Funktionen, die der Gesetzgeber nun für alle Kassen ins Pflichtenheft für künftige Ausbaustufen der ePA geschrieben hat.

Ein weiterer Meilenstein in der Entwicklung nutzerzentrierter Services war dann der 2020 veröffentlichte BARMER Kompass. Auch hierbei handelt es sich um ein Funktionspaket innerhalb der BARMER-App. Durch die Einbeziehung von Versicherten in die Digitalisierung von Kundenprozessen ließen sich nicht nur Antragsstrecken nutzerfreundlich optimieren, es zeigten sich auch grundlegendere Schmerzpunkte: Gerade im Leistungsfall, in einer für Patientinnen und Patienten häufig ohnehin schwierigen Lebensphase, nahmen sie ihre Krankenkasse mitunter als intransparent wahr und fühlten sich verunsichert. Als Laien auf dem Gebiet des Sozialrechts war für sie nicht nachvollziehbar, wie die Bearbeitung ihres Anliegens abläuft und nach welchen Kriterien Entscheidungen getroffen werden. Das war der Ausgangspunkt für die Entwicklung eines innovativen Service, der das aus dem E-Commerce und der Logistik bekannte Prinzip der Statusnachverfolgung auf Leistungsprozesse überträgt. Versicherte können für ihr Anliegen nun jederzeit nachverfolgen, was gerade in der Bearbeitung passiert und warum, welche Schritte folgen und wo Informationen oder Unterlagen fehlen. Mit Krankengeld wurde diese Lösung an einem ersten Kundenprozess mit vergleichsweise hoher Komplexität getestet. Die Resonanz war überwältigend, sowohl was das direkte Feedback als auch was die Nutzung anbelangte. Die so geschaffene Transparenz und das damit verbundene Gefühl von Kontrolle war eine enorme Erleichterung für viele Versicherte.

Design Thinking

Die BARMER orientiert sich bei der Entwicklung von neuen Angeboten und Services am Design Thinking, sowohl als konkreter Werkzeugkoffer für Methoden als auch zur Orientierung für Haltungs- und Kulturfragen. Einige Kernbestandteile dieser Herangehensweise (Kelley u. Kelley 2013; Uebernickel et al. 2015):

- *Ausgangspunkt sind immer die Kundenprobleme oder -bedürfnisse und nicht technologische oder ökonomische Überlegungen. Diese werden erst später im Entwicklungsprozess aufgegriffen.*
- *Der Design-Thinking-Prozess folgt einem definierten Ablauf mit entsprechenden Methoden. Das schafft Orientierung und Sicherheit bei komplexen Problemen.*
- *Der Prozess ist durch seinen iterativen Ansatz sehr schnell und anpassungsfähig. Fehlannahmen werden früh identifiziert und schnell korrigiert.*

3.3 Herausforderung für Kultur und Organisation: Mitarbeitende einbeziehen

Mit ein paar angepassten Prozessen und neuen Angeboten allein lässt sich die digitale Transformation einer Krankenkasse nicht bewerkstelligen. Das liegt nicht zuletzt daran, dass sich parallel zur technischen Digitalisierung die Rolle und das Selbstverständnis der Kassen wandeln muss. Es geht also um eine grundlegende Veränderung, die die Organisationsstruktur, Haltung und Kultur und den Aufbau neuer Kompetenzen gleichermaßen beinhaltet.

Die BARMER hat sich mit ihrer Innovationseinheit BARMER.i dafür entschieden, Digitalstrategie und Produktentwicklung in einer Schnittstellenabteilung zu bündeln. Diese ist bewusst kein abgekapselter Brutkasten für neue Produkte, sondern entwickelt im Zusammenspiel mit

Leistungsabteilungen digitale Lösungen, bringt diese als MVP zügig auf den Markt und übergibt sie dann allmählich in die Linienorganisation. Der Vorteil dieser Organisationsform besteht darin, dass Produktentwicklung, Kompetenzaufbau und Kulturwandel Hand in Hand gehen. Freilich mag dieser eingebettete und kooperative Ansatz etwas zu Lasten der Entwicklungsgeschwindigkeit für digitale Services gehen. Er stellt dafür sicher, dass neue Produkte nicht unverbunden neben bestehenden Prozessen herlaufen oder als Fremdkörper von den Mitarbeitenden abgelehnt werden.

Neben gemeinsamer Produktentwicklung über Abteilungsgrenzen hinweg und gleichzeitigem Kompetenzaufbau hat die BARMER eine Vielzahl weiterer Maßnahmen ergriffen, um den Wandel in einer Organisation voranzubringen, deren Einheiten über ganz Deutschland verteilt sind. Dazu zählt der Aufbau von internen Digitalmultiplikatoren-Netzwerken, ein Rotationsprogramm der BARMER.i und ein Kompetenzmanagement für das ganze Unternehmen, das Digitalkompetenz als wesentliche Basisfähigkeit betrachtet und aufbaut.

Innovationsmitarbeitende auf Zeit

Schon kurz nach Ihrer Gründung 2017 startete die BARMER.i ein internes Rotationsprogramm, das bis heute fortgeführt wird. Mitarbeitende aus allen Einheiten, egal ob Hauptverwaltung, Geschäftsstelle oder Fachzentrum, können sich mehrmals pro Jahr bewerben, für drei Monate in der Innovationsabteilung in Berlin zu arbeiten. Sie erhalten dort eine Ausbildung in Design Thinking und agilen Methoden und beteiligen sich an aktuellen Projekten der BARMER.i. Das gesammelte Methoden- und Erfahrungswissen tragen sie dann in ihre Einheiten zurück.

3.4 Die Krankenkasse als Orientierungsgeber: Das Gesundheitswesen der Zukunft mitgestalten

Die BARMER als zweitgrößte gesetzliche Krankenversicherung in Deutschland befasst sich nicht nur mit ihrer eigenen Transformation, sondern sieht sich auch als Orientierungsgeber für das Gesundheitswesen. So sehr Versichertenzentrierung in den Mittelpunkt rücken muss – eine Krankenkasse hat auch eine Verantwortung gegenüber Ärzten, Therapeuten, Apotheken und weiteren Leistungserbringenden. Ähnlich wie bei der Einbindung von Versicherten in die Entwicklung digitaler Services integriert die BARMER die Perspektive von Gesundheitsprofis bei der Verbesserung von B2B-Prozessen, etwa im Abrechnungsmanagement oder beim Informationsaustausch. Dies geht bis hin zu Co-Creation-Projekten, bei denen Leistungserbringende unmittelbar in die Entwicklung von neuen Lösungen eingebunden sind.

Mit Startups aus den Bereichen Digital Health und Medizintechnik betreten neben den etablierten Akteuren ganz neue Unternehmen den Gesundheitsmarkt. Eine Kasse kann hier eine Menge lernen – insbesondere was Flexibilität und Fokussierung auf Nutzerbedürfnisse anbelangt. Umgekehrt ist eine große Kasse wie die BARMER mit ihrer Versorgungserfahrung und ihrem Systemwissen auch ein wichtiger Partner für Gründerinnen und Gründer. Neben der Beratung von Startups und der Zusammenarbeit in Form von Selektivverträgen investiert die BARMER seit 2016 in einen Venture Capital Fonds, zunächst mit Sondergenehmigung der Aufsichtsbehörde. Damit hat die BARMER die Vorlage für eine Investitionsmöglichkeit geliefert, die im Rahmen des Digitale-Versorgung-Gesetzes 2019 gesetzlich für alle Kassen fixiert worden ist.

Neben der engen Zusammenarbeit mit Leistungserbringenden und Startups hat es sich die BARMER in den letzten Jahren auch zur Aufgabe gemacht, mit Pilotprojekten, wissenschaftlichen Kooperationen und Kampagnen Aufmerksamkeit für wesentliche Zukunftsthemen des Gesundheitswesens zu generieren und Vorschläge für deren Gestaltung zu liefern. Dazu zählen die Erforschung der gesundheitlichen Folgen einer zunehmend digitalisierten Arbeitswelt, die Entwicklung eines Wertesystems für digitale Ethik im Gesundheitswesens und eine Transparenzoffensive. Aus Sicht der BARMER kann die eigene Transforma-

tion nur gelingen, wenn sie eingebettet ist in eine konkrete Vorstellung von einem digitalen, vor allem aber besseren Gesundheitssystem der Zukunft. Andernfalls bleibt Digitalisierung wenig mehr als eine technische Modernisierung (Sinek 2011) – und das greift deutlich zu kurz.

Literatur

Beisch N, Schäfer C (2020) Internetnutzung mit großer Dynamik: Medien, Kommunikation, Social Media. Media Perspektiven 9, 462–481

Kelley T, Kelley D (2013) Creative Confidence. Crown Business New York

Sinek S (2011) Start with why. Penguin Books New York

Uebernickel F et al. (2015) Design Thinking: Das Handbuch. Frankfurter Allgemeine Buch Frankfurt am Main

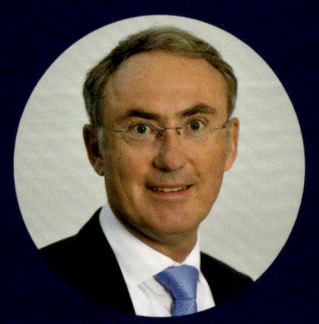

Prof. Dr. med. Christoph Straub

Christoph Straub ist seit 2011 Vorsitzender des Vorstands der BARMER und seit 2016 Honorarprofessor an der Universität Bayreuth. Er studierte Medizin in Heidelberg und den USA. Von 1994 bis 2000 arbeitete er für den VdAK/AEV in unterschiedlichen Funktionen. Von 2000 bis 2008 war er für die Techniker Krankenkasse tätig, zuletzt als stellvertretender Vorsitzender des Vorstands. Von 2009 bis 2011 war er Mitglied des Vorstands der Rhön Klinikum AG.

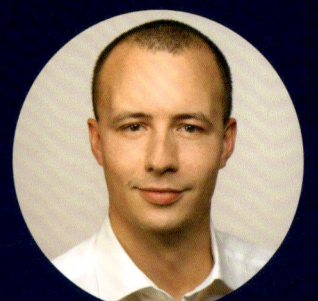

Dr. Herbert Flath

Herbert Flath ist PR-Koordinator im Bereich Marke und Marketing der BARMER. Er studierte bis 2009 Kommunikationswissenschaft und Psychologie an der TU Dresden, absolvierte eine Journalistenausbildung und promovierte an der TU Ilmenau bis 2013. Nach Stationen in PR und Digitalberatung wechselte er 2018 zur BARMER und war dort bis 2021 in verschiedenen Funktionen für die Innovationseinheit BARMER.i tätig.

Telematikinfrastruktur und Private Krankenversicherung

Florian Reuther

4.1 „Ein Netz für alle"

Telematikinfrastruktur und duales Kranken-versicherungssystem

Das deutsche Gesundheitswesen zeichnet sich aus durch die Dualität und den Systemwettbewerb von Gesetzlicher und Privater Krankenversicherung. Die private Krankenversicherung sorgt für die Absicherung im Krankheits- und Pflegefall im Rahmen der substitutiven Krankenversicherung, die an die Stelle der Sozialversicherung tritt, für rund 10 Prozent der Bevölkerung. Darüber hinaus bestehen mehr als 27 Millionen private Zusatzversicherungen zur gesetzlichen Krankenversicherung für Personen, die damit in beiden Systemen vielfach komplementäre Gesundheitsleistungen in Anspruch nehmen. Dem dualen Versicherungssystem steht eine im internationalen Vergleich herausragende Versorgungsstruktur gegenüber, die anders als in vielen Einheitsversicherungssystemen mit mehrgleisigen, qualitativ häufig stark ausdifferenzierten Angeboten („Zwei-Klassen-Medizin") allen Versicherten im Krankheits- und Pflegefall zur Verfügung steht. Denn alle Versicherte werden von denselben Krankenhäusern, niedergelassenen Ärzten und Zahnärzten und anderen Gesundheitsberufen behandelt. Diese Versorgungslandschaft wird durch das duale System nicht nur finanziert, sondern durch den Systemwettbewerb auf dem aktuellen Stand und leistungsfähig gehalten.

Die Telematikinfrastruktur ist Teil dieser einheitlichen Versorgungsstruktur. Sie ermöglicht die Vernetzung zwischen allen an der medizinischen Versorgung der Patienten Beteiligten. Sie ist das „Netz für alle". Demgemäß setzt sich der Gesellschafterkreis, in den der PKV-Verband für die Private Krankenversicherung mit Wirkung zum 3. April 2020 eingetreten ist, aus allen wesentlichen Akteuren im Gesundheitswesen zusammen und nicht nur aus Einrichtungen der gesetzlichen Krankenversicherung. Mit Blick auch auf die technischen Anforderungen der Digitalisierung, die ein hohes Maß an Interoperationabilität sowie funktionierende Schnittstellen voraussetzen, unterstützt die Private Krankenversicherung daher ausdrücklich die Idee, die Telematikinfrastruktur zum Netz für alle Akteure im Gesundheitswesen auszubauen, unabhängig davon, ob sie an der Versorgung der gesetzlich oder der privat Versicherten mitwirken. Es wäre widersinnig, hier Parallel-Welten aufzubauen. Dies gilt gerade auch für die Versicherten, die als Zusatzversicherte Gesundheitsschutz aus den beiden Säulen des dualen Systems erfahren. Es ist daher auch richtig, dass gesetzliche Rahmenbedingungen geschaffen werden, die es den ausschließlich im Rahmen der Privatmedizin tätigen Leistungserbringern ermöglichen, sich im Sinne der Patienten an die Telematikinfrastruktur anzuschließen und die entsprechenden Dienste zu nutzen bzw. anzubieten.

Aus dieser Funktion eines Netzwerks für alle Beteiligten heraus folgt ein Auftrag an die zukünftige Ausgestaltung der Telematikinfrastruktur: Zugänge müssen für alle Beteiligten, insbesondere für alle Versicherten, diskriminierungsfrei und interoperationabel sein. Perspektivisch müssen auch Schnittstellen sowie die Anbindung sonstiger Kostenträger möglich sein. § 362 SGB V zeichnet dies für die Nutzung von elektronischen Gesundheitskarten und digitalen Identitäten nach. Weitere Kostenträger sind hier genannt, insbesondere die Postbeamtenkrankenkasse, die Krankenversorgung der Bundesbahnbeamten, Bundespolizei und Bundeswehr. Es wird eine Zukunftsaufgabe sein, auch das Beihilfesystem, d.h. die Beihilfeträger in Bund und Ländern, und weitere Kostenträger im Gesundheitswesen mit der Telematikinfrastruktur zu verknüpfen.

Telematikinfrastruktur und Private Krankenversicherung

Die Telematikinfrastruktur ist Mittel und vielfach die Voraussetzung dafür, die Möglichkeiten der Digitalisierung für eine moderne und effektive Versorgung zu realisieren. Die Ausgestaltung beruht allerdings – historisch begründet – auf den gesetzlichen Regelungen für die gesetzliche Krankenversicherung im SGB V (dem Bund fehlt derzeit auch eine vollständige Zuständigkeit für die Digitalisierung des Gesundheitswesens). Beschlüsse der gematik entfalten im System der gesetzlichen Krankenversicherung sogar Verbindlichkeit (§ 315 Abs. 1 SGB V). Nicht nur die gesetzlichen Grundlagen, sondern auch die technische Ausgestaltung der Anwendungen der gematik und deren Nutzung sind primär auf die Strukturprinzipien der gesetzlichen Krankenversicherung zugeschnitten, insbesondere auf das Sachleistungsprinzip mit stark ausgeprägten Rechtsbeziehungen zwischen den Krankenkassen und den Leistungserbringern. Typisches Beispiel hierfür sind die Regelungen zur elektronischen Gesundheitskarte (eGK), die als Versichertenkarte auch als Nachweis über die Berechtigung dient, Ansprüche aus der GKV geltend zu machen. Damit die Private Krankenversicherung die Möglichkeiten der Telematikinfrastruktur nutzen kann und ihre Voll- wie die Zusatzversicherten in den Genuss der Vorteile kommen, müssen die gesetzlichen Grundlagen geöffnet werden. Die Spezifikationen und auch die Ausprägung in der Anwendung der gematik müssen die Spezifika der Privaten Krankenversicherung abbilden. Spätestens nach dem Beitritt des Verbandes der Privaten Krankenversicherung hat der Gesetzgeber in diesen Punkten vielfach wichtige Grundlagen geschaffen. Allen voran die Möglichkeiten der Privaten Krankenversicherung, elektronische Gesundheitskarten und/oder digitale Identitäten im Sinne der Telematikinfrastruktur (§ 362 SGB V) und elektronische Patientenakten auf der Telematikinfrastruktur zu betreiben (§ 341 SGB V).

Über den Zugang hinaus müssen die Spezifika der Privaten Krankenversicherung abbildbar sein. Abzubilden ist das Kostenerstattungssystem, das sich durch eine rechtliche und tatsächliche Trennung zwischen dem Behandlungsverhältnis des Versicherten mit dem Arzt, dem Krankenhaus etc. einerseits und dem Versicherungsverhältnis zwischen dem Versicherten und dem Versicherer bzw. der Beihilfestelle andererseits trennt. Unmittelbare Rechtsbeziehungen oder auch nur tatsächliche Beziehungen beispielsweise zwischen dem Arzt oder Zahnarzt

und dem Versicherer bestehen ohne Zutun des Versicherten nicht. Da der PKV-Versicherte mit jedem von ihm in Anspruch genommenen Gesundheitsdienstleister einen eigenen Vertrag hat, setzt die Vernetzung über die Telematikinfrastruktur daher voraus, dass Datenflüsse zwischen den beteiligten Behandlern ermöglicht werden, beispielsweise, dass der Entlassungsbrief des Krankenhauses an einen niedergelassenen Arzt weitergeleitet werden kann. Die Telematikinfrastruktur macht die verschiedenen Sektoren durchlässiger. In der Vernetzung zwischen den Behandlern unterscheiden sich Private und Gesetzliche Krankenversicherung nicht wesentlich. Besondere Anforderungen ergeben sich aber aus dem Kostenerstattungsprinzip: Der für den Versicherten wichtige „use case" der elektronischen Übermittlung von Rechnungsdaten an den Versicherten und der anschließenden Einreichung bei dem Versicherungsunternehmen existiert in dieser Form in der gesetzlichen Krankenversicherung nicht. Für die volle Funktionalität ist es daher aus Sicht der Privaten Krankenversicherung erforderlich, dass perspektivisch sämtlichen Leistungserbringern, die an die Telematikinfrastruktur angeschlossen werden, auch die technische Möglichkeit eröffnet wird, ihre Abrechnung gegenüber dem Privatversicherten bzw. dem Beihilfeberechtigten über die Telematikinfrastruktur zur Verfügung zu stellen. Es ist dann Sache des Versicherten, in einem gedanklich zweiten Schritt diese Daten – ggf. auch über Anwendungen der Telematikinfrastruktur – an das Versicherungsunternehmen bzw. die Beihilfestelle zu leiten. Beispielhaft gelungen ist dies beim E-Rezept.

Mit der regulatorischen und technischen Abbildung der Spezifika werden die Grundprinzipien der PKV nicht über Bord geworfen, insbesondere darf ihr innovationsoffener Rahmen für das Versicherungsverhältnis und für das Behandlungsverhältnis mit Therapiefreiheit und Innovationsoffenheit, nicht durch die technische Spezifizierung der Telematikinfrastruktur eine Einschränkung erfahren. Der Wettbewerb der Versicherungsunternehmen auch bei digitalen Lösungen muss erhalten, er darf nicht technisch eingeschränkt werden. Es entspricht daher dem wettbewerblichen und privaten Charakter der Privaten Krankenversicherung, dass der Gesetzgeber den PKV-Unternehmen zwar die Möglichkeit gibt, nicht jedoch die Verpflichtung begründet, ihren Versicherten Anwendungen der Telematikinfrastruktur zur Verfügung zu stellen. Die Wahrnehmung dieser Möglichkeiten beruht auf unternehmensindividuellen Entscheidungen, die jedes PKV-Unternehmen im Wettbewerb selbständig fällen muss. Unabhängig davon beteiligt sich die Private Krankenversicherung an sämtlichen Kosten der gematik und der Ausstattung der Leistungserbringer entsprechend ihrem Versichertenanteil. Auch im Behandlungsverhältnis gilt trotz der Beteiligung der PKV an der Telematikinfrastruktur die typische Innovationsoffenheit weiter. Maßstab für die Übernahme von Behandlungskosten ist allein die medizinische Notwendigkeit. Dies ermöglichte es Ärzten und Krankenhäusern schon in der Vergangenheit, digitale Medizin für Privatversicherte zu betreiben, ggf. über eine Analogabrechnung oder eine besondere Vergütungsvereinbarung. Lange etablierte Beispiele hierfür sind die Teleme-

dizin und die Bereitstellung von ärztlich verordneten Apps, lange bevor es in der gesetzlichen Krankenversicherung eine Legaldefinition von digitalen Gesundheitsanwendungen gab. Auch Wettbewerb und Innovationsoffenheit im Versicherungsverhältnis werden durch die Beteiligung der PKV an der Telematikinfrastruktur nicht in Frage gestellt.

Die PKV-Unternehmen haben hier im Rahmen des Versicherungsvertragsrechts und des Versicherungsaufsichtsrechts alle wettbewerblichen Freiheiten, ihren Versicherten folgende digitale Lösungen anzubieten:

- Gesundheitsportale mit Assistance-Leistungen
- Rechnungs-Apps
- digitale Gesundheitsakten

Die Nutzung der Telematikinfrastruktur führt insoweit nicht zu einer Vereinheitlichung. Vielmehr lässt sie Spielraum für Wettbewerb und Innovation, den die Private Krankenversicherung aufgrund ihres weiten Regulierungsrahmens in sich trägt und befördert sogar noch den Wettbewerb zwischen den Versicherern um digitale Angebote. Denn perspektivisch wird es ein wesentlicher Wettbewerbsfaktor sein, welche digitalen Angebote ein Versicherer macht und inwieweit er Leistungen der digitalen Medizin erstattet oder ein digital fundiertes Versorgungsmanagement anbietet.

4.2 Einzelne Anwendungen

Einheitliche Krankenversicherungsnummer
Private Krankenversicherer vergeben Versichertennummern zu eigenen Zwecken

und nach eigenen Ordnungsprinzipien. Von wenigen Ausnahmen abgesehen, findet ein Austausch zwischen den PKV-Unternehmen oder Dritten anhand dieser Versichertennummern nicht statt. In der digitalen Welt der Telematikinfrastruktur wird aber eine eindeutige Identifikation der PKV-Versicherten notwendig sein. Nur so ist beispielsweise die eindeutige Zuordnung von elektronischen Patientenakten möglich. Die Private Krankenversicherung wird daher ihren Versicherten die einheitliche Krankenversicherungsnummer, die auf der Grundlage der gesetzlichen Rentenversicherungsnummer erstellt wird, zur Verfügung stellen. Im Aufbau befindet sich hier ein Prozess zwischen den PKV-Unternehmen, dem PKV-Verband, der Deutschen Rentenversicherung Bund als zuständiger Stelle für die Rentenversicherungsnummer und der Vertrauensstelle der GKV nach § 291 SGB V. Geplant ist, dass der entsprechende Prozess ab dem 1. Januar 2022 zur Verfügung steht und dann auch den PKV-Versicherten die KV-Nummer zugeteilt werden kann. Gesteuert wird dies über die jeweiligen Versicherer. Die einheitliche KV-Nummer kann dann auch für das geplante Implantateregister genutzt werden. Erstmals werden so für alle gesetzlich und privat Versicherten Krankenversicherungsnummern in einem Verfahren generiert und zugeteilt.

Zugang über eGK oder digitale Identität

Nach den gesetzlichen Regelungen erfolgt für den Versicherten der Zugang zur Telematikinfrastruktur über die vom Versicherer ausgegebene eGK oder eine digitale Identität. Die eGK steht in engem Zusammenhang mit der Nutzung der sogenann-

ten Konnektoren bei den Leistungserbringern. Sie ist allerdings technisch überholt. Die Private Krankenversicherung strebt daher an, ihren Versicherten von Anfang an den Zugang zur Telematikinfrastruktur über eine elektronische Identität zu verschaffen. An den technischen und sicherheitstechnischen Voraussetzungen hierzu wird intensiv gearbeitet. Es entspricht aber dem wettbewerblichen Prinzip, dass es den PKV-Unternehmen unbenommen ist, den Versicherten zumindest teilweise trotzdem eine elektronische Gesundheitskarte zur Verfügung zu stellen. Die Private Krankenversicherung setzt auch hier auf den Wettbewerb, um möglichst schnell die modernste und zukunftsträchtigste Technik in die Versorgung und die Nutzung der Telematikinfrastruktur zu bekommen.

E-Rezept

Eine wichtige und für den Versicherten unmittelbar nutzenstiftende Anwendung wird das *elektronische Rezept* (E-Rezept) sein. Auch Privatversicherte werden das E-Rezept nutzen können, sobald sie über die einheitliche KV-Nummer verfügen. Während der Rezeptdatensatz zwischen der Gesetzlichen und der Privaten Krankenversicherung nur geringe Unterschiede aufweist, ist das E-Rezept ein Beispiel für die Berücksichtigung von Spezifika der Privaten Krankenversicherung: Das E-Rezept wird vom Arzt ausgestellt und durch den Versicherten beim Apotheker eingelöst. Insoweit unterscheidet sich die Situation der gesetzlich und der privat Versicherten nicht. Im Kostenerstattungsverfahren der PKV und der Beihilfe ist der Versicherte aber selbst Kaufvertragspartner des Apothekers. Er erhält erst im Nachgang die von ihm gegenüber dem Apotheker erbrachten Aufwendungen erstattet. Die technische Ausgestaltung des E-Rezepts ist daher für die Versicherten in Erstattungssystemen um die Dispensierdaten sowie um einen Prozess zu ergänzen, der es den Versicherten ermöglicht, diese Daten an ihre Versicherer oder Beihilfestelle zu übertragen. Hierzu wird der PKV-Verband mit den Verbänden der Apothekerschaft ergänzende Vereinbarungen schließen. Geplant ist der Start zum 1. Juli 2022.

Elektronische Patientenakte
Die Private Krankenversicherung plant, ihren Versicherten ab Anfang 2022 Schritt für Schritt auch eine elektronische Patientenakte zur Verfügung zu stellen. Die PKV-Unternehmen werden dabei unterschiedliche Wege gehen. Eine Frage des Wettbewerbs wird es sein, welche zusätzlichen Funktionen und in welcher Struktur die PKV-Unternehmen die elektronische Patientenakte zur Verfügung stellen. Genutzt werden teilweise technische Lösungen, die zumindest auch für die gesetzlichen Krankenkassen entwickelt und von diesen verwendet werden. Hier zeigt sich: Die Telematikinfrastruktur eröffnet ein zusätzliches Feld der Kooperation zwischen Krankenkassen und Privater Krankenversicherung bei der Entwicklung von besten technischen Lösungen.

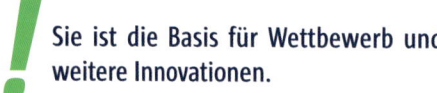 **Sie ist die Basis für Wettbewerb und weitere Innovationen.**

Darüber hinaus steht die Private Krankenversicherung zu dem Ansatz, dass die elektronische Patientenakte dem Patient dient, und aus der Patientenperspektive zu entwickeln ist. Dies ist nicht nur ein Gebot des Datenschutzes. Es ist auch Teil der DNA der Privaten Krankenversicherung: Der Patient ist selbst Vertragspartner seines Arztes, seines Zahnarztes etc. Er bleibt Herr seiner Versorgung und entscheidet daher auch autonom und nach eigenem Empfinden, welche Daten er in die elektronische Patientenakte einstellen lässt und mit wem und wann er diese Daten teilt. Die ePA ist nicht der ausgelagerte Datenspeicher des Versicherers. Dieses Grundkonzept hat die Private Krankenversicherung bereits bei den von ihr entwickelten digitalen Gesundheitsakten verfolgt und umgesetzt.

4.3 Ausblick

Die Private Krankenversicherung steht für die Digitalisierung des Gesundheitssystems und für Wettbewerb. Sie unterstützt daher auch nach Kräften die gematik als Betreiber der Telematikinfrastruktur in der Fortentwicklung und in der Modernisierung der Telematikinfrastruktur. Die Telematikinfrastruktur ist dabei Grundlage und Voraussetzung für Wettbewerb um die beste digitale Lösung in der Versorgung.

Um die Idee des „einen Netzes für alle!" fortzuentwickeln und den formulierten Anspruch einzulösen, werden aber auch in Zukunft Änderungen der gesetzlichen Rahmenbedingungen erforderlich sein. Im Behandlungsverhältnis der Privatversicherten müssen die Nutzung und die

Verwendung der Telematikinfrastruktur gegenüber dem Versicherten, wenn dieser es wünscht, gesetzlich fundiert werden. Zumindest in der Übergangszeit, in der die Nutzung der Telematikanwendungen noch nicht alltäglich ist, ist daher eine gesetzliche Regelung notwendig, mit der die Leistungserbringer verpflichtet werden, auf Wunsch des Versicherten elektronische Patientenakten des Versicherten und die damit zusammenhängenden Dienste auch zu nutzen. Denn Digitalisierung gelingt nur, wenn alle mitspielen. Für die Private Krankenversicherung ist es weiterhin erforderlich, dass das Angebot von digitalen Anwendungen und Lösungen besser in die privaten Versicherungsverträge

integriert werden kann. Dies gilt insbesondere für ältere Versicherungsverträge. Um hier eine rechtssichere und dauerhafte Verankerung im Versicherungsvertrag und damit auch entsprechende Ansprüche der Versicherten zu begründen, sind Öffnungsklauseln zur Änderung der Tarife im Versicherungsvertragsrecht erforderlich. Ohnehin: Die Regulatorik muss mit dem Tempo der Digitalisierung schritthalten. Regelungen zur gematik sollten insgesamt stärker aus dem Zusammenhang der gesetzlichen Krankenversicherung gelöst und gedacht werden. Dann wird die Telematikinfrastruktur ihrem Anspruch, Digitalisierung für alle zu befördern, sicher umsetzen können.

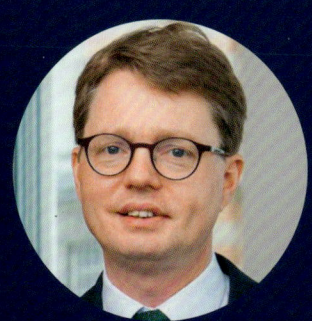

Dr. jur. Florian Reuther

Rechtsanwalt. 1994 bis 1999 Studium der Rechtswissenschaften in Bonn und Köln. 1999 Erstes Juristisches Staatsexamen beim OLG Köln. 2004 Zweites Juristisches Staatsexamen. 2006 Promotion zum Dr. jur. durch die Universität Bonn (Dissertation zum Kassenarzt- und Verfassungsrecht). 1999 bis 2004 Wissenschaftlicher Mitarbeiter an der Universität Bonn, Institut für öffentliches Recht (Lehrstuhl Professor Dr. Dr. h.c. Josef Isensee). Von 2004 bis 2008 Rechtsanwalt bei Dolde & Partner, Stuttgart. Ab Februar 2008 Referatsleiter beim Verband der Privaten Krankenversicherung e.V., Köln. Ab Oktober 2009 Geschäftsführer und Leiter der Rechtsabteilung des Verbands der Privaten Krankenversicherung e.V. Seit März 2019 Direktor und Geschäftsführendes Vorstandsmitglied des Verbands der Privaten Krankenversicherung e.V.

5

IT Innovationssprung in den Krankenhäusern

Peter Gocke

Das Gesundheitswesen steht weltweit an der Schwelle eines neuen Zeitalters, in dem die konsequente Nutzung strukturierter Daten völlig neue Dimensionen medizinischer Innovationen eröffnet. Dies erfordert einen Umbau der Gesundheitssysteme – vor allem aufgrund ihrer heute noch oft begrenzten Fähigkeiten, große Mengen hochwertig strukturierter klinischer Daten zu generieren und zu verarbeiten. Bereits dies ist eine sehr anspruchsvolle Aufgabe, die außerdem zukünftig nicht mehr innerhalb einer Krankenhaus-Organisation allein gelöst werden kann: in den Bestrebungen, das deutsche Gesundheitswesen nachhaltig zu digitalisieren kommt mit der Telema-

tik-Infrastruktur eine wichtige zentrale Plattform für ein endlich sektorenübergreifend, bundesweit vernetztes System auf alle Leistungserbringer zu.

5.1 Die Zukunft der Medizin ist datengetrieben

Die Digitalisierung hat längst unsere beruflichen wie privaten Lebensbereiche erfasst und macht auch vor dem Gesundheitswesen nicht halt. Damit einher geht eine zunehmende Generierung und Aggregierung von Daten, deren Auswirkungen wir auch persönlich erfahren: wo in Logistikunternehmen Algorithmen zukünftige

Bestellungen immer präziser vorhersagen können, so erleben wir im privaten Umfeld wie basierend auf unserem Konsum- und Surfverhalten konkrete Vorschläge zu Inhalten und Themen in unseren Webbrowsern auftauchen.

Digitalisierung generiert und nutzt Daten

Die Vorteile, die sich aus einer konsequenten Nutzung von Daten insbesondere für eine bessere Gesundheitsversorgung ergeben können sind leicht aufzuzeigen: ein Algorithmus, der beispielsweise im Krankenhaus kontinuierlich die Laborwerte von Patient:innen überprüft kann dem medizinischen Personal rechtzeitig wertvolle Hinweise auf Befundkonstellation geben, die einer weiteren Abklärung bedürfen und damit die medizinische Versorgung von zu behandelnden Personen deutlich verbessern. Ein einfaches Beispiel hierfür ist ein Algorithmus, der Nierenfunktionsstörungen (AKI = acute kidney injury) bereits in einem frühen Stadium entdecken kann. Solche Befundkonstellationen finden sich nach Literaturangaben bei 8–22 Prozent aller Krankenhauspatienten (Khadzhynov 2019) und sind somit ein durchaus klinisch relevant. Die Aufgabe, diese Betroffenen rechtzeitig und zuverlässig zu ermitteln lässt sich mit rein menschlicher Arbeitskraft schon lange nicht mehr lösen – zumal dieser Algorithmus nur einer von vielen sinnvoll anzuwendenden ist.

5.2 Ein digitales Gesundheitswesen benötigt Plattformen – statt Silos

Die beschriebenen und erstrebenswerten Nutzungsszenarien machen die aktuellen Beschränkungen durch die unzureichende Digitalisierung des deutschen Gesundheitswesens sichtbar: bereits innerhalb eines Krankenhauses liegen oftmals Daten, die ein Algorithmus benötigt in verschiedenen Systemen vor und können, wenn überhaupt nur mit hohem Aufwand zusammengeführt werden. Noch unbefriedigender wird die Situation, wenn relevante Daten nicht im Krankenhaus, sondern in den Systemen von Arztpraxen liegen – und hier wie dort liegen sie manchmal sogar nur in Textform (PDF) vor und sind spätestens dann für das obige Nutzungsszenario nicht erreichbar. Berücksichtigt man die zunehmende Entstehung von wichtigen Daten auch im persönlichen Umfeld der Patient:innen (Wearables/Sensordaten), steigt der Handlungsdruck weiter: auch diese Daten müssen rechtzeitig analysiert werden können, sonst ist ihre Generierung nutzlos. Die aktuelle Situation von unzureichend strukturierten Daten in separierten Silos muss sich also hin zu einer integrierten Nutzung von nach internationalen Standards interoperablen Daten auf sicheren Plattformen entwickeln. Mit der Telematikinfrastruktur steht erstmals eine in allen Sektoren des deutschen Gesundheitswesens nutzbare Plattform zur Verfügung, um wirklich digitale Medizin möglich zu machen. Dabei geht es explizit nicht nur darum, Dokumente und Daten hin- und herzuschicken oder nur auszutauschen.

>>> *Digitale Medizin ist die gemeinsame Nutzung strukturierter Daten in Echtzeit*

5.3 Interoperabilität und Standards

Ein zentrales Element der Telematikinfrastruktur ist die dort verortete elektronische Patientenakte, deren Inhalte Patient:innen eigenverantwortlich behandelnden Ärzt:innen zugänglich machen können. Bei manchen Krankheitsbildern wird dies schon nach wenigen Jahren zu einer Vielzahl von Dokumenten führen. Diese dann beispielsweise in einer Krankenhausambulanz innerhalb der nur kurzen Zeitspanne, die dafür zur Verfügung steht, vollständig erfassen und bewerten zu können wird ebenfalls ohne die Unterstützung von Algorithmen nicht mehr möglich sein. Allein dieser Umstand setzt zwingend voraus, dass auch die elektronische Patientenakte zukünftig statt reinen Dokumenten mehr strukturierte Daten enthält. Der Weg dahin ist vorgezeichnet: die Kassenärztliche Bundesvereinigung (KBV) ist mit der Definition der sogenannten medizinischen Innovationsobjekte (MIO) beauftragt, welche im Prinzip die erforderlichen strukturierten Datensätze enthalten. Im ersten Schritt im Jahr 2022 werden dies aber nur der elektronische Mutterpass, der elektronische Impfpass, das elektronische Zahnbonusheft und das elektronische U-Heft der Untersuchung von Kindern umfassen. Je eher wir aber dazu kommen, dass sämtliche relevanten Daten eines Patienten in nach internationalen Terminologien und Standards strukturierter Form vorliegen, umso eher können Algorithmen ermitteln welches Problem bei einem Patienten vorliegt und die Zusammenfassung liefern, die sich heute jede Ärztin und jeder Arzt durch Lesen der einzelnen Dokumente erzeugen müsste. Auch die für 2024 vorgesehene sogenannte Forschungskompatibilität der elektronischen Patientenakte setzt voraus, dass alle relevanten Daten in strukturierter Form vorliegen.

>>> *Digitale Medizin funktioniert nur mit international interoperablen Standards und Datenmodellen*

Eine digitale Medizin erfordert Standards und Interoperabilitäten. Die dafür nötigen Standards wie die internationale medizinische Terminologie SNOMED CT (Systematized Nomenclature of Medicine Clinical Terms), das ebenfalls international standardisierte Verschlüsselungssystem für medizinische Untersuchungen bzw. deren Ergebnisse LOINC (Logical Observation Identifiers Names and Codes) und das Kodiersystem Unified Code for Units of Measure (UCUM) für physikalische Maßeinheiten auch aus Medizin und Pharmazie sind bereits lange verfügbar. Allerdings ist die SNOMED CT – Nomenklatur erst seit kurzem auch hierzulande anwendbar, nachdem Deutschland eine nationale Lizenz dafür erworben hat. Krankenhäuser werden sich zukünftig nicht nur mit den vor allem abrechnungsrelevante OPS-Codes und der ICD-Klassifikation, sondern auch mit in klinischen Prozessen relevanten Standards und Datenmodellen wie dem OMOP-CDM (Observational Medical Outcomes Partnership – Common Data Model) der OHDSI (Observational Health

Data Sciences and Informatics) auseinandersetzten müssen. In diesem Datenmodell werden weltweit bereits die Daten von mehr als 600 Millionen behandelten Personen verarbeitet (OHDSI 2017). Auch in Deutschland wird das Modell von Universitätskliniken und assoziierten Krankenhäusern im Rahmen der vom BMBF geförderten Medizininformatik-Initiative (MII) genutzt. Dabei steht das OMOP-CDM selbst als Open Source zur Verfügung. Schlussendlich existiert mit FHIR (Fast Healthcare Interoperability Resources) der Health Level Seven International (HL7) ein Standard für den Datenaustausch zwischen Softwaresystemen im Gesundheitswesen zur Verfügung, der die Vorteile der etablierten HL7-Standard-Produktlinien Version 2, Version 3 und CDA (Clinical Document Architecture) mit jenen aktueller Web-Standards vereint und einen Fokus auf einfache Implementierbarkeit hat. Die Werkzeuge sind also verfügbar.

Die vorstehend aufgeführten Standards sind teilweise schon lange ausgereift und müssen insofern keine Berührungsängste mehr auslösen. Sie stellen international das Grundgerüst für immer mehr Gesundheitssysteme dar, die strukturiert Daten erfassen und nutzen wollen oder müssen. Dabei lösen sich auch die heute noch deutlich spürbaren Barrieren zwischen wissenschaftlicher und klinischer Nutzung auf – und dadurch wird sowohl Innovation als auch Translation gefördert.

5.4 Regulatorische Rahmenbedingungen

Die Vorteile der Nutzung strukturierter Daten ist keine neue Erkenntnis. Den-

noch hat sich das deutsche Gesundheitswesen im Gegensatz zu den Gesundheitssystemen z.B. nordeuropäischer Länder in den vergangenen Jahrzehnten nicht in diese Richtung entwickelt, von einzelnen Ausnahmen wie dem Laborsektor oder der Radiologie abgesehen wo mit dem DICOM (Digital Imaging and Communications in Medicine) – Format ein offener Standard etabliert wurde, der früh eine effiziente Digitalisierung ermöglicht hat.

Politische Bemühungen eine bessere Datennutzung in der Medizin zu erreichen haben sich kurz nach der Jahrtausendwende mit dem sogenannten „GKV-Modernisierungsgesetz [GMG]" von 2004 konkretisiert. Die Umsetzung ist bekanntlich sehr schleppend verlaufen und hat erst durch die Gesetzgebung der letzten beiden Jahre massiv Fahrt aufgenommen, wobei die Inhalte der nachfolgenden Gesetzestexte deutlich über den aufgrund der Namensgebung zu vermutenden Inhalt hinausgehen (s. Tab. 1).

5.5 Finanzielle Rahmenbedingungen

Die oben gelisteten Gesetze erzeugen Handlungsdruck in den Krankenhäusern, sich nachhaltig unter Nutzung der Telematikinfrastruktur zu digitalisieren. Dabei ist die Finanzierung der Digitalisierung im in Deutschland für die Krankenhäuser etablierten DRG (Diagnosis Related Groups) – System nicht adäquat abgebildet. Hier springt das Krankenhauszukunftsgesetz (KHZG) ein, welches fördert und fordert: bis zum Jahr 2024 sind durch die Krankenhäuser in Deutschland in ihren jeweiligen IT-Systemen in der Förderrichtlinie des Gesetzes innerhalb von 11 sogenannten Fördertatbeständen formulierte Muss-Funktionalitäten umzusetzen. Eine Besonderheit besteht in den Fördertatbeständen FT 2 bis FT 6 des KHZG: wird die Umsetzung der dort definierten „Muss" – Kriterien bis Ende 2024 nicht erreicht, drohen den Krankenhäusern Sanktionen in Form einer anteiligen Erlösminderung von bis zu 2 Prozent je teil- oder vollstationärem Fall. Die Abbildung 39 zeigt die wesentlichen innerhalb der nächsten Jahre parallel zur „Laufzeit" des KHZG umzusetzenden Funktionalitäten im Kontext der TI-Anbindungen:

5.6   IT follows process

Für Krankenhäuser bedeutet dies nicht nur, die technische Anbindung an die TI zu planen und umzusetzen, sondern auch ihre Prozesse sowohl im Rahmen der durch das KHZG geforderten Digitalisierungsprozesse zu überprüfen und anzupassen als auch auf die Prozess-Anforderungen zu achten, die sich durch die zukünftig auf der TI verpflichtend stattfindenden Funktionen ergeben. Dabei gilt es auch festzulegen, in welchen der IT-Systeme des Krankenhauses welche dieser Funktionalitäten abzubilden sind.

Nehmen wir als Beispiel die elektronische Patientenakte auf Basis der TI (um sie von der ePA eines Krankenhauses abzugrenzen, als ePA$_{[TI]}$ abgekürzt): hier sollen auf Wunsch der Patientinnen und Patienten relevante Daten abgelegt werden, umgekehrt können sie darüber verfügen, das behandelnde Ärzte in Praxis oder Krankenhaus auf die in dieser ePA$_{[TI]}$ abgelegten Daten zeitlich befristet zugreifen können.

Das bedeutet natürlich, das ein Krankenhaus die dafür durch die gematik spezifizierten notwendigen Funktionen auch bedienen können muss:

- Die durch die Krankenkassen angelegte ePA$_{[TI]}$ (das „Aktenkonto" im Jargon der gematik) der Patient:innen aktivieren, sofern noch nicht andernorts geschehen.

Tab. 1   Übersicht über die Gesetzgebungen in Bezug auf das GKV-Modernisierungsgesetz

März 2019	Terminservice- und Versorgungsgesetz [TSVG]	Übernahme der Mehrheitsanteile der Gematik durch den Bund, neu: Zugang zur Patientenakte auch per Smartphone (ab 2021)
Januar 2020	Digitale-Versorgung-Gesetz [DVG]	Beschleunigung der Bereitstellung von digitalen Angeboten für Patientinnen und Patienten, insbesondere der elektronischen Patientenakte. Verpflichtung zum Anschluss an die Telematikinfrastruktur (TI) für Apotheken (30. September 2020) und Krankenhäuser (31.12.2020)
Juli 2020	Patientendaten-Schutz-Gesetz [PDSG]	Weitere Regelungen zu digitalen Angeboten in Bezug auf die elektronische Patientenakte, zusätzliche Inhalte wie E-Rezept. Gesetzliche Vorgaben zum Schutz der Patientendaten sowie zu Haftungsfragen
Mitte 2021	Digitale Versorgung und Pflege – Modernisierungs-Gesetz [DVPMG]	Einbeziehung Pflege, Ablösung aller kartenbasierten Anwendungen auf der elektronischen Gesundheitskarte (eGK) → eGK nur noch Identifikationsnachweis (ab 2023) Integration weiterer Anwendungen in die elektronische Patientenakte (DiGA-Daten, DiPA) sowie Weiterentwicklung E-Rezept (Aufnahme Rezeptdaten in ePA, grenzüberschreitende Nutzung des E-Rezepts)

- Die Berechtigung für den Zugriff „ad hoc" geben/entziehen zu können (alternativ können Patient:innen dies selbst in der von der Krankenkasse zur Verfügung zu stellenden App tun)
- Dokumente in der Akte suchen
- Gefundene Dokumente laden/einsehen und ggf. in das eigene System übernehmen
- Dokumente für Patient:innen einstellen
- Dokumente (auf Wunsch der Patient:innen) löschen

Abb. 39 Zeitstrahl der zu implementierenden Funktionalitäten im Kontext der Telematik-infrastrukturanbindung während der Laufzeit der KHZG-Förderung

Es ist leicht erkennbar, dass mit dieser Implementierung aufseiten der Krankenhäuser Aufwände und Kosten entstehen. Die o.g. Funktionen müssen in die Aufnahme, Behandlungs- und Entlassprozesse des Krankenhauses integriert werden und

sind in der Regel im Krankenhausinformationssystem (KIS) abzubilden. Dazu wird zum einen Hardware an den betroffen Stellen wie der Patientenaufnahme erforderlich (z.B. die eHealth-Terminals, in welchen der Patient seine eGK einsteckt), aber auch Anpassungen durch den KIS-Hersteller notwendig, um die benötigten Software-Funktionen bereitzustellen. Letztlich ist das KH-Personal in den adaptierten Prozessen und in der Handhabung der Hardware zu schulen. Da insbesondere die Erteilung der „ad hoc" – Berechtigung die Nutzung sowohl eines eHealth-Terminals, als auch die Notwendigkeit Patient:innen die Einstellung, welcher zugestimmt werden soll auf einem KIS-Monitor zu zeigen sowohl Raum als auch Zeit

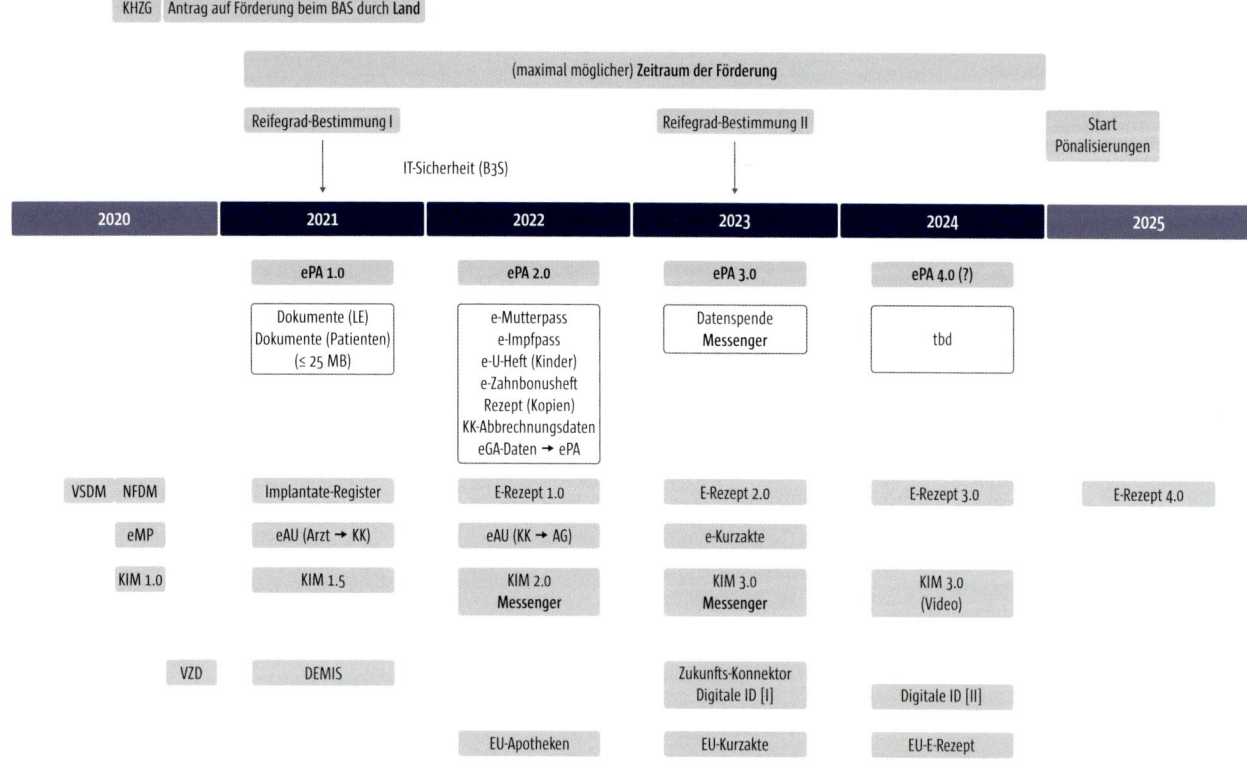

erfordert kann man über die Einrichtung von speziellen „TI Counternˮ nachdenken um die übrigen Aufnahmeprozesse nicht zu sehr zu belasten.

Für manche Krankenhäuser mag die Implementierung der TI-Funktionen im KIS nicht möglich oder nicht ausreichend sein. Als alternative Anbindung bietet sich dann die Realisierung über das elektronische Archivsystem eines Krankenhauses an. Die Mehrzahl der Krankenhäuser verfügt über ein digitales Archiv, und manche Hersteller solcher Systeme haben bereits Lösungen für die Anbindung an die TI im Portfolio. Die Vorteile einer solchen Anbindung liegen vor allem in der einfachen Prozesseinbindung: zum einen liegen hier die in der ersten Phase der ePA noch führenden elektronischen Dokumente in einer qualitätsgesicherten, revisionsfähigen Form vor, zum anderen ist bei einer Übernahme von Dokumenten aus der ePA in die Systeme eines Krankenhauses das Archivsystem der dafür logische Ort.

Aufgrund der Vielzahl von TI-basierenden Funktionen, die in den nächsten Jahren verpflichtend werden ergeben sich für viele KH-Prozesse eine unmittelbare Abhängigkeit von der Verfügbarkeit einer stabilen Verbindung zu TI. Insofern ist zu prüfen, ob hier nicht eine redundante Anbindung sinnvoll ist: z.B. einmal über das KIS, sowie ein weiteres Mal über das Archivsystem. Da die Funktionsfähigkeit mancher TI-Funktionalitäten direkt von einer speziellen Version des TI-Konnektors abhängt (z.B. erfordert der Zugriff auf die ePA die „Produkttypversion 4 = PTV 4ˮ des jeweiligen Konnektors) und in der Vergangenheit nicht alle Konnektorhersteller die benötigten Konnektor-Versionen rechtzeitig bereitstellen konnten, ist es darüber hinaus sinnvoll die beiden Anbindungswege über verschiedene Konnektoren zu realisieren. Dieses Vorgehen schützt auch

Abb. 40 Vorschlag zur redundanten Anbindung eines Krankenhauses an die Telematikinfrastruktur

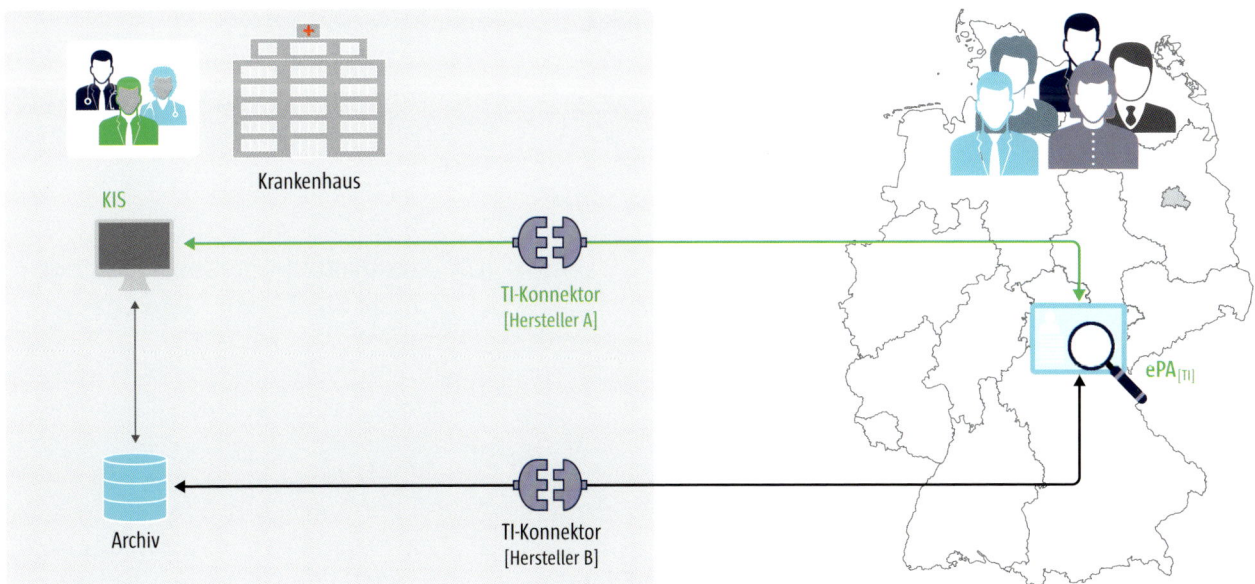

dafür, dass ein Konnektor z.B. aufgrund eines Sicherheitsproblems nicht mehr genutzt werden kann – dann ist es wichtig, auf einen anderen Konnektor ausweichen zu können, um die Verbindung zur TI aufrechterhalten zu können. Die Abbildung 40 zeigt schematisch den Aufbau einer solchen redundanten Anbindung.

Zwar bleibt die ePA sicher eine der relevantesten Funktionen auf Basis der TI, aber schon allein aufgrund der Mengen an zu prozessierenden Dokumenten erfordern auch die elektronische Arbeitunfähigkeitsbescheinigung oder das elektronische Rezept (laut ABDA wurden 2020 etwa 445 Millionen Rezepte in deutschen Apotheken eingelöst!) sowie die zukünftige Kommunikation über den KIM-Dienst eine jederzeit verfügbare, funktionsfähige Integration der Krankenhaussysteme an die Telematikinfrstruktur – und begründen damit ebenfalls den Bedarf für eine redundante Anbindung.

Ein weiterer sicher deutlich spürbarer Digitalisierungssprung wird die Einführung des bereits ab Ende 2021 verfügbaren Telematikinfrastruktur-Messengers (TI-Messenger) sein: die datenschutzkonforme Nutzung eines Messengers zur Kommunikationen zwischen Ärzt:innen untereinander, aber in der Folgezeit auch mit Patient:innen und Kostenträgern inklusive Integration in die Krankenhausinformationssysteme erleichtert und verbessert nicht nur die Arbeitsprozesse. Durch Nutzung von Smartphones und Metadaten der Kommunikation werden völlig neue Prozesse und Services, wie ein automatisiertes Onboarding möglich und die Echtzeitkommunikation mit zu behandelnden Personen – hier sind der Fantasie wenig Grenzen gesetzt.

Mit dem Telematikinfrastruktur-Messenger wird „WhatsApp für das Gesundheitswesen" Realität

Der anstehende Digitalisierungsschub und Wandel des deutschen Gesundheitssystems zu einem national vernetzten System auf Basis der Telematikinfrstruktur, und insbesondere die Integration von Datenstrukturen auf Basis der TI bringt also drei Handlungsfelder für Krankenhäuser mit sich:

1. Aufrüstung der IT-Infrastruktur und Implementierung einer stabilen, sicheren und möglichst redundanten technischen Anbindung an die Telematikinfrastruktur
2. Erweiterungen der administrativen und klinischen Prozesse aufgrund bidirektionaler Datennutzung über die TI, inklusive Erweiterung der Krankenhausinformationssysteme um die benötigten Facetten zur Steuerung der TI-Funktionalitäten
3. Integration neuer Kommunikationswege, -werkzeuge und Strukturen zwischen Leistungserbringern, Kostenträgern und Patient:innen mittels TI-Messenger

5.7 Innovation erfordert vielfältige neue Strukturen – und Change

Digitalisierung geht ohne Zweifel mit der Implementierung von Technologie einher, ist aber bei weitem kein IT-Projekt, sondern ein Organisationsprojekt mit einem Fokus auf Changeprozesse. Die Steuerung ist damit Aufgabe der Geschäftsführung, nicht der IT! Die größere Herausforderung, aber auch das größere Innovationspotenzial stecken nämlich in den unausweichlichen Prozess-Änderungen und den damit einhergehenden Strukturanpassungen. Ein Krankenhaus, welches seine Prozesslandschaft nicht mehr überwiegend intern abbilden kann, sondern zukünftig immer mehr in einem nationalen Gesundheitsdatenökosystem wie der Telematikinfrastruktur realisieren muss, tut daher gut daran sich zunächst mit seinen Personal- und Prozessstrukturen beschäftigen. Hier gilt das Prinzip „People → Process → Product": erst wenn gemeinsam mit den Mitarbeitenden die künftigen Prozesse erarbeitet und die dazu notwendigen Strukturen geschaffen worden sind, kommt man zu den erforderlichen Produkten. Das betrifft sowohl Produkte, die eingekauft und implementiert werden, als auch Produkte, die das Krankenhaus als Service entwickelt und anbietet.

Die Krankenhäuser in Deutschland stehen also vor einer immensen Herausforderung: in einem sektoralen und föderierten sowie in Bezug auf Digitalisierungsvorhaben bisher unterfinanzierten System, die Chancen des KHZG und der Gesetzgebung zur Telematikinfrastruktur zu nutzen, um innerhalb des vorgegebenen Korridors der Muss- und Kann-Kriterien einen deutlich höheren digitalen Reifegrad zu erreichen. Am Ende dieses Prozesses steht ein sektorenübergreifend vernetztes Gesundheitssystem, welches auch Patientinnen und Patienten direkt und digital mit einbezieht und darüber hinaus allen Beteiligten neue Wege auch telemedizinischer Services ermöglicht. Durch die gemeinsame, algorithmen-unterstützte Nutzung von hochwertigen, qualitätsgesicherten und strukturierten Daten in Echtzeit wird eine sicherere und bessere Medizin möglich. In dieser Hinsicht ist die Telematikinfrastruktur nicht nur eine neue Plattform, sondern kann für das deutsche Gesundheitssystem die Basis für ein Innovations-Ökosystem darstellen.

Literatur

Khadzhynov D, Schmidt D, Hardt J, Rauch G, Gocke P, Eckardt KU, Schmidt-Ott KM (2019) The incidence of acute kidney injury and associated hospital mortality—a retrospective cohort study of over 100.000 patients at Berlin's Charité hospital. Dtsch Arztebl Int 2019; 116: 397–404. DOI: 10.3238/arztebl.2019.0397

OHDSI (Observational Health Data Sciences and Informatics) (2017) Welcome to OHDSI. URL: https://www.ohdsi.org/web/wiki/doku.php?id=welcome (abgerufen am 05.10.2021)

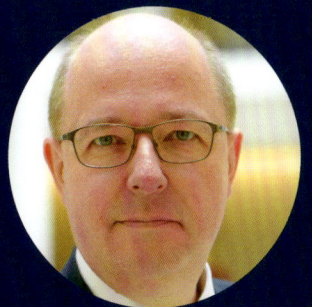

Dr. med. Peter Gocke

Peter Gocke war als Radiologe bereits bei der Digitalisierung der Radiologie der Universitätsklinik Essen erfolgreich. Mit ihm als CIO erreichte das UKE Hamburg-Eppendorf 2011 als erste papierlose Klinik in Europa den HIMSS EMRAM Award der Stufe 7. 2017 wurde er als erster Chief Digital Officer (CDO) im deutschen Gesundheitswesen Leiter der neu geschaffenen Stabsstelle Digitale Transformation der Charité Berlin. Peter Gocke ist Buchautor und gefragter Vortragsredner sowie Herausgeber der kma (klinik management aktuell), Mitglied im HIMSS Europe Governing Council und Gutachter für das Bundesministerium für Gesundheit.

6

Die Zukunft zum Anfassen: Die digitale Praxis der KV Westfalen-Lippe

Georg Diedrich und Lea Nehm

Niedergelassene Ärzte oder Psychotherapeuten stehen täglich vor den Herausforderungen der Digitalisierung. Sie nutzen Computer und digitale Helfer im Praxisalltag und sind verpflichtet, gesetzliche Regelungen umzusetzen und sich zum Beispiel an die Telematikinfrastruktur und ihre Dienste anzuschließen. Ein kritischer Rückblick auf die letzten Jahre der Digitalisierung des Gesundheitswesens zeigt aber auch, dass viel weniger passiert ist, als notwendig gewesen wäre. So stehen wir 15 Jahre nach der Gründung der gematik in vielen Bereichen der Digitalisierung des Gesundheitswesens noch ganz am Anfang. Die Praxis zeigt, dass bei weitem nicht alle Leistungserbringer im Gesundheitswesen digital vernetzt sind: der Kommunikations- und Datenaustausch zwischen Ärzten, Krankenhäusern, Pflegeeinrichtungen und weiteren an der Behandlung Beteiligten ist geprägt von analogen (veralteten) Medien. Ein digitaler Datenaustausch findet nur selten statt. Und auch die meisten TI-Anwendungen, von denen einige ihre Anfänge weit vor der Gründung der gematik fanden, sind im Praxisalltag Zukunftsvision.

Digitalisierung 2030

Wir müssen uns klare Ziele bei der Digitalisierung des Gesundheitswesens setzen und ein Big Picture unter Einbezug der verschiedenen Leistungserbringer im Gesundheitswesen entwickeln. Es muss transparent aufgezeigt werden, was das Nutzenpotenzial durch das Zusammenwirken der TI-Anwendungen ist. Wo wollen wir 2030, wo wollen wir 2050 stehen und warum ist das wichtig? Digitalisierung in der Medizin darf kein Selbstzweck sein.

Die Digitalisierung von Arztpraxen kann allerdings viele Vorteile in der alltäglichen Arbeit liefern, Zeit einsparen, Kosten senken und Fehlerquellen minimieren. Zudem kann die Kommunikation mit Patienten und Kollegen erleichtert werden. Technische Störungen und der fehlende Einbezug der Ärzte und Psychotherapeuten führten zu viel Kritik und grundsätzlicher Skepsis gegenüber der Digitalisierung im Gesundheitswesen.

Welche positiven Effekte ergeben sich konkret durch die Digitalisierung von Arztpraxen? Welche Vorteile bietet die Digitalisierung von Arbeitsabläufen den Praxisinhabern und ihrem Praxisteam? Oder lohnt sich die Digitalisierung für Arztpraxen nicht?

Die Antwort der KVWL ist einfach: Digitalisierung der Arztpraxis ist sinnvoll und kann einen erheblichen Nutzen für die Ärzte und deren Mitarbeiter entfalten! Für eine erfolgreiche Digitalisierung im ambulanten Sektor müssen insbesondere die Prozesse fokussiert werden, die aus ärztlicher Perspektive sinnvoll sind und den Praxisablauf unterstützen.

Als Angebot für die Mitglieder der KVWL wurde aus diesen Gründen das Projekt „die digitale Praxis" - dipraxis - ins Leben gerufen und in Dortmund aufgebaut. Es wird über Digitalisierungspotenziale in Arztpraxen informiert und digitale Tools können direkt ausprobiert werden. In der dipraxis gibt es Digitalisierung zum Ausprobieren und Anfassen.

6.1 Motivation zum Aufbau der digitalen Praxis

All den bisherigen Gesetzen, Regelungen und Methoden der Digitalisierung im Gesundheitswesen gemein ist – neben der Tatsache, dass deren Bezeichnungen immer sperriger werden – sie regeln und sanktionieren den medizinischen Alltag und damit die betroffenen Leistungserbringer. „Lernen durch Schmerz!" könnte die zugrunde liegende Devise lauten. Versäumt wurde in der Vergangenheit der Einbezug der Ärzteschaft in die Digitalisierung von Arztpraxen und die Formulierung praxistauglicher Anforderungen im Kontext des Aufbaus der TI. Dabei befinden sich die Praxen seit Jahren im Spannungsfeld unterschiedlicher Akteure und Anforderungen.

Ärzte und Psychotherapeuten sehen sich z.T. gedrängt zwischen den stetig steigenden Anforderungen des Gesetzgebers auf der einen Seite und der zunehmenden Abhängigkeit von der Industrie und den Krankenkassen auf der anderen Seite. Hinzu kommt der Patient, der scheinbar aufgeklärt durch digitalisierte Apps und vermessen durch Wearables die Arztpraxis aufsucht. In diesem Spannungsfeld den Überblick zu bewahren und eine sinnvolle Digitalisierungsstrategie für die eigene Praxis aufzubauen, fällt schwer. Und genau da setzt die Idee der digitalen Praxis im Dortmunder Ärztehaus an. Orientierung und Unterstützung bei der Digitalisierung der eigenen Praxis. Informationen werden strukturiert präsentiert und aus der Perspektive des Nutzers aufgezeigt. Digitalisierung ausprobieren, anfassen und für die eigene Praxis bewerten – das ist das Ziel der digitalen Praxis.

Damit schafft die „dipraxis" den Schritt *weg von sanktionsbewährter Digitalisierung*, hin *zum Aufzeigen von Angeboten*, von Möglichkeiten einer erfolgreichen Digitalisierung im niedergelassenen Bereich. Die dipraxis versteht sich dabei nicht nur als Showroom, der über Innovation informiert und zum Testen anregt, sondern als *konkreter Ort für die Beratung zur Digitalisierung von Arztpraxen*.

Weniger Regulierung, mehr Anreize zur Veränderung. So fasst es auch der Grundsatz der angebotsorientierten Wirtschaftspolitik zusammen: *„Jedes Angebot schafft sich seine Nachfrage"* (Engelkamp et al. 2020, S. 236). Das Konzept der KVWL setzt bewusst auf ein umfangreiches Angebot zur Digitalisierung der eigenen Arztpraxis und gibt damit Anreize, den Transformationsprozess zu beginnen. Die dipraxis animiert ihre Besucher dazu, sich kritisch mit dem eigenen Digitalisierungsgrad auseinanderzusetzen, eigene Digitalisierungsstrategien zu entwickeln und mit dem Praxisteam gemeinsam in die Tat umzusetzen. Zu erkennen, dass Digitalisierung auch für den eigenen Arbeitsalltag sinnvoll ist und unterstützend beim Praxismanagement und in der Patien-

tenbehandlung genutzt werden kann, ist der erste wichtige Baustein zur Umsetzung eigener Digitalisierungsprojekte (Schmiech 2018; Wolff et al. 2018, S. 20f.).

> Arztpraxen werden durch selbstständige Unternehmer geführt, die nicht nur Verantwortung gegenüber den Patienten haben, sondern auch Angestellte im Blick behalten und die Wirtschaftlichkeit des Praxisbetriebs sicherstellen müssen. Die bisherigen Methoden zur Digitalisierung des Gesundheitswesens bestanden weitestgehend aus Sanktionen und Zwang. Partizipation, Individualität und Selbstbestimmtheit spielten eine untergeordnete Rolle, obwohl besonders diese Aspekte zu mehr Transparenz und Akzeptanz führen.

6.2 dipraxis – einmalig in Deutschland

Die digitale Praxis der KVWL ist eine innovative, in Deutschland einmalige Wechselausstellung im Dortmunder Ärztehaus. Der Besucher erhält einen Einblick über verschiedene Digitalisierungs-möglichkeiten seiner Praxis und kann Impulse bzw. Ideen für eigene Digitalisierungsprojekte sammeln.

Die Innovation in Bezug auf die dipraxis startet direkt mit dem Betreten der Ausstellungsräume: die Inhalte der dipraxis werden dem Besucher digital über die Nutzung eines Tablets präsentiert. Dieses Tablet stellt im weiteren Verlauf den ständigen Begleiter des Arztes oder Psychotherapeuten dar und liefert bei Bedarf tiefergehende Informationen, Erklärungstexte, Videos oder startet verschiedene digitale Anwendungen der Ausstellung.

An den Informationswänden und Arbeitsplätzen befinden sich installierte

NFC-Tags, die mithilfe des Tablets ausgelesen werden können. An den verschiedenen Informationsstationen (s. Abb. 41) werden den Besuchern allgemeine Informationen zur Digitalisierung in Arztpraxen vorgestellt (Digitalisierungswand), innovative Projekte der KVWL präsentiert (KVWL-Innovationswand), digitale Use-Cases mithilfe von Softwarelösungen erklärt und demonstriert (Arbeitsplätze), aktuelle und zukunftsweisende eHealth-Lösungen thematisiert (Wechselausstellung) und ein Beratungsangebot, das nahezu alle Themen des beruflichen Alltags der niedergelassenen Praxis abdeckt, vorgestellt (Beratung und Vertiefung).

Fachliche Schwerpunkte

Die dipraxis basiert auf einer Kombination aus Informationsvermittlung, einem Angebot aus technischen Lösungen und einem Beratungsangebot zur Umsetzung von Digitalisierungsprojekten. Der erste Bereich vermittelt den Ärzten und Psychotherapeuten, was Digitalisierung im Kontext von Arztpraxen bedeutet (Empfehlenswerte Annäherungen an eine Definition von Digitalisierung im Gesundheitswesen finden sich bei Wolff et al. 2018, Pfannstiel et al. 2017, Haring et al. 2019). Im Kontext von Arztpraxen meint Digitalisierung die Möglichkeit der Veränderung bestehender Arbeitsabläufe unter Einsatz

Abb. 41 Übersicht der
dipraxis

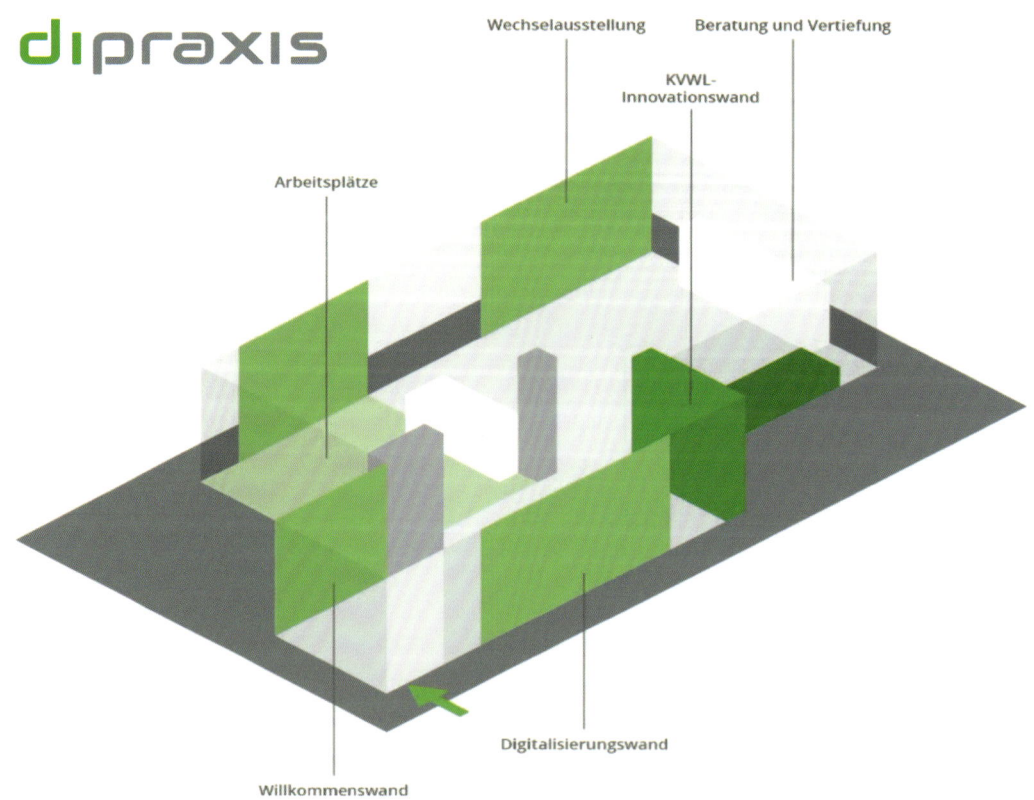

technologischer Werkzeuge und Lösungen. Ziel ist die Optimierung der knappen Ressourcen, Kostensenkung, Vernetzung im Gesundheitswesen und Innovation für die Patientenbehandlung. Es wird ein Wandel angestoßen, den Ärzte und Praxismitarbeiter mitgestalten müssen und wozu die dipraxis aktiv auffordert.

Darüber hinaus bietet die dipraxis einen Überblick über neue Technologien und digitale Services an, die sich besonders im Setting von Arztpraxen eignen. Es wird also von der Information über die Digitalisierung von Arztpraxen der direkte Bogen zu konkreten Lösungen auf dem Markt geschlagen.

Eine wichtige Basis für die Erkenntnis, eigene Digitalisierungsprojekte starten zu wollen, kann auch eine Ist-Analyse darstellen. „Wie digital arbeiten Sie und Ihr Team?" Mit 21 Fragen wird eine erste Einschätzung zum Stand der Digitalisierung in der eigenen Arztpraxis ermittelt. Der Vergleich mit anderen Praxen in Westfalen-Lippe ist möglich und kann aufzeigen, an welchen Stellen Verbesserungspotenziale bestehen. Diese erste Einschätzung ist ein Angebot an die Besucher und stellt einen wichtigen Startpunkt für die Identifikation von Digitalisierungspotenzialen dar. Die Ergebnisse des Digitalisierungstests sowie vertiefende Informationen zu den Inhalten der dipraxis können die Besucher per Mail mit nach Hause nehmen.

Ein weiterer zentraler Baustein der dipraxis ist, dass die Ärzte und ihr Praxisteam bei der Identifikation von Digitalisierungsprojekten und bei der konkreten Umsetzung unterstützt werden. Das Angebot der KVWL zur Digitalisierung der Arztpraxis endet also nicht in den Räumlichkeiten der dipraxis, sondern geht über in ein umfangreiches Beratungsangebot für Arztpraxen

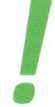

Der gute Wille zur Digitalisierung reicht oft nicht aus!

Wenn sich der Großteil der Ärzteschaft einig ist, dass Digitalisierung sinnvoll ist, warum arbeiten dann viele Arztpraxen weiterhin analog? Es fehlen Ansätze, die eine zielgerichtete, effiziente Digitalisierung der eigenen Praxis ermöglichen. Hier macht die KVWL ein Angebot: Wir holen den Arzt und/oder Psychotherapeuten ab und erläutern Vorgehensweisen für eine praxisindividuelle Digitalisierungsstrategie. Dabei gibt es keine einheitliche Lösung. Jede Praxis hat unterschiedliche Voraussetzungen. Die dipraxis bietet daher Unterstützung bei der Bestandsaufnahme und der Identifikation passender Digitalisierungsprojekte sowie bei der konkreten Umsetzung.

Technische Schwerpunkte

Das Herzstück der dipraxis sind die drei Arbeitsplätze, an denen verschiedene digitale Use-Cases (s. Abb. 42) zum Ausprobieren angeboten werden. Hier wird das Zusammenspiel von digitalen Anwendungen mit Praxisverwaltungssystemen (PVS) veranschaulicht. Das Ziel bei der Auswahl der Hersteller sowie der Zusammenarbeit in der Installationsphase war die Darstellung digitaler Use-Cases. So wurden in Vergabeverfahren fünf PVS-Hersteller und Hersteller digitaler Anwendungen (Online-Terminbuchung, digitale Anamnese und Videosprechstunde) ausgewählt und miteinander vernetzt. Hierbei stand bewusst die Funktionalität und nicht die Marktdurchdringung der PVS-Systeme und Anwendungen im Vordergrund. Ferner wurde darauf geachtet, dass nicht nur „on premise" Lösungen, sondern auch zwei Cloud-basierte PVS zum Einsatz kommen. Eine der Lösungen wurde darüber hinaus zusätzlich auf Touchscreen- Bildschirmen installiert, um neue Arbeitsabläufe für den Praxisalltag aufzeigen zu können. Mit einem Fingerstreich sind individualisierbare Textbausteine per Drag-and-Drop zusammenzuführen.

Die Besucher können an den Arbeitsplätzen zum einen die vollständig installierte Software testen oder auch die abgestimmten digitalen Use-Cases ausprobieren. So wird an einem Arbeitsplatz die Übermittlung eines elektronischen Arztbriefes zwischen zwei PVS simuliert – realitätsnah, als würde Arzt A einen eArztbrief an Arzt B übermitteln. Die Vorteile einer Umstellung auf ein digitales Terminmanagement können aus Sicht der Arztpraxis betrachtet werden – welche Konfigurationsmöglichkeiten bieten Softwarelösungen an und wie einfach können diese bedient werden? Wie erfolgt die Integration des digitalen Terminmanagements in das Praxisverwaltungssystem? Wie in-

tuitiv wird die Online-Terminbuchung für Patienten angeboten? Am einfachsten lassen sich diese Fragen beantworten, wenn der Arzt die Terminkonfiguration selbstständig ausprobiert und auch einen Termin aus Patientenperspektive digital bucht. Der Arzt, der Psychotherapeut oder auch die MFA können so den Praxisalltag an allen Systemen durchspielen und „neue" Dienste zur Praxisorganisation oder zur Vernetzung mittels der elektronischen Patientenakte, der elektronischen Fallakte oder weiterer eHealth-Lösungen austesten. Weitere digitale Anwendungen, wie die digitale Anamnese, Videosprechstunde oder die Nutzung digitaler Gesundheitsanwendungen werden in der dipraxis aus der Sicht der Nutzer (Praxismitarbeiter und Ärzte) sowie der Patienten verständlich gemacht.

Auch der Nutzen produzierter Daten im Gesundheitswesen wird aufbereitet dargestellt. Der KVWL-eigene Praxismonitor veranschaulicht graphisch aufbereitete Daten aus dem internen Data Warehouse der KVWL. Die aggregierten Daten zu ausgewählten, pseudonymisierten Praxen zeigen Potenziale einer modernen Praxis und geben Hinweise, welche Bereiche des Praxisbetriebs bei der Digitalisierung besonders stark profitieren. Wie können

Abb. 42 Ausstellungsinhalte der dipraxis im Jahr 2021

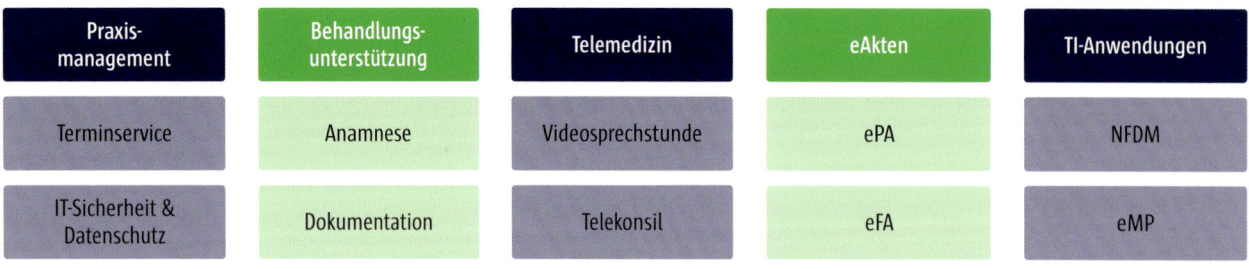

Praxismanagement	Behandlungsunterstützung	Telemedizin	eAkten	TI-Anwendungen
Terminservice	Anamnese	Videosprechstunde	ePA	NFDM
IT-Sicherheit & Datenschutz	Dokumentation	Telekonsil	eFA	eMP

Daten für die Identifikation eigener Digitalisierungsprojekte genutzt werden? Welchen Nutzen können Datenanalysen haben? Mithilfe von exemplarischen Analysen wird auf das umfangreiche Angebot der KVWL aufmerksam gemacht, Arztpraxen individuell zu beraten und Verbesserungspotenziale für Abrechnung, Verordnung, Kommunikation und Vernetzung oder Digitalisierung aufzuzeigen.

>>> **Wie kann man anregend über IT-Sicherheit informieren?**

Digitalisierung vorantreiben heißt auch über Herausforderungen und Risiken zu sprechen. Mit der dipraxis versuchen wir auch hier Transparenz zu schaffen und den niedergelassenen Ärzten und Psychotherapeuten bei der Umsetzung der Anforderungen zu unterstützen. IT-Sicherheit wird nicht als Zwang, sondern – anhand anschaulicher Beispiele und sich ergänzender Hinweise – als wichtiger Baustein einer digitalisierten Praxis verstanden. Die Inhalte werden dabei regelmäßig an die aktuellen Anforderungen der jeweils gültigen IT-Sicherheitsrichtlinie angepasst, verständlich aufbereitet und mit Beispielen versehen. Mithilfe unterschiedlicher Medien erfolgt zudem eine nutzergerechte Vermittlung der Inhalte.

Das alles macht die dipraxis einmalig: die Softwarelösungen werden in der Interaktion ausgestellt und verdeutlichen den Benefit für konkrete Praxisabläufe. Lösungen und digitale Use-Cases werden vorgestellt, das Résumé zieht der Besucher auf der Basis des eigenen Ausprobierens.

6.3 Fazit und Ausblick

Die dipraxis der KVWL kann als ein Best-Practice-Konzept angesehen werden, in dem der Nutzen der Digitalisierung in der ambulanten Versorgung gezeigt und damit Innovationsfreude geweckt wird. Ärzte und Psychotherapeuten werden über Digitalisierungspotenziale informiert und können digitale Tools testen und selbstständig bewerten. Digitalisierungsprojekte und -strategien werden mit Experten analysiert und realisiert. Im Fokus steht die Partizipation der Ärzte und Mitarbeiter.

In den nächsten Monaten und Jahren werden die Ausstellungsinhalte unter Einbezug der Ärzte und Psychotherapeuten weiterentwickelt, neue Themenschwerpunkte gesetzt und weitere sinnvolle Softwarelösungen für den Praxisalltag ausgestellt. Hier soll vor allem die Digitalisierung von Behandlungsabläufen und die Nutzung der Daten digitaler Tools fokussiert werden. Auch sollen Themenwochen realisiert werden, in denen Angebote speziell für ausgewählte Adressaten des Praxisbetriebs dargestellt werden (Hausärzte/Fachärzte/Psychotherapeuten/medizinische Fachangestellte). Die Potenziale des Einsatzes digitaler Behandlungsunterstützung mittels Telemedizin und Telemonitoring sollen anhand ausgewählter Krankheitsbilder (z.B. bei Rheuma/Diabetes/Depression) fokussiert werden.

Die Zukunft der ambulanten Versorgung ist digital und wird auch Big Data-Analysen, personalisierte Medizin oder den Einsatz künstlicher Intelligenz in der ärztlichen Versorgung umfassen. Die Potenziale und auch den Nutzen der Digitalisierung in Arztpraxen dabei verständlich zu vermitteln, wird eine zentrale Herausforderung bleiben. Denn eine allgemeingültige Formel zur optimalen Digitalisierung von Arzt- und Psychotherapeutenpraxen kann es nicht geben. Dafür ist jede Praxis in ihren Strukturen zu unterschiedlich. Nicht jede digitale Anwendung, die aktuell auf dem Markt verfügbar ist, ist auch für jede Praxis gleichermaßen sinnvoll. Es muss stets abgewogen werden: Welche Prozesse erleichtern den individuellen Praxisablauf und welche nicht? Schlussendlich sind niedergelassene Ärzte und Psychotherapeuten auch wirtschaftlich handelnde Unternehmer. Deshalb braucht es Angebote, die verdeutlichen, welchen großen Nutzen die Digitalisierung von Arztpraxen mit sich bringt.

Literatur

Engelkamp et al. (2020) Einführung in die Volkswirtschaftslehre. DOI: 10.1007/978-3-662-62248-3

Haring et al. (2019) Gesundheit digital – Perspektiven zur Digitalisierung im Gesundheitswesen. Springer-Verlag Berlin Heidelberg. DOI: 10.1007/978-3-662-57611-3

Pfannstiel et al. (2017) Digitale Transformation von Dienstleistungen im Gesundheitswesen II – Impulse für das Management. Springer-Verlag Berlin Heidelberg. DOI: 10.1007/978-3-658-12393-2

Schmiech (2018) Der Weg zur Industrie 4.0 für den Mittelstand. Ausgewählte Potenziale und Herausforderungen. S. 1–28. In: Wolff et al. (2018) Digitalisierung. Segen oder Fluch – Wie die Digitalisierung unsere Lebens- und Arbeitswelt verändert. Springer-Verlag Berlin Heidelberg. DOI: 10.1007/978-3-662-54841-7

Wolff et al. (2018) Digitalisierung. Segen oder Fluch – Wie die Digitalisierung unsere Lebens- und Arbeitswelt verändert. Springer-Verlag Berlin Heidelberg. DOI: 10.1007/978-3-662-54841-7

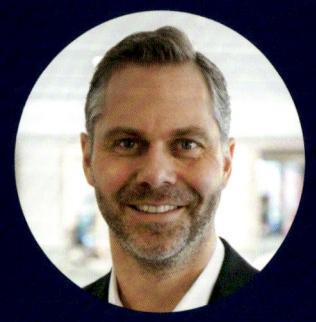

Dr. Georg Diedrich

Georg Diedrich studierte und promovierte an der Ruhr-Universität Bochum im Bereich Wirtschaftswissenschaft. Nach verschiedenen beruflichen Stationen war er zwischen 2006 und 2013 als leitender Angestellter im Versicherungskonzern ERGO AG tätig und verantwortete dort zuletzt die zentrale IT-Architektur. Anschließend wechselte Dr. Diedrich zur Kassenärztlichen Vereinigung Westfalen-Lippe und übernahm 2016 die Geschäftsbereichsleitung IT & eHealth. Zeitgleich nahm er 2016 die Geschäftsführung der KV IT-GmbH, einer Tochtergesellschaft der KVWL, an.

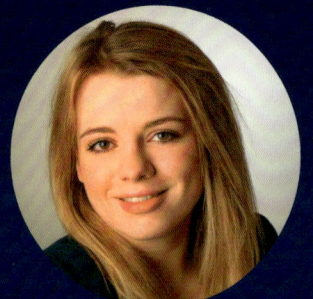

Lea Nehm

Lea Nehm studierte bis 2014 an der Universität Duisburg Essen Politikwissenschaften (B.A.) und bis 2016 Sozialwissenschaften, Schwerpunkt Gesundheitssysteme und Gesundheitswirtschaft an der Ruhr-Universität Bochum (M.A.). Von 2016 bis 2019 war sie Referentin im Referat QM, IT und Datenanalyse bei der Krankenhausgesellschaft NRW. Seit 2020 ist Frau Nehm als Spezialistin eHealth im Geschäftsbereich IT & eHealth der KVWL tätig. Als Programmleitung der dipraxis baute sie die dipraxis der KVWL im Jahr 2020 auf.

7

Die Arztpraxis der Zukunft – Perspektiven der jungen Generation

Max Tischler

Eine der meistgestellten Fragen an meine Person ist: Sie als „digital native" – wie sehen Sie die digitalen Entwicklungen und was erwartet die junge Generation von Ärztinnen und Ärzten? Meine Antwort kann knapp ausfallen: Die junge Generation sieht die digitale Transformation positiv.

Was aber sind die Erwartungen der jungen Ärztegeneration und welche Veränderungen braucht es im deutschen Gesundheitswesen, um nicht nur den Beruf, sondern auch das Arbeitsumfeld attraktiv zu gestalten. Gern nehme ich Sie als Leser mit, um mich dieser Frage von den unterschiedlichen Gesichtspunkten aus zu nähern.

Die meisten jungen Ärztinnen und Ärzte gehören (noch) der Generation Y an, also den Geburtsjahrgängen von 1980- bis in die späten 1990er-Jahre. Im Gesundheitswesen sind diese Jahrgänge aktuell in ihrer Weiterbildung zum Facharzt oder haben als junge Fachärzte gerade eine verantwortungsvolle Position übernommen. Auch ich selber gehöre – mit Jahrgang 1988 – genau dieser Generation an. Unsere Generation ist mit digitalen Tools im Privatleben aufgewachsen – von Computern, über die sich weiterentwickelnden digitalen Spielgeräte wie z.B. den Gameboy, über die ersten massentauglichen Handys bis hin zu den Smartphones, die in Schul- oder Studienzeit zum Alltagsgegenstand wurden. Die Vernetzung untereinander und die universelle Verfügbarkeit von Wissen und Daten haben unseren Ausbildungsweg begleitet; wir sind es gewohnt, Bankgeschäfte, Einkäufe und Ticketkäufe statt persönlich, digital über das Smartphone abwickeln zu können. Aus diesem Blickwinkel werden wir folglich zurecht als „digital natives" bezeichnet, die mit digitalen Tools aufgewachsen sind.

Ein tieferer Blick in die Generation Y zeigt aber auch, Lerninhalte in der Schule oder der universitären Ausbildung waren nicht an die neuen digitalen Tools angepasst: Weder war das „digitale Lernen", also die digitale Umsetzung von Lerninhalten als Alternative zu Präsenzunterricht weit fortgeschritten, noch waren Lerninhalte über Digitalisierung, Datenschutz, Datensicherheit, Programmiersprachen usw. Bestandteil unserer Ausbildung. Es kann also nicht von vornherein erwartet werden, dass „digital natives" oder die Generation Y einen hohen digitalen Bildungsstand mitbringen, auch wenn digitale Anwendungen das Leben bestimmen.

Die größten Erwartungen der jungen Ärztegeneration im Rahmen der digitalen Transformation im deutschen Gesundheitswesen beziehen sich auf die Bereiche Bürokratie und Dokumentation, Interaktion und Kommunikation sowie die Weiterentwicklung des Arzt-Patienten-Verhältnisses. Gerade in diesen Bereichen des Gesundheitswesens fehlt es an digitaler Unterstützung, die Abweichung zur gewohnten digitalen Lebensweise im privaten Bereich ist groß. Eine hohe Arbeitsunzufriedenheit gepaart mit hoher Arbeitsbelastung ist die Folge.

7.1 Bürokratie und Dokumentation

Eine der größten Schmerzpunkte in der Arbeitswirklichkeit der jungen Ärztegeneration stellen arztferne Tätigkeiten dar: Hierzu gehören vor allem repetitive administrative Aufgaben, die mit hohem Aufwand und zumeist ohne Unterstützung durch digitale Tools erfolgen müssen: Angefangen bei der Suche nach Vorbefunden, Diagnosen und Medikamentenplänen, über die erneute Eingabe von Allergien in die Klinik- oder Praxisinformationssysteme sind die meisten Prozesse oft papierbasiert oder nicht konsequent digitalisiert. Medienbrüche und Doppeldokumentation bestimmen den Alltag. Um es praktisch zu machen: Nach einer dreistündigen Visite entsteht genügend Arbeit durch Dokumentation und Befundermittlung, sodass *mindestens* die gleiche Zeit nochmal am Schreibtisch verbracht werden kann, statt diese am Patienten selber zu verbringen.

Dabei sind die Wünsche der jungen Ärztegeneration in zahlreichen Umfragen der Vergangenheit konstant und unterscheiden sich auch hier nur gering zwischen ambulanter oder stationärer Tätigkeit: Der Wunsch bleibt, eine Verringerung von Bürokratie und Dokumentationsaufwand, eine Vermeidung von Doppeldokumentationen digital wie analog sowie an digitale Weiterentwicklung angepasste Prozesse.

Aus Sicht der jungen Ärztegeneration ist eine konsequente Digitalisierung und die gleichzeitige Anpassung von Prozess- und Verfahrensstrukturen der Schlüssel zu dem häufig versprochenen, aber nie durchgesetzten Bürokratieabbau.

Die universelle Verfügbarkeit von Daten – welche im Privatleben für uns mittlerweile zum Standard geworden ist – muss im Gesundheitssystem dringend nachgeholt werden. Damit würden viele repetitive und administrative Prozesse entfallen. Die weitere Dokumentation von Befunden, die Visitendokumentation oder aber auch die Erstellung von Arztbriefen kann durch effiziente Digitalisierung beschleunigt und vereinfacht werden: Sprachassistenten sind weitreichend verfügbar und die zunehmende Einbindung von künstlicher Intelligenz (KI) und „Natural Language Processing" (NLP) kann diese Prozesse in der Zukunft vereinfachen. Abschließend ist der Versand von Befunden, Überweisungen oder Arztbriefen heutzutage ein analoger Prozess: Der Patient wird zu Recht häufig als „Briefträger" bezeichnet, die mitgegebenen Befunde sind unvollständig oder zur Terminvorstellung dann bereits veraltet. Die digitale Umsetzung dieser analogen Prozesse und Einbindung in ein Gesamtkonzept ist dringend erforderlich.

Was wäre eine Vision für die Dokumentation und den Abbau von Bürokratie?

Die Patientendaten, die Diagnosen, Allergien, Medikation und alle weiteren Bestandteile einer ausführlichen Anamnese sind digital in einer elektronischen Patientenakte aufbereitet, strukturiert und organisiert und können ohne Reibungsverluste an Schnittstellen in das Praxis- oder Klinikinformationssystem übertragen werden. Der Zugriff kann über alle Endgeräte, unabhängig ob mobil oder stationär erfolgen. Überweisungsdaten und Daten aus Voruntersuchungen liegen grundsätzlich, nach Zustimmung der Patienten, vor. Im Anamnesegespräch kann sich der Arzt voll und ganz auf das aktuelle Problem des Patienten konzentrieren, was ihm im Vorhinein übermittelt wurde und der Arzt sich so bereits vor dem Erstkontakt mit dem Pa-

tienten über diesen informieren konnte. Die Dokumentation des Gespräches erfolgt automatisiert, das Anamnesedokument wird dem Arzt aufbereitet zur Verfügung gestellt und muss lediglich auf Korrektheit überprüft werden. Weitere Dokumentationen z.B. die Visitendokumentation im Krankenhaus, erfolgt gleichermaßen. Die Prüfung von Differenzialdiagnosen und der Abgleich mit seltenen Erkrankungen erfolgt über die Einbindung einer künstlichen Intelligenz. Die Abwägung und die Adaptation der KI-unterstützten Vorschläge auf Basis der verfügbaren Daten und Befunde in den Kontext des Patienten erfolgt durch den Arzt. Der Arztbrief wird weitestgehend automatisiert erstellt. Der finale Brief wird mit allen Befunden und nachvollziehbaren Medikationsänderungen wieder in die elektronische Patientenakte gestellt.

7.2 Interaktion und Kommunikation

Probleme und Herausforderungen in der Interaktion und Kommunikation im deutschen Gesundheitswesen ergeben sich aus der fehlenden Vernetzung sowohl innerhalb der Ärzteschaft als auch zwischen Ärzten und weiteren Gesundheitsfachberufen. Als Überbrückung – sowohl zur Datenübertragung als auch zur Kommunikation untereinander – erfolgt die Kommunikation häufig und nicht datenschutzkonform über frei verfügbare, unsichere Messenger-Anwendungen.

Der Wunsch nach vermehrter Kommunikation innerhalb und genauso außerhalb der Ärzteschaft trägt der zunehmenden Spezialisierung und dem Wissenszuwachs Rechnung. Seit Jahren wird die „Aufhebung der Sektorengrenze" eingefordert. Dennoch ist auch in diesem Bereich bisher wenig Entwicklung zu verzeichnen. Die sektorenübergreifende Kommunikation, also die Zusammenarbeit und der Austausch zwischen Einrichtungen des ambulanten- und des stationären Sektors, ist bisher auf Grund unterschiedlicher Schnittstellen und Voraussetzungen nur eingeschränkt möglich, ist jedoch Grundvoraussetzung für eine gute Zusammenarbeit zwischen den Einrichtungen.

Die Bedeutung der Zusammenarbeit und Kommunikation mit anderen Gesundheitsfachberufen nimmt ebenfalls zu: In Zukunft werden die zahlreichen Aufgaben nur in guter Zusammenarbeit mit den Gesundheitsfachberufen erledigt werden können, um Patienten eine bestmögliche Versorgung anbieten zu können. Weitere Gesundheitsfachberufe, wie z.B. Digitalassistenten, also nichtärztliches Personal, dass im Alltag im Krankenhaus oder Arztpraxis bei der Anwendung digitaler Tools oder der Kommunikation digitaler Angebote gegenüber Patienten unterstützt, werden in Zukunft dazu beitragen, Anforderungen an das Gesundheitssystem zu lösen. Aus junger Sicht ist auch hier ein einfaches und sicheres Kommunikationstool zum Austausch von Daten erforderlich.

Was wäre eine Vision für die Interaktion und Kommunikation?

Es sind Kommunikationsinstrumente innerhalb und außerhalb der Berufsgruppe der Ärzte erforderlich. Ein ärztlicher Messenger ermöglicht die Kommunikation und den Versand von Daten über die Sektorengrenzen hinweg, um die Versorgung der Patienten durch Verfügbarkeit von Informationen und schnelle Rückfragemöglichkeiten an weitere behandelnde Ärzte zu verbessern. Gleichzeitig muss auf Institutsebene sichergestellt werden, dass Anfragen zunächst vorsortiert werden können, um den individuellen Adressaten nicht zu überlasten

und gleichzeitig sicherzustellen, dass z.B. in Urlaubs- oder Krankheitszeiten der Sender dennoch eine Antwort erhält. Zeiten, in denen das Telefon oder ein analoger Brief als einzige Kommunikationskanäle zur Verfügung stehen, müssen der Vergangenheit angehören.

Gleichzeitig ist die interprofessionelle Kommunikation und der Austausch mit weiteren Gesundheitsfachberufen essenzieller denn je. Work-Life-Balance und das Zusammenspiel von beruflichen, wissenschaftlichen und privaten Verpflichtungen können nur durch eine gute Zusammenarbeit geschehen. Auch hierfür sind Kommunikationstools erforderlich, um Daten untereinander auszutauschen und gleichzeitig z.B. bei Rückfragen, Anmerkungen und Auffälligkeiten einen direkten, schnellen und sicheren Kommunikationsweg nutzen zu können.

7.3 Weiterentwicklung des Arzt-Patienten-Verhältnisses

Es bestehen keine Zweifel daran, dass sich das Arzt-Patienten-Verhältnis in der Zukunft insbesondere durch die digitale Transformation verändern wird: Während heute noch Wiederholungsrezepte, Routine- oder Nachkontrollen bei ungefähr 25 Prozent der Patienten nahezu regelhaft als analoger Termin in der Arztpraxis oder dem Krankenhaus durchgeführt werden müssen, werden diese in Zukunft auch durch die technische Weiterentwicklung sowohl im Gesundheitswesen als auch im privaten Bereich digital abgebildet werden können. Die schnelle Entwicklung der Smartphones in den vergangenen 10 Jahren lässt erwarten, welche weiteren Entwicklungen uns nicht nur bei den Kameras der Geräte in Zukunft erwarten lassen. Die Generation Z, also die Geburtenjahrgänge ab 2000, nutzen bereits heute das Smartphone häufiger als einen stationären Computer.

Große Technikkonzerne wie Apple, Samsung oder Microsoft haben diese Entwicklung bereits berücksichtigt und die ersten Hochleistungs-Mobilgeräte auf den Markt gebracht. Immer wieder kommt es vor, dass ich selber auch von Patienten lerne, da diese neue, frei verfügbare Gesundheitsapps mit in meine Sprechstunde bringen und gewonnene Daten aufbereitet präsentieren. Aus Sicht junger Ärzte wird das Arzt-Patienten-Gespräch auch in Zukunft der Goldstandard bleiben, auch wenn dieses in Zukunft in Teilen digital stattfinden wird. Gesundheitsapps oder auch Digitale Gesundheitsanwendungen (DIGA) werden hierzu beitragen. Es muss das oberste Ziel sein, Qualität, Empathie und Intimität eines persönlichen Arzt-Patienten-Gespräches auch digital abbilden zu können. Hierfür werden zeitnah Aus- und Fortbildungsmaßnahmen benötigt.

Was wäre eine Vision für die Weiterentwicklung des Arzt-Patienten-Verhältnisses?

Ersteinschätzungen und Folgetermine können zunächst digital erfolgen, ohne dass ein Arzt-Patienten-Gespräch weniger empathisch erscheint. Beim Erstkontakt mit einem Neupatienten können digitale Tools bei der Vorbereitung z.B. in Form von digitalen Anamnesebögen sowie der Nutzung der elektronischen Patientenakte unterstützen. Eine rein digitale Betreuung ohne analoge Kontakte kann bei Bagatellerkrankungen vorstellbar sein. Auch kann nach digitaler Ersteinschätzung eine Triagierung von Patienten insbesondere in der häufig ausgelasteten Facharztpraxis erfolgen, um Pa-

tienten mit dringlichen Gesundheitsproblemen auch einen schnellen Termin ermöglichen zu können. Die digitale Befunderhebung wird sich durch die technische Weiterentwicklung der Smartphones und dem vermehrten Einsatz von Wearables verbessern. Patienten werden eigenständig Daten erheben, die Entwicklung ihrer Erkrankung selber intensiver verfolgen und so informierter und kompetenter dem Arzt gegenübertreten. Diese Entwicklung eines souveränen und informierten Patienten unterstützt die junge Ärztegeneration.

7.4 Die Arztpraxis in der Zukunft

Die digitale Transformation wird die bisherigen Strukturen in den Arztpraxen in Deutschland verändern. Die zukünftige Arztpraxis wird digital, vernetzt und patientenzentriert ausgerichtet sein. Die Einführung von Digitalen Gesundheitsanwendungen (DIGA) in die Versorgung haben den ersten Aufschlag zu einer Reihe weiterer Neuerungen gemacht. Die Einführung von elektronischer Patientenakte (ePA), elektronischem Rezept (E-Rezept), elektronischer Arbeitsunfähigkeitsbescheinigung (eAU), die Einführung eines Messengersystems sowie die Nutzung des KIM-Dienstes (Kommunikation im Medizinwesen) sowie weitere Anwendungen werden dazu beitragen, die Informationsqualität über den Patienten aber auch den interkollegialen und interprofessionellen Austausch zu verbessern.

Die Datenqualität über unsere Patienten wird einen Schub erleben, sodass einerseits eine bessere Behandlung in der Praxis auf Grund einer besseren Datenlage möglich ist, andererseits mehr Zeit für die eigentliche Patientenbehandlung zur Verfügung steht, da administrative- und Suchprozesse wegfallen werden.

Bei der Entwicklung der unterschiedlichen Anwendungen stand der Patient im Mittelpunkt, daher werden nicht alle Anwendungen der Ärzteschaft nützen. Dennoch wird in der Zeitersparnis durch digitale Tools ein großer Nutzen für die Ärzteschaft bestehen, die der individuellen Betreuung des Patienten zugutekommt.

Einer weiteren Arbeitsverdichtung durch die freiwerdende Zeit ist klar eine Absage zu erteilen – im Rahmen der Einführung neuer Prozesse ist zunächst vor allem mehr Zeit notwendig. Digitale Helfer werden in Zukunft dafür sorgen, dass den Ärzten mehr Zeit für die Arbeit „am" Patienten zur Verfügung stehen wird.

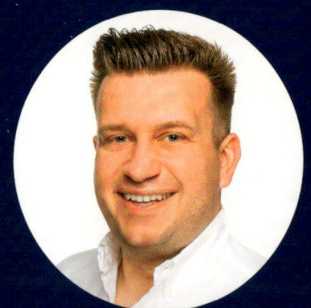

Max Tischler

Max Tischler ist Facharzt für Dermatologie und seit 2019 der Sprecher der Bündnis Junge Ärzte (BJÄ), einem Verbändeverband aus 26 jungen Fachgesellschaften und Berufsverbänden, die sich für ein zukunftsweisendes Gesundheitssystem einsetzen. Er arbeitet in einer großen Dortmunder Gemeinschaftspraxis als Dermatologe, begleitet als Chief Medical Director das Schweizer Teledermatologie Start-Up „OnlineDoctor" und engagiert sich berufspolitisch im Hartmannbund. Sein Studium der Humanmedizin absolvierte er an der Universität Gießen mit Auslandsaufenthalten in Bologna/Italien und am Unispital Zürich in der Schweiz. Anschließend arbeitete er zunächst in der Schweiz, später in der Hautklinik Klinikum Lüdenscheid, bevor er die Tätigkeit in der dermatologischen Praxis aufnahm.

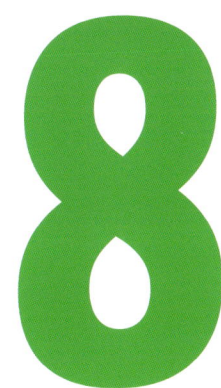

Verbesserung der medizinischen Versorgung durch Nutzung von Real-World-Daten – Das Forschungsdatenzentrum beim BfArM

Karl Broich, Steffen Heß und Katharina Schneider

8.1 Ziele und Hintergrund

Ziel des Forschungsdatenzentrums (FDZ) ist es, nutzungsberechtigten Institutionen den Zugang zu Gesundheitsdaten aus der alltäglichen Patientenversorgung, sogenannten „Real-World-Daten" (RWD), zu ermöglichen. Damit folgt das FDZ dem zunehmenden Trend der Digitalisierung und der Nutzung großer Datenmengen („Big Data"), die die Grundlage für etablierte Methoden zur Evidenzgenerierung sowie für zukunftsorientierte Methoden wie Machine Learning und den Einsatz Künstlicher Intelligenz bilden. Durch die Analyse der Versorgungsdaten soll eine Verbesserung der Gesundheitsversorgung und die

Entwicklung von medizinischen Innovationen ermöglicht werden. Das FDZ bildet dabei neben weiteren zentralen Aufgaben des Bundesinstituts für Arzneimittel und Medizinprodukte (BfArM) einen wichtigen Baustein zur Gestaltung eines digitalen Ökosystems im Gesundheitswesen.

Die Bedeutung der Nutzung von RWD ist in den letzten Jahren erheblich gestiegen. Dies spiegelt sich auch in der medizinischen Literatur wider (Franklin et al. 2019). Ein wesentlicher Vorteil von RWD besteht darin, dass sie, statt unter standardisierten Studienbedingungen, die die Übertragbarkeit der Ergebnisse auf die Allgemeinbevölkerung erschweren, im Rahmen des alltäglichen Versorgungsgeschehens erhoben werden (Sherman et al. 2016). Gerade im Falle von Krankenkassendaten und Daten aus elektronischen Patientenakten (ePA), die dem FDZ als Quelle dienen, besteht die Möglichkeit, Daten großer Populationen über längere Beobachtungszeiträume hinweg zu analysieren. So können unter Umständen auch Effekte, die erst sehr spät nach einer Exposition oder aber nur in sehr seltenen Fällen auftreten, detektiert werden. Auch bei Untersuchungen zu seltenen Erkrankungen („Rare Diseases"), bei denen die Patientenpopulationen klein sind, können RWD eine wichtige Rolle spielen. Somit können sie eine wertvolle Ergänzung zu randomisierten klinischen Studien sein, z.B. indem durch sie Ergebnisse reproduziert werden (Franklin et al. 2019). Auch in Fällen, in denen eine klinische Studie am Patienten unethisch wäre, können RWD wichtige Datenquellen darstellen (z.B. bei der Analyse von Krankenkassendaten zum Krebsrisiko nach Exposition mit N-nitrosodimethylamin-verunreinigtem Valsartan [Gomm et al. 2021]).

Während RWD schon länger für Fragen der Pharmakovigilanz, wie z.B. der Signalevaluation oder dem Risikomanagement verwendet werden, spielten sie für Studien zur Effektivität aufgrund ihres Verzerrungspotentials durch Störgrößen in der Vergangenheit eine eher untergeordnete Rolle (Cave et al. 2018). Das BfArM hat sich aber früh an den regulatorischen Diskussionen beteiligt (Eichler et al. 2019). Auch die Größe der Datenmengen und die teils variable Qualität können eine Herausforderung darstellen (Sherman et al. 2016). Durch die Weiterentwicklung wissenschaftlicher Methoden und die wachsenden Erfahrungswerte mit RWD wur-

den aber auch hier neue Möglichkeiten geschaffen. Des Weiteren können RWD beispielsweise auch verwendet werden, um nach einer Arzneimittelzulassung durch zusätzliche Analysen die medizinische Indikation zu erweitern oder aber die Anwendung durch andere Bevölkerungsgruppen zu untersuchen (Franklin et al. 2019). Dies gilt genauso für den Bereich Medizinprodukte, bei dem RWD eine wichtige Rolle zur Früherkennung und Bewertung von Risikosignalen spielen.

Ein entscheidender Aspekt von RWD ist, dass sie meist zeit- und kosteneffizient eingesetzt werden können (Sherman et al. 2016). Mit der gesetzlichen Neuregelung kann sich das FDZ hier einreihen. Das besondere Potenzial eines für die Wissenschaft schnell zugänglichen, umfangreichen, zentralen Datenzentrums zeigt sich, neben wichtigen Fragestellungen zu Arzneimittelrisiken, auch am Beispiel der Coronavirus-Pandemie, wo mithilfe von Beobachtungsdaten mögliche Gefahren für die Bevölkerung minimiert werden konnten.

Analysen mit Daten des FDZ können in verschiedenen Bereichen des Gesundheitssystems Anwendung finden und damit in vielfältiger Weise zu dessen Optimierung beitragen. Neben der Forschung und der Verbesserung der Versorgungsqualität können die Daten auch für Aufgaben der Steuerung und Gesundheitsberichterstattung, für die Ressourcenplanung (z.B. für Krankenhäuser), zur Weiterentwicklung der gesetzlichen Krankenversicherungen und ihrer Einzelverträge sowie für die Analyse und Entwicklung von sektorübergreifenden Versorgungsformen genutzt werden (§ 303e Abs. 2 SGB V).

Für das FDZ wurde beim BfArM eine Stabsstelle eingerichtet, die im Sinne des

Datenschutzes eigenständig und getrennt von den anderen Aufgabenbereichen des BfArM agiert. Das FDZ geht aus der Datenaufbereitungsstelle des Deutschen Instituts für Medizinische Dokumentation und Information (DIMDI) hervor, das im Jahr 2020 in das BfArM eingegliedert wurde. Die Weiterentwicklung des Forschungsdatenzentrums mit dem *Digitale-Versorgungs-Gesetz* (DVG) (Bundesgesetzblatt 2019) und dem *Patientendaten-Schutz-Gesetz* (PDSG) (Bundesgesetzblatt 2020) ist Teil der im Januar 2021 veröffentlichten Datenstrategie der Bundesregierung (Bundeskanzleramt 2021) und des Bundesministeriums für Gesundheit (BMG). Hierdurch sollen die Möglichkeiten zur Forschung mit RWD weiter ausgebaut werden. Ein Vorteil des FDZ gegenüber der bisherigen Datenaufbereitungsstelle ist beispielsweise, dass, während bisher nur die Bereitstellung von aggregierten Ergebnismengen möglich war, nun durch die geplante Schaffung einer Plattform mit geschützten, virtuellen Arbeitsräumen weitestgehend eigenständige Analysen durch die Forscher ermöglicht werden sollen. Dieses Vorgehen kommt einem interaktiven Forschungsprozess entgegen. Nach abgeschlossener Analyse sollen die geprüften aggregierten Ergebnismengen dem Antragsteller zur Verfügung gestellt werden. Zudem sind Umfang und Aktualität der Daten erheblich verbessert und die Anträge auf Datenverarbeitung können, u.a. durch Einrichtung eines digitalen Antragsverfahrens, zügiger bearbeitet werden.

8.2 Aufgaben und Datenflüsse

Das Forschungsdatenzentrum erhält Abrechnungsdaten der Krankenkassen und Daten aus der elektronischen Patientenakte, die die Versicherten freiwillig und mit Einwilligung zur Verfügung stellen können, mit der Aufgabe, diese aufzubereiten und Qualitätssicherungen vorzunehmen. Anträge von Nutzungsberechtigten werden geprüft und das Reidentifikationsrisiko in den Daten, die zugänglich gemacht werden sollen, minimiert. Zudem soll das FDZ für eine bessere Transparenz der Datenverarbeitungen ein öffentliches Antragsregister etablieren sowie Schulungen und Beratungen für die Antragsteller anbieten. Auch im weiteren Verlauf soll das Verfahren der Datentransparenz durch das FDZ weiterentwickelt und die wissenschaftliche Erschließung der Daten vorangetrieben werden (§ 303d Abs. 1 SGB V).

Die Datenflüsse sind in den §§ 4 bis 6 der *Datentransparenzverordnung* (DaTraV) (Bundesgesetzblatt 2020) beschrieben. Die Abrechnungsdaten der gesetzlich Versicherten werden, mit einem Lieferpseudonym versehen, von den gesetzlichen Krankenversicherungen (GKV) an den Spitzenverband Bund der Krankenkassen übermittelt, wo eine Qualitätsprüfung erfolgt. Die Übermittlung der Daten an das FDZ erfolgt mit vom GKV-Spitzenverband vergebenen Arbeitsnummern ohne Nennung der Lieferpseudonyme. Angaben zu Leistungserbringern werden zuvor vom GKV-Spitzenverband in der Form pseudonymisiert, dass Identifikatoren entfernt, aber für die Forschung oft wichtige Informationen, wie z.B. die regionale Zuordnung, erhalten bleiben (§§ 4 und 5 DaTraV).

Zur Erhöhung des Datenschutzes wurde beim Robert-Koch-Institut (RKI) eine unabhängige Vertrauensstelle eingerichtet. Sie erhält vom GKV-Spitzenverband die Lieferpseudonyme und zugehörigen Arbeitsnummern. Die Lieferpseudonyme werden von der Vertrauensstelle in permanente periodenübergreifende Pseudonyme überführt. Dann wird eine Zuordnungsliste der Arbeitsnummern zu den jeweiligen periodenübergreifenden Pseudonymen an das FDZ übermittelt. Im Anschluss werden Lieferpseudonyme, Arbeitsnummern und periodenübergreifende Pseudonyme in der Vertrauensstelle gelöscht (§ 6 DaTraV). Damit wurde ein zweistufiger Prozess der Pseudonymisierung eingeführt.

Die Freigabe von Daten aus der elektronischen Patientenakte für das FDZ soll ab dem Jahr 2023 möglich sein (§ 342 Abs. 2 Nr. 4 SGB V). Dies geschieht jedoch nur nach freiwilliger informierter Einwilligung der/des Versicherten. Die Datenflüsse erfolgen analog zu denen der Routinedaten, jedoch ohne Einbezug des GKV-Spitzenverbandes. Wird eine Einwilligung widerrufen, werden die entsprechenden ePA-Daten im Forschungsdatenzentrum gelöscht. Daten, die bereits Nutzungsberechtigten bereitgestellt wurden, dürfen jedoch weiterhin für die jeweiligen Forschungsvorhaben verarbeitet werden

(§ 363 SGB V). Die Datenflüsse sind in Abbildung 43 dargestellt.

8.3 Datenschutz

Da es sich bei den Daten des Forschungsdatenzentrums um sensible Gesundheitsdaten handelt, sind entsprechende Datenschutzvorkehrungen von großer Bedeutung. Daher wurde vom Gesetzgeber ein Pseudonymisierungsverfahren unter Einbezug einer Vertrauensstelle vorgesehen, die vom Forschungsdatenzentrum räumlich, organisatorisch und personell getrennt ist. Beide Stellen unterliegen dem Sozialgeheimnis nach § 35 SGB I, erfüllen ihre Aufgaben eigenständig und getrennt von den anderen Aufgaben des jeweiligen Instituts und unterstehen der Rechtsaufsicht des Bundesministeriums für Gesundheit (§ 303a Abs. 2 SGB V).

Die Versichertenangaben werden vor dem ersten Übermittlungsschritt pseudonymisiert. Eindeutige Identifikatoren der Versicherten, wie Namen, Straßennamen und Hausnummern, Telefonnummern, werden nicht übermittelt. Das Pseudonymisierungsverfahren wird in Abstim-

Abb. 43   Datenflüsse

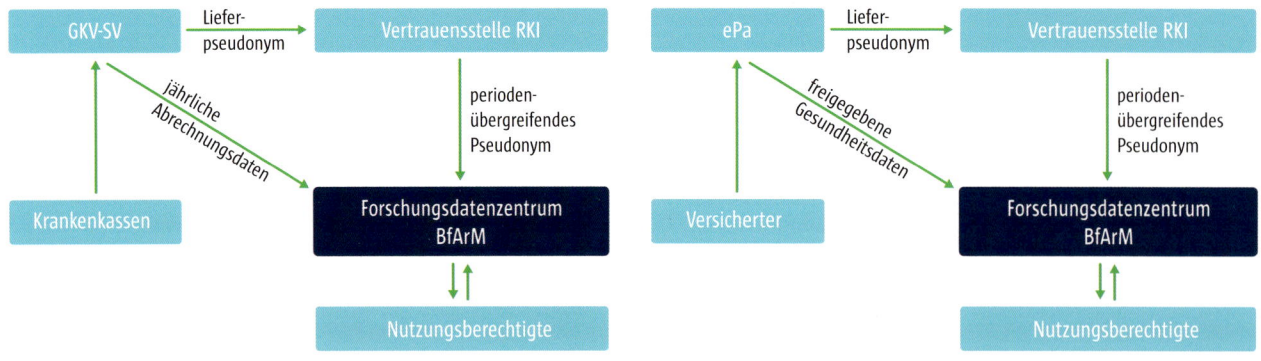

mung mit dem Bundesamt für Sicherheit in der Informationstechnik (BSI) und der/dem Bundesbeauftragten für den Datenschutz und die Informationsfreiheit (BfDI) festgelegt (§ 5 Abs. 2 DaTraV).

Das FDZ muss die Sicherheit der Daten nach dem Stand der Technik gewährleisten (§ 2 Abs. 4 DaTraV) und die versichertenbezogenen Einzeldatensätze spätestens nach 30 Jahren löschen (§ 303d Abs. 3 SGB V).

8.4 Dateninhalte

Der Umfang an Daten des Forschungsdatenzentrums ist gegenüber der ehemaligen Datenaufbereitungsstelle des DIMDI erheblich erweitert, wobei für die zurückliegenden Datenjahre der Bestand des DIMDI übernommen und durch Daten des Risikostrukturausgleichs der Berichtsjahre 2016–2018 ergänzt wird. Der in § 3 der Datentransparenzverordnung definierte Datenumfang wird ab dem Berichtsjahr 2023 von den Krankenkassen übermittelt. Für die Berichtsjahre 2019–2022 gilt eine Übergangsregelung nach § 12 DaTraV. So werden schließlich alle Berichtsjahre ab 2008 lückenlos zur Verfügung stehen.

Angaben zu den Versicherten enthalten das Geburtsjahr, das Geschlecht und die Postleitzahl des Wohnortes sowie den Vitalstatus und ggf. das Sterbedatum. Zu dem Versicherungsverhältnis werden Merkmale wie z.B. die Betriebsnummer der Krankenkasse und der Versichertenstatus übermittelt. Zu den Kosten- und Leistungsdaten zählen z.B. Art, Beginn und Ende einer Behandlung, Fallkosten, ICD-kodierte Diagnosen, OPS-kodierte Operationen und Prozeduren, Pharmazentralnummern, Verordnungs- und Abgabe-

daten von Arzneimitteln, Aufnahme- und Entlassungsdaten sowie Aufnahme- und Entlassungsgrund bei stationären Aufenthalten. Außerdem enthalten sie Angaben zur Versorgung mit Heil- und Hilfsmitteln, Krankentransportleistungen, häuslicher Krankenpflege, Hebammenhilfe sowie digitalen Gesundheitsanwendungen (§ 3 DaTraV).

Bei den Daten der ePA kann es sich beispielsweise um Daten aus Arztbriefen, dem Medikationsplan, dem Impfpass, dem Mutterpass, dem Untersuchungsheft für Kinder etc. handeln (§ 341 Abs. 2 SGB V). Die Versicherten können jedoch selbst entscheiden, ob sie Daten freigeben möchten und wenn ja, in welchem Umfang (§ 363 Abs. 2 SGB V). Ein Überblick, welche Real-World-Daten beispielsweise im FDZ-Datensatz enthalten sein werden, gibt Abbildung 44.

8.5 Antragsverfahren

Neben Versorgungsforschungseinrichtungen oder anderen Einrichtungen der unabhängigen wissenschaftlichen Forschung sind eine Vielzahl weiterer für das Gesundheitssystem entscheidenden Institutionen antragsberechtigt (§ 303e Abs. 1 SGB V).

Die Vorgehensweisen zu den Anträgen und der Datenbereitstellung sind in den §§ 7 bis 10 der Datentransparenzverordnung spezifiziert. Die Anträge werden elektronisch gestellt. Neben den Kontaktdaten des Nutzungsberechtigten müssen der Nutzungszweck, der methodische Ansatz, die beteiligten Personen und, falls vorgesehen, eine geplante Zusammenführung mit anderen Datenbeständen im Antrag aufgeführt werden. Außerdem müssen die Antragsteller nachvollziehbar darlegen, dass die angeforderten Daten in Umfang und Struktur zur Beantwortung der geplanten Forschungsfrage erforderlich und geeignet sind. Bei kassenbezogenen Verarbeitungen muss zudem eine Einwilligung der jeweiligen Krankenkasse eingereicht werden. Im Sinne des Datenschutzes verpflichten sich die Nutzungsberechtigten, dass sie keinen Bezug zu Personen, Leistungserbringern oder Leistungsträgern herstellen, die Daten ausschließlich für die genehmigten Zwecke nutzen und diese durch geeignete technische und organisatorische Maßnahmen schützen. Nach Prüfung und Bewilligung des Antrags werden die Daten, wie

oben bereits erwähnt, aufbereitet und zusammengefasst durch das FDZ zur Verfügung gestellt.

8.6 Ausblick

Durch neueste Methoden in der Auswertung der Daten für explorative Zwecke aber auch bei der Generierung von Evidenz steigt der Nutzen von aktuellen, repräsentativen und qualitativ hochwertigen Datenquellen. Insbesondere Diagnostik und Therapie basierend auf Künstlicher Intelligenz braucht repräsentative und unverzerrte Daten. Hierbei schafft

Abb. 44 Real-World-Data (RWD) am Forschungsdatenzentrum des BfArM (adaptiert von Julia Wicherski, BfArM, nach Garrison et al. 2007; Swift et al. 2018)

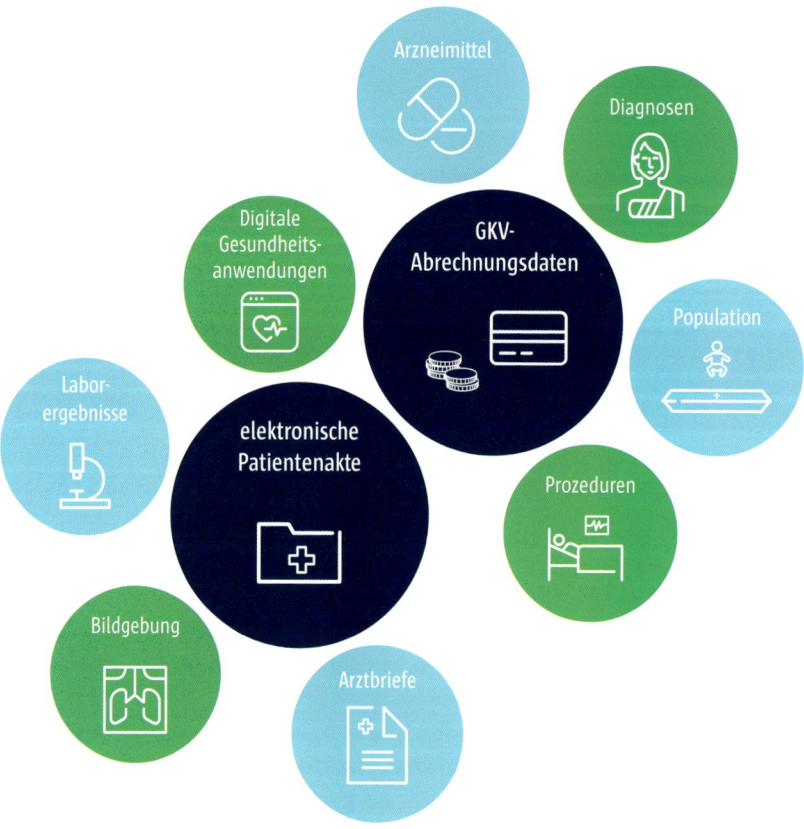

die Erschließung der Abrechnungs- und ePA-Daten von über 70 Millionen gesetzlich Krankenversicherten für Deutschland teils vollkommen neue Auswertungsmöglichkeiten, deren Potenzial sich durch europäische Vernetzung, wie es im Europäischen Gesundheitsdatenraum (Europäische Kommission 2020) und dem *Data Analysis and Real World Interrogation Network* (DARWIN EU) (European Medicines Agency 2021) umgesetzt werden soll, in Zukunft noch erheblich weiterentwickeln wird. Qualitätsmerkmale wie Verlässlichkeit, Interoperabilität und Verfügbarkeit von Daten werden stets evaluiert und weiter optimiert, um hochwertige und aktuelle Daten für die Forschung und damit Verbesserung der Versorgung zur Verfügung zu stellen. Das BfArM leistet mit seinen weiteren Aufgaben insbesondere zur Interoperabilität, zur Bewertung digitaler Gesundheits- und zukünftig auch digitaler Pflegeanwendungen sowie weiteren (Forschungs-)Aktivitäten auf nationaler und europäischer Ebene zur Nutzbarmachung und Bereitstellung von RWD für wissenschaftliche Fragestellungen, in enger Zusammenarbeit mit dem BMG und weiteren Akteuren des digitalen Gesundheitsmarktes, einen wesentlichen Beitrag, damit der Mehrwert einer digitalen, innovativen Gesundheitsversorgung bei den Patientinnen und Patienten ankommt.

Literatur

Bundesgesetzblatt (2020) Gesetz zum Schutz elektronischer Patientendaten in der Telematikinfrastruktur (Patientendaten-Schutz-Gesetz – PDSG), Bundesgesetzblatt Jahrgang 2020 Teil I Nr. 46. URL: https://www.bundesgesundheitsministerium.de/fileadmin/Dateien/3_Downloads/Gesetze_und_Verordnungen/GuV/P/PDSG_bgbl.pdf (abgerufen am 16.08.2021)

Bundesgesetzblatt (2020) Verordnung zur Neufassung der Datentransparenzverordnung und zu Änderung der Datentransparenz-Gebührenverordnung vom 19. Juni 2020, Bundesgesetzblatt Jahrgang 2020 Teil I Nr. 29. URL: https://www.bundesgesundheitsministerium.de/fileadmin/Dateien/3_Downloads/Gesetze_und_Verordnungen/GuV/D/VO_Datentransparenzverordnung.pdf (abgerufen am 16.08.2021)

Bundesgesetzblatt (2019) Gesetz für eine bessere Versorgung durch Digitalisierung und Innovation (Digitale-Versorgung-Gesetz – DVG), Bundesgesetzblatt Jahrgang 2019 Teil I Nr. 49 URL: https://www.bgbl.de/xaver/bgbl/start.xav?startbk=Bundesanzeiger_BGBl&jumpTo=bgbl119s2562.pdf#__bgbl__%2F%2F*%5B%40attr_id%3D%27bgbl119s2562.pdf%27%5D__1624360362579 (abgerufen am 16.08.2021)

Bundeskanzleramt (2021) Datenstrategie der Bundesregierung – Eine Innovationsstrategie für gesellschaftlichen Fortschritt und nachhaltiges Wachstum. Kabinettfassung. URL: https://www.bundesregierung.de/resource/blob/992814/1845634/f073096a398e59573c7526feaadd43c4/datenstrategie-der-bundesregierung-download-bpa-data.pdf?download=1 (abgerufen am 16.08.2021)

Cave A, Kurz X, Arlett P (2019) Real-World Data for Regulatory Decision Making: Challenges and Possible Solutions for Europe. Clin Pharmacol Ther 106(1), 36–39

Eichler HG, Bloechl-Daum B, Broich K, Kyrle PA, Oderkirk J, Rasi G, Santos Ivo R, Schuurman A, Senderovitz T, Slawomirski L, Wenzl M, Paris V (2019) Data Rich, Information Poor: Can We Use Electronic Health Records to Create a Learning Healthcare System for Pharmaceuticals? Clin Pharmacol Ther 105(4), 912–922

Europäische Kommission (2020) Europäischer Gesundheitsdatenraum. URL: https://ec.europa.eu/health/ehealth/dataspace_de (abgerufen am 16.08.2021)

European Medicines Agency (EMA) (2021) Data Analysis and Real World Interrogation Network (DARWIN EU). URL: https://www.ema.europa.eu/en/about-us/how-we-work/big-data/data-analysis-real-world-interrogation-network-darwin-eu (abgerufen am 16.08.2021)

Franklin JM, Glynn RJ, Martin D, Schneeweiss S (2019) Evaluating the Use of Nonrandomized Real-World Data Analyses for Regulatory Decision Making. Clin Pharmacol Ther 105(4), 867–877

Gomm W, Röthlein C, Schüssel K, Brückner G, Schröder H, Hess S, Frötschl R, Broich K, Haenisch B (2021) N-Nitrosodimethylamine-Contaminated Valsartan and the Risk of Cancer—A Longitudinal Cohort Study Based on German Health Insurance Data. Dtsch Arztebl Int 118(Forthcoming):arztebl.m2021.0129 Online ahead of print

Garrison L.P., Neumann P.J., Erickson P., Marshall D., Mullins C.D. (2007) Using Real-World Data for Coverage and Payment Decisions: The ISPOR Real-World Data Task Force Report. Value Health. 10(5), 326–335

Sherman RE, Anderson SA, Dal Pan GJ, Gray GW, Gross T, Hunter NL, LaVange L, Marinac-Dabic D, Marks PW, Robb MA, Shuren J, Temple R, Woodcock J, Yue LQ, Califf RM (2016) Real-World Evidence – What Is It and What Can It Tell Us? N Engl J Med 375(23), 2293–2297

Swift B., Jain L., White C., Chandrasekaran V., Bhandari A., Hughes
   D.A., Jadhav P.R. (2018) Innovation at the Intersection of Cli-
   nical Trials and Real-World Data Science to Advance Patient
   Care. Clin Transl Sci. 11(5), 450–460

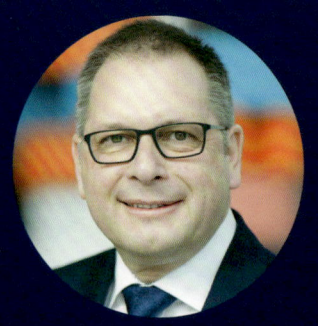

Prof. Dr. med. Karl Broich

Seit 2014 ist Herr Broich Präsident des Bundesinstituts für Arzneimittel und Medizinprodukte in Bonn. Seine aktuellen Aktivitäten im europäischen Netzwerk der Zulassungsbehörden
sind Mitglied des Verwaltungsrates der Europäischen Arzneimittelagentur (EMA MB) und
Vorsitzender des EU Telematics Management Board (EU TMB). Darüber hinaus ist er Mitglied der Heads of Medicines Agencies (HMA) Management Group und hat seit März 2021
zudem den Vorsitz der HMA Management Group übernommen. Sein wissenschaftlicher
Schwerpunkt liegt auf klinischer Psychopharmakologie, fortgeschrittener Bildgebung bei
neurodegenerativen Erkrankungen, Biomarkern, Demenz und der Methodik klinischer Studien. Herr Broich ist Autor und Co-Autor von über 220 Aufsätzen (wissenschaftliche Original-
arbeiten, Rezensionen, Buchbeiträge).

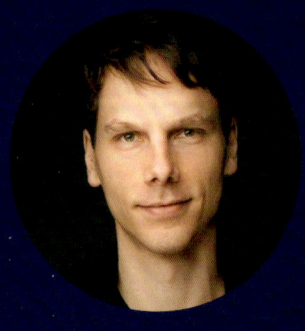

Dr. rer. nat. Steffen Heß

Seit 2020 leitet Herr Heß das Forschungsdatenzentrum am Bundesinstitut für Arzneimittel
und Medizinprodukte in Bonn. Er ist an verschiedensten internationalen Initiativen wie z.B.
der Joint Action TEHDAS und der CIOMS WG XII RWD & RWE in Regulatory Decision Making
(WHO und UNESCO) engagiert. Mit einem starken Big Data Hintergrund liegt sein wissenschaftlicher Schwerpunkt auf Pharmakoepidemiologie und Versorgungsforschung mithilfe
von Sekundärdaten. Herr Heß ist Autor und Co-Autor von diversen wissenschaftlichen Publi-
kationen.

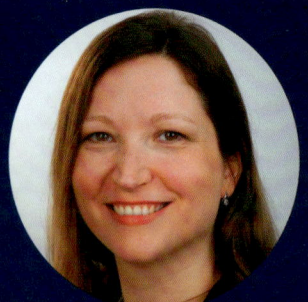

Dr. med. Katharina Schneider

Frau Schneider ist Mitarbeiterin im Forschungsdatenzentrum des Bundesinstituts für Arzneimittel und Medizinprodukte (BfArM). Zuvor war sie im Bundesamt für Soziale Sicherung im
Bereich Datenschutz bei der Sozialdatenübermittlung zu Forschungszwecken sowie in der
Forschungsabteilung des BfArM beschäftigt. Dort war sie bereits in einer Vielzahl wissenschaftlicher Projekte auf den Gebieten der Pharmakogenomik und der Versorgungsforschung tätig, deren Ergebnisse mit ihr als Erst- oder Co-Autorin in internationalen Peer-Re-
viewed Journals veröffentlicht wurden.

9

Das Potenzial digitaler Entscheidungshilfen und großer Datensätze für Patienten und Forschung – Perspektiven und Erwartungen eines Patienten

Jan Geißler und Stefan Huber

9.1 Partizipative Entscheidungsfindung und Decision-Support-Systeme: wie Patientenpräferenzen in digitalen Systemen berücksichtig werden können

Zettelwirtschaft, Papierbefunde, lange Wege und ein großer Zeitaufwand, um Gesundheitsakten zu beantragen und zu beschaffen, sind hierzulande auch heute noch Teil des Alltags vieler Patient:innen – und in mehrfacher Hinsicht zu ihrem Nachteil: Denn dies führt dazu, dass nicht nur Patient:innen, sondern auch alle an ihrer Versorgung Beteiligten durch asynchrone Gesundheits-

daten und die fehlende Möglichkeit zum schnellen Abgleich von Befunden den Überblick verlieren und in der Folge Betroffene ohne vollständiges Bild ihrer Gesundheitsdaten behandeln. Dies läuft dem Wunsch vieler Patient:innen zuwider, nicht nur am Entscheidungsprozess beteiligt zu werden, sondern zudem die alleinige Verfügungsgewalt über ihre Gesundheitsdaten zu haben und diese allen relevanten Akteur:innen, etwa Fach- und Hausärzt:innen, Pflegenden oder Apotheker:innen, für eine ihren spezifischen Bedürfnissen dienliche, gemeinsame Entscheidungsfindung zur Verfügung zu stellen.

Partizipative Konzeption digitaler Entscheidungsunterstützungssysteme

Zudem wächst die Menge an diagnostischen Möglichkeiten, individuellen Gesundheitsparametern, auf Smartwatches erfassten Vitalparametern, Angaben zur Lebensqualität, wissenschaftlichen Informationen und verfügbaren Therapieoptionen sowie möglichen Interaktionen und Komplikationen exponentiell zu einer auch für Fachleute nur noch schwer zu bewältigenden Datenflut. Eine Lösung, den individuellen Entscheidungsprozess im Sinne der Patient:innen unter Nutzung des besten verfügbaren Wissens zu optimieren, besteht in sogenannten Decision-Support-Systemen (kurz DSS): durch künstliche Intelligenz gestützte Systeme, die an der Versorgung Beteiligten und Patient:innen durch die Analyse von Gesundheitsdaten eine Entscheidungshilfe bieten und sich dafür beispielsweise auf etablierte Standards und Leitlinien zu Diagnose und Therapie beziehen. Weitere Informationen, auf die ein solches DSS zugreifen kann, umfassen zum Beispiel Fachinformationen, evidenzbasierte Leitlinien oder systematische Reviews. Behandlungspfade variieren je nach Erkrankung und – besonders im Fall von Krebs-, chronischen und seltenen Erkrankungen – in ihrer Komplexität, verfügbarem Wissen und evidenzbasierten Leitlinien. Deshalb bedarf es für eine jede Erkrankung eines spezifisch zugeschnittenen DSS, um diese Informationen und Leitlinien in Diagnostik und Therapie zu berücksichtigen. Entscheidungsträger:innen bleiben jedoch die behandelnden Ärzt:innen und Patient:innen, denen ein DSS lediglich assistieren und primär Letztere in ihrer Entscheidung bestärken soll. Denn ein auf eine Erkrankung spezialisiertes System birgt auch eine gewisse Fehleranfälligkeit: etwa im Fall von multiplen oder Begleiterkrankungen, bei denen verschiedene Behandlungspfade mit Hinblick auf beispielsweise etwaige Wechselwirkungen durch Polypharmazie integriert werden müssen und die persönliche Erfahrung und Expertise und zwingend voraussetzen.

Um Patient:innen auf Augenhöhe auch im Rahmen eines DSS zu beteiligen und ihren individuellen Präferenzen hinsichtlich Therapie und Diagnose Rechnung zu tragen, muss dieses um das Element der partizipativen Entscheidungsfindung ergänzt werden. Neben klinischer Expertise zu einer Erkrankung braucht es dafür auch Wissen aus der Entscheidungsforschung und -wissenschaft zur Erhebung von Patientenpräferenzen sowie aus der medizinischen Informatik, um die Technologie für das Sammeln, Verarbeiten und Strukturieren klinischer Evidenz samt Informationen über Patientenpräferenzen bereitzustellen (Ruland u. Bakken 2002). Zusätzlich müssen aus Patientsicht bei der Konzeption eines DSS zwei weitere zentrale Aspekte mitgedacht werden: zum einen eine spezifisch für Patient:innen gestaltete Benutzeroberfläche, um den Entscheidungsprozess transparent und nachvollziehbar zu gestalten. Abrufbar etwa über einen Browser oder eine App für Smartphone oder Tablet ermöglicht es eine verständliche, laienfreundliche Darstellung von etwa Krankheitsbild und -symptomen, Therapiemöglichkeiten sowie Entscheidungsbegründung Patient:innen, zu aktiven Partner:innen und Mitgestalter:innen ihrer eigenen Behandlung zu werden. Um auch während einer Therapie Einfluss nehmen und sie

9 Das Potenzial digitaler Entscheidungshilfen und großer Datensätze
für Patienten und Forschung – Perspektiven und Erwartungen eines Patienten

VII

bei Bedarf anpassen zu können, müssen Patient:innen das System zudem im Alltag mit Angaben und patientengenerierten Daten zu etwa etwaigen Beeinträchtigungen und Nebenwirkungen einer Therapie, Daten aus beispielsweise Gesundheitsapps oder (geänderten) Patientenpräferenzen aktualisieren können.

Zum anderen sollten Patient:innen bereits bei den ersten Überlegungen zu einem DSS aktiv auf partnerschaftlicher Ebene einbezogen werden, wofür neben Wissen zu einer spezifischen Erkrankung und Patientenpräferenzen zu etwa Lebensqualität gegebenenfalls auch Fertigkeiten und Kompetenzen im Bereich administrativer Prozesse, Prozessmanagement und technologisches Wissen vonnöten sind. Hier können Patientenorganisationen und Patientenvertreter, die über diese Erfahrungen und Expertisen verfügen, als Sprecher und Vertreter bestimmter Patientengruppen fungieren und bei der Ausarbeitung und Spezifizierung eines DSS auf Augenhöhe mitwirken.

9.2 Vorteile einer elektronischen Datenbank aus Patientensicht

Voraussetzung für den Einsatz eines DSS zur gemeinsamen Entscheidungsfindung ist eine Datenbank, die alle relevanten Gesundheitsdaten wie etwa Befunde, Laborergebnisse und Vitalparameter sowie Informationen zu Krankheitsverlauf, Vor- und Begleiterkrankungen und verschiedensten Therapien beinhaltet. Sie sichert Patient:innen die Hoheit über ihre Daten, also deren alleinige Verfügungsgewalt über ihr eigenen Gesundheitsinformationen zu und erlaubt es ihnen, diese

Daten speichern, jederzeit abrufen, über ein feingliedriges Berechtigungskonzept individuell teilen und bei Bedarf sicher löschen zu können.

Ein elektronisches Gesundheitsdatenverzeichnis bietet Patient:innen neben der Selbstverwaltung ihrer Daten eine Reihe von behandlungs- und gesundheitsbezogenen Vorteilen: durch den schnellen Abgleich bereits vorhandener Gesundheitsinformationen zu etwa Vorerkrankungen, Untersuchungen oder bestehenden Medikationen mit einem aktuellen Befund können Ärzt:innen beispielsweise Mehrfach- und Fehldiagnosen oder mit Schmerzen verbundene invasive Diagnostik auf Kosten von Lebenszeit und -qualität der Patient:innen vermeiden und sie besser und schneller versorgen.

Auch für Patient:innen mit Krebs-, chronischen oder seltenen Erkrankungen, die einen besonderen Bedarf an einer institutionsübergreifenden Versorgung haben, birgt ein solches System großes Potenzial: Denn die präzise Dokumentation und der verlustfreie Zugriff auf Informationen zu beispielsweise der Krankheit oder ihrer Vorgeschichte können – auch bei einem Übergang von einem Versorgungsbereich in einen anderen – einen einfacheren Datenaustausch in diesem Versorgungsnetzwerk gewährleisten und dabei helfen, eine bestmögliche Versorgung der Patient:innen sicherzustellen oder auch kritische Situationen frühzeitig zu erkennen oder zu vermeiden. Eine lückenhafte Behandlung und unvollständige Datensätze (ein großes Problem in der interdisziplinären medizinischen Versorgung) kann dadurch gelöst werden.

Gewiss besteht mit der vollständigen Verfügungsgewalt über ihre Gesundheitsinformationen die theoretische Gefahr, dass Patient:innen nur bestimmte Dokumente offenlegen und dadurch Ärzt:innen der Blick auf das vollständige Gesundheits- beziehungsweise Krankheitsbild verschlossen bleibt. Es ist jedoch davon auszugehen, dass der jederzeit mögliche Zugriff auf die ihre Daten mit einem gesteigerten Interesse der Patient:innen an der eigenen Gesundheit, einem Bedürfnis nach Aufklärung über beispielsweise Therapiemöglichkeiten und Krankheitsbild sowie mehr Teilhabe am medizinischen Entscheidungsprozess einhergehen wird – dazu muss ein solches System aber als individuell nützlich, nutzbar und sicher empfunden werden.

Nicht Datenschutz als Selbstzweck, sondern Schutz vor Interessengruppen ist entscheidend

Ein Risiko einer solchen Datenbank besteht aus Patientensicht im potenziellen Missbrauch ihrer Gesundheitsinformationen, allerdings nicht nur durch mögliche Datenlecks. Denn was würde passieren, wenn personenbezogene Gesundheitsdaten zu beispielsweise genetisch bedingten Prädisposition in die Hände von Versicherungskonzernen gelangten? Auch ihnen kann ein Interesse an hochsensiblen Informationen attestiert werden – schlicht deshalb, um den Abschluss wichtiger Versicherungen zu verweigern oder gar im Schadensfall nicht zahlen zu müssen. Ein solches Missbrauchsszenario könnte folglich Patient:innen mit beispielsweise genetischen Risikofaktoren, chronischen oder schweren Erkrankungen in vielerlei Hinsicht zum Nachteil gereichen: etwa hinsichtlich Rente,

Berufsfähigkeit oder Versicherungsrecht, ausbleibenden Versicherungsleistungen oder höheren Policen. Um dies zu vermeiden, müssen Gesundheitsdaten datenschutzkonform über eine sichere Infra- und Kommunikationsstruktur sowie Haftungsmechanismen bei Datenmissbrauch und -verlust geschützt und ausschließlich für Patient:innen zugänglich und auf Wunsch mit Akteur:innen aus der Versorgung teilbar sein.

Während der Missbrauch sensibler Patientendaten auf der einen Seite fahrlässig und ethisch bedenklich sei, wie Ferdinand Gerlach, Vorsitzender des Gesundheits-Sachverständigenrates der Bundesregierung, im Interview mit dem Deutschlandfunk erklärt, sei es auf der anderen Seite allerdings auch „fahrlässig und ethisch bedenklich, wenn man vorhandene Daten nicht bestmöglich nutzt" (Nützel 2021). In diesem Kontext wäre es künftig wünschenswert, Patientenvertreter in der Diskussion zu Fragen des Datenschutzes, möglichen Gesetzesanpassungen und -novellen auf Augenhöhe einzubeziehen. Denn bisher findet dieser Diskurs meist auf theoretischer Ebene unter Beteiligung von Politik, Justiz, Medizin und Industrie, aber ohne Patient:innen und Patientenorganisationen statt – man wisse schon, was Patient:innen wollen, schließlich sei man selbst irgendwie doch auch mal Patient:in. Validierte Erkenntnisse über Datenschutzbedürfnisse von Patient:innen, die durch die transformative Lebenserfahrung einer lebensbedrohlichen Erkrankung gegangen sind, sind daher kaum vorhanden.

9.3 Patientenorganisationen als Datentreuhänder und Schnittstelle zwischen Patientenschaft und Forschung

Vor dem Hintergrund, dass die Beteiligung von Patient:innen auf Augenhöhe nicht nur in der Versorgung, Ethikkommissionen, Nutzenbewertung und Ergebniskommunikation, sondern auch in der Arzneimittelforschung in den vergangenen Jahren durch beispielsweise Selbsthilfegruppen und Patientenorganisationen zunehmend forciert wurde, könnte letzteren in Zukunft als Schnittstelle zwischen Forschung und Betroffenen eine noch zentralere Rolle als bisher zukommen. Denn viele Patient:innen haben das Bedürfnis, ihre Daten auch anderweitig zur Verfügung zu stellen: Nach einer im *Orphanet Journal of Rare Diseases* erschienen Umfrage an 2013 Patient:innen zufolge seien insbesondere Patient:innen mit seltenen Erkrankungen zu einem Großteil von 97 Prozent bereit, ihre Daten auch zu Forschungszwecken zu teilen (Courbier et al. 2019): beispielsweise zum besseren Verständnis ihrer Erkrankung oder der Entwicklung neuer Therapien und besseren Diagnosemöglichkeiten. Darüber hinaus seien 95 Prozent der Befragten gewillt, ihre Gesundheitsinformationen auch der Verbesserung der Forschung zu anderen Erkrankungen als ihrer eigenen bereitzustellen – unter der Prämisse, zustimmen zu können, wenn sich der Verwendungszweck ihrer Daten ändert. Der Preisgabe von Daten zuzustimmen und mehr Kontrolle zu fordern – mehr als 80 Prozent wünschen die vollständige oder weitgehende Hoheit über ihre Daten –, stelle für sie keinen Widerspruch dar. Ein ebenso hoher Anteil der Befragten, die bereit sind ihre Daten zu teilen, möchte im Vorfeld eines Projekts relevante Details dazu erfahren, inwiefern das Projekt von Vorteil für ihre Erkrankung oder andere Erkrankungen wäre und ob es ihren Interessen Rechnung trägt.

Zwar haben Patient:innen heutzutage anders als noch vor vielen Jahren Zugang zu Wissen, sind Expert:innen für ihre Erkrankung und bilden sich oft etwa durch eine Mitgliedschaft in Patientenorganisationen oder Selbsthilfegruppen weiter – dennoch benötigt es spezifisches Expertenwissen, um ein Forschungsunterfangen sowie datenschutzrechtliche Aspekte eines Projekts zu etwa Verschlüsselung, Anonymisierung und Sicherheit im Detail beurteilen zu können. Diese Lücke könnte künftig Patientenorganisationen in der Rolle eines Datentreuhänders, der Gesundheitsdaten gesetzeskonform und sicher an die Forschung vermittelt und eine Patientengruppe hinsichtlich des Nutzens eines Forschungsvorhabens berät und sie vertritt, schließen. Die Patient:innen beauftragen dazu eine Patientenorganisation damit, ihre persönlichen Daten zu sammeln und stimmen zu, dass diese zum Zwecke der Forschung in pseudonymisierter Form mit Patientenvertretern und Akteur:innen aus akademischen Instituten oder Industrieunternehmen geteilt werden. Patientenorganisationen stellen auf der anderen Seite die rechtmäßige Nutzung der Daten sowie das Einwilligungsmanagement durch die Patient:innen selbst sicher – und dass die mit diesen Daten erzielten Forschungsergebnisse unabhängig davon, ob sie negativ, nicht signifikant oder positiv sind, publiziert werden. Gerade für groß angelegte nationale und vor allem internationale Forschungsprojekte, die über die Auswertung großer Datensätze unter Zuhilfenahme künstlicher Intelligenz neue Erkenntnisse zu beispielsweise seltenen Erkrankungen generieren und prognostische Muster sowie klinisch relevante Subgruppen identifizieren wollen, birgt dieser Ansatz großes Potenzial.

9.4 Das Big-Data-Projekt HARMONY: wie künstliche Intelligenz und große Datensätze bei der Erforschung seltener Krankheiten helfen

Das Potenzial der Forschung an vernetzten Daten hat zum Beispiel HARMONY, ein 2017 gestartetes paneuropäisches Projekt der EU-Initiative Innovative Medicines Initiative, zum Ziel: Unter Beteiligung von 94 Partnern und Mitgliedern, darunter sieben Patientenorganisationen wie LeukaNET e.V. sowie Universitätskliniken und Pharmaunternehmen, bildet das Projekt einen Datenpool mit genomischen und klinischen Daten hunderttausender Patient:innen, die von den sieben Blutkrebserkrankungen AML, ALL, CLL, MM, MDS, NHL sowie Blutkrebs bei Kindern und Jugendlichen betroffen sind und die zuvor in klinischen Studien behandelt wurden. Um die Anforderungen des Datenschutzes einzuhalten, verfremdet HARMONY alle Datensätze über ein zweistufiges Pseudonymisierungsverfahren, schützt sie zusätzlich durch mehrschichtige Zugriffsmechanismen und lagert sie auf einer eigens geschaffenen, mit strikten EU-Datenschutzrichtlinien konformen Datenplattform. Derzeit fasst die HARMONY-Datenbank Informationen von rund 45.000 Patient:innen mit einer dieser sieben Blutkrebserkrankungen. Um die Forschung in diesen Erkrankungen voranzutreiben, wertet HARMONY die durch die Analyse dieser Datensätze gewonnenen Informationen hinsichtlich leitender Forschungsfragen aus. Erste Erkenntnisse konnte das Projekt bereits durch das Auswerten der genomischen Daten von etwa 5.000 AML-Patient:innen sowie mehr als 7.000 Patient:innen mit Multiplem Myelom gewinnen, um z.B. individuelle Risikofaktoren durch genetische Zusammenhänge zur erkennen und so durch bessere Prognoseverfahren in Zukunft Über- und Untertherapie vermeiden zu können. Solche Ergebnisse aus kleinen Datensätzen, etwa in einzelnen klinischen Studien mit kleinen Fallzahlen, zu gewinnen, ist hingegen vergleichsweise schwierig.

Auf den für HARMONY geschaffenen Strukturen baut auch das im Oktober 2020 lancierte Projekt HARMONY PLUS auf, das den Fokus auf von HARMONY nicht abgedeckte Blutkrebserkrankungen legt: chronische myeloische Leukämie, Polycythaemia Vera, Myelofibrose, die essenzielle Thrombozythämie, Morbus Waldenström, Hodgkin-Lymphom und andere seltene Blutkrebserkrankungen. Mehr noch als HARMONY fokussiert HARMONY PLUS neben dem Einbezug von systematisch erhobenen, auf Erfahrungen basierenden Daten die Beteiligung von Patientenorganisationen und der Patientengemeinschaft, um die Forschung für bessere Therapieresultate für Patient:innen, die die primäre Datenquelle für ein solches Vorhaben darstellen und im Zentrum dieser Forschungsanstrengungen stehen sollten, voranzutreiben.

9 Das Potenzial digitaler Entscheidungshilfen und großer Datensätze
für Patienten und Forschung – Perspektiven und Erwartungen eines Patienten

VII

Mit elektronischen Gesundheitsakten, Entscheidungsunterstützungssystemen und Big-Data-Forschung unter Erfassung und Nutzung von Daten aus Klinik, Versorgung und Alltag birgt die digitale Medizin erhebliches Potenzial für eine tatsächlich auf Patientenbedürfnisse ausgerichteten Versorgung. Damit diese aber auch von Patient:innen als nutzbar, nützlich und sicher akzeptiert wird, spielen Patientenorganisationen als Mitgestalter, Datentreuhänder und Schnittstelle zwischen Patientenschaft, Politik, Forschung und Industrie eine essenzielle Rolle.

Literatur

Courbier S, Dimond R, Bros-Facer V (2019) Share and protect our health data: an evidence based approach to rare disease patients' perspectives on data sharing and data protection – quantitative survey and recommendations. Orphanet Journal of Rare Diseases. 14. 10.1186/s13023-019-1123-4

Nützel N (2021) Elektronische Patientenakte – Durchbruch oder Flop? Deutschlandfunk. URL: https://www.deutschlandfunk.de/elektronische-patientenakte-durchbruch-oder-flop.724.de.html?dram:article_id=490200 (abgerufen am 25.08.2021)

Ruland CM, Bakken S (2002) Developing, implementing, and evaluating decision support systems for shared decision making in patient care: a conceptual model and case illustration. J Biomed Inform. 2002 Oct-Dec;35(5–6):313–21. DOI: 10.1016/s1532-0464(03)00037-6. PMID: 12968780

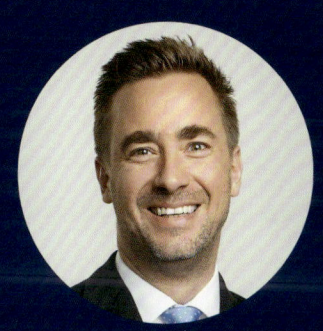

Jan Geißler

Seit seiner Diagnose mit chronischer myeloischer Leukämie im Jahr 2001 hat Jan Geißler diverse Patientenorganisationen wie LeukaNET e.V., das CML Advocates Network, das Acute Leukemia Advocates Network oder die Workgroup of European Cancer Patient Advocacy Networks (WECAN) gegründet bzw. mitbegründet und war zudem Direktor der Europäischen Patientenakademie EUPATI, deren deutsche Plattform er nach wie vor leitet. Jan Geißler repräsentiert außerdem seit vielen Jahren die Patientenperspektive in Ausschüssen und Initiativen wie etwa der EU Cancer Mission Assembly, der European Cancer Organisation, der European Hematology Association, EuroBloodNET, ISPOR, dem Berliner Institut für Gesundheitsforschung, der iCMLf, der Nationalen Dekade gegen Krebs und der Ethikkommission der bayerischen Landesärztekammer. Außerdem ist er Geschäftsführer von Patvocates, eines Thinktanks und Beratungsunternehmens für Patientenvertretung, Gesundheitspolitik und medizinische Forschung und leitet eines der Arbeitspakete des IMI-geförderten Big-Data-Projekts HARMONY.

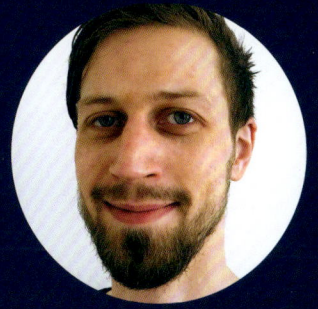

Stefan Huber

Stefan Huber arbeitete nach seinem abgeschlossenen Studium im Bildungsbereich als Redakteur in einem technischen Verlag und war dort mitverantwortlich für diverse Fachmagazine mit unterschiedlich gelagerten Schwerpunkten. Seit Herbst 2020 ist er redaktionell und als Projektmanager national wie international für verschiedene Patientenorganisationen, darunter LeukaNET e.V., mit starkem Fokus auf die Interessenvertretung von Patientinnen und Patienten im Gesundheitswesen tätig.

10

Die Medizininformatik-Initiative in Deutschland: Impulsgeber für Digitalisierung, Standardisierung und Datennutzung im Gesundheitswesen

Sebastian C. Semler

10.1 Corona-Krise als ungeplanter Bedarfsnachweis

Die aktuell noch immer nicht vollständig durchgestandene COVID-19-Pandemie hat uns in aller Öffentlichkeit eindrucksvoll Versäumnisse vor Augen geführt: Die Datenlage versorgungsnaher Daten für Gesundheitsberichterstattung, Gesundheitssteuerung und medizinische Forschung ist unvollkommen bis schlecht. Dies liegt heute allerdings nicht mehr daran, dass zu wenig digital dokumentiert wird und Daten nicht existent wären. Vielmehr liegt patientenbezogene Dokumentation zu wenig strukturiert, zu wenig standardisiert und vor allem viel zu fragmentiert

vor. Unterschiedliche Zuständigkeiten, z.B. in den verschiedenen Sektoren des Gesundheitswesens und zwischen Bund und Ländern, und ein stark verteilter Rechtsrahmen (vom Europarecht über Spezialgesetzgebung des Bundes bis hin zu Ländergesetzen) behindern einen durchgängigen Blick auf Patientenverläufe, Versorgungsprozesse und Meldedaten. So können patientenbezogene Daten aus technischen und aus datenschutzrechtlichen Gründen nicht über die Grenzen von Standorten hinweg verknüpft werden. Und trotz der infektionsschutzbedingten Quasi-Notstandsgesetzgebung sind selbst staatliche Stellen häufig durch die eng gefassten Nutzungszwecke zu stark eingegrenzt, um unvorhergesehene Fragen bearbeiten und beantworten zu können. Die schnelle, verknüpfbare Erfassung zusätzlicher erforderlicher Parameter (z.B. Infektionsdiagnostik, Tracing-Daten, Erreger-Typen, Testergebnisse, Impfstatus) waren nur mit großem Aufwand, viel zu langsam und vor allem viel zu wenig systematisch möglich – immer wieder scheiterte man an langsamen regulatorischen Verfahren und Zuständigkeitspluralismus. Die Corona-Krise war vor allem eine „Missing-Data"-Krise – und in der gesundheitspolitischen Steuerung musste bis zuletzt in dieser Krise zur Entscheidungsunterstützung auf Daten aus anderen Ländern, z.B. Großbritannien und Israel, zurückgegriffen werden.

10.2 Die Medizininformatik-Initiative (MII) des Bundes als Basisinfrastruktur

Schon vor der Pandemie wurden vom Bund relevante Schritte unternommen, um ein besser nutzbares, gleichsam sicheres und wohlkontrolliertes System der Gesundheitsdatennutzung zu erreichen. Die Pandemie 2020/21 kam allerdings zu früh, als dass von diesen Strukturen bereits in größerem Umfang profitiert werden konnte. Ein wesentliches Element hierbei ist die *Medizininformatik-Initiative* (MII) des Bundes.

Mit dem vom Bundesministerium für Bildung und Forschung (BMBF) am 16.11.2015 veröffentlichten „Förderkonzept Medizininformatik" (BMBF 2015, Gehring et al. 2018) und der damit verbundenen Förderausschreibung trug die Bundesregierung der zunehmenden Digitalisierung im Gesundheitswesen und

dem Potenzial Rechnung, mit verstärkter elektronischer Datenverarbeitung in der medizinischen Forschung Diagnostik und Therapie zu verbessern. Zu den förderpolitischen Zielen des „Förderkonzepts Medizininformatik" zählte insbesondere,

- den Austausch und die Nutzung von Daten über die Grenzen von Institutionen und Standorten hinweg zu unterstützen und voranzubringen,
- den Austausch und die Nutzung von Daten aus der Krankenversorgung für die medizinische Forschung systematisch besser erschließbar zu machen,
- durch einen verbesserten elektronischen Daten- und Wissensaustausch aktuelle Forschungsergebnisse schneller und besser im Versorgungsalltag verfügbar zu machen
- und die hierfür erforderliche Kompetenz zu steigern durch Stärkung der Lehre, Aus- und Fortbildung im Bereich der Medizininformatik.

Exakt dies sind die Zielsetzungen, deren Erreichen – wie im einleitenden Absatz beschrieben – für das Bekämpfen einer Pandemie wichtige Grundvoraussetzungen darstellen.

Das international begutachtete und begleitete Förderprogramm läuft über eine Dekade in drei Phasen ab:

- Konzeptphase 2016-2017
- Aufbau- und Vernetzungsphase 2018-2022
- Ausbau- und Erweiterungsphase 2023-2026

10 Die Medizininformatik-Initiative in Deutschland:
Impulsgeber für Digitalisierung, Standardisierung und Datennutzung im Gesundheitswesenn

VII

Das BMBF stellt für diese Leitinitiative seiner Digitalstrategie bislang ≥ 180 Mio. Euro bereit.

Der Schwerpunkt im Förderkonzept liegt hierbei zunächst auf den Standorten der Universitätsmedizin, in späteren Förderschritten (beginnend mit der BMBF-Förderung der sechs Digitalen FortschrittsHubs Gesundheit – CAEHR, DISTANCE, MIDIA-Hub, MiHUBx, LeMeDaRT, DECIDE – ab 2021) sollen allerdings nichtuniversitäre Krankenhäuser und der ambulante Bereich angeschlossen werden (BMBF 2021, BMBF 2015).

In der aktuellen ersten Hauptförderphase (2018-2022) haben sich alle Standorte der Universitätsmedizin zur Zusammenarbeit in der MII, zum Aufbau einer gemeinsamen Infrastruktur und zur gemeinsamen Datennutzung zusammengeschlossen (Semler 2019, Semler et al. 2018, Semler et al. 2016, Gehring u. Eulenfeld 2018). Dabei haben sie vier Konsortien gebildet – DIFUTURE (Data Integration for Future Medicine) (Prasser et al. 2018), HiGHmed (Heidelberg – Göttingen – Hannover Medical Informatics) (Haarbrandt et al. 2018), MIRACUM (Medical Informatics in Research and Care in University Medicine) (Prokosch et al. 2018) und SMITH (Smart Medical Information Technology for Healthcare) (Winter et al. 2018). Jedem der Konsortien gehören bereits weitere außeruniversitäre Partner an (technologische Institute, nicht universitäre Einrichtungen der medizinischen Versorgung, Forschung und Lehre sowie Industrieunternehmen).

Diese Konsortien verfolgen in eigenen Use Cases unterschiedliche wissenschaftliche Fragestellungen und explorieren unterschiedliche technologische Innovationen, tragen aber im Begleitprojekt zur gemeinsamen bundesweit interoperablen Infrastruktur bei (Hemmer et al. 2019).

Zusätzlich zu den Konsortien gibt es hierfür gemäß Förderkonzept eine Begleitstruktur, die koordinative, unterstützende und fachlich begleitende Aufgaben übernimmt und über diese die notwendigen konsortienübergreifenden Festlegungen verbindlich erfolgen. Geleitet wird diese vom Nationalen Steuerungsgremium (NSG), das aus Vertretern der geförderten Konsortien besteht (jeweils Konsortialleiter, Fachvertreter und Repräsentanten von Vorständen bzw. Dekanaten). Unterstützt wird das Steuerungsgremium von der Koordinationsstelle, die gemeinsam ausgerichtet und betrieben wird von der TMF – Technologie- und Methodenplattform für die vernetzte medizinische Forschung e.V., dem MFT Medizinischer Fakultätentag der Bundesrepublik Deutschland e.V. und dem Verband der Universitätsklinika Deutschlands e.V. (VUD).

10.3 Datenintegrationszentren (DIZ) der Universitätsmedizin

Der konsortienübergreifende Aufbau findet entlang einer bereits in der Konzeptphase definierten Roadmap im Rahmen gemeinsamer Arbeitsgruppen (aktuell: a) Patient Consent, b) Data Sharing, c) Interoperabilität, d) Kommunikation) und Taskforces statt, in die auch externe Partner aus Wissenschaft und Patientenversorgung einbezogen werden.

Die wichtigste Aufgabe der MII ist der Aufbau von *Datenintegrationszentren* (DIZ).

An 29 Standorten der Universitätsmedizin wird in dieser Förderphase ein solches DIZ aufgebaut (s. Abb. 45).

Diese haben insbesondere folgende Aufgaben (Schreiweis et al. 2019):

- Datenextraktion aus den Primärsystemen der Patientenversorgung des Universitätsklinikums (KIS, KAS, LIS u.a.)

- Datenannotation und -aufbereitung gemäß den Standardisierungsfestlegungen der MII (Kerndatensatz, siehe unten)
- fallbezogene Zusammenführung mit anderen Forschungsdatenbeständen (Datenintegration)
- Data Stewardship und Datenbereitstellung zur Datennutzung für die medizinische Forschung

Abb. 45 Deutschlandweite Standorte der Datenintegrationszentren (DIZ) der MII

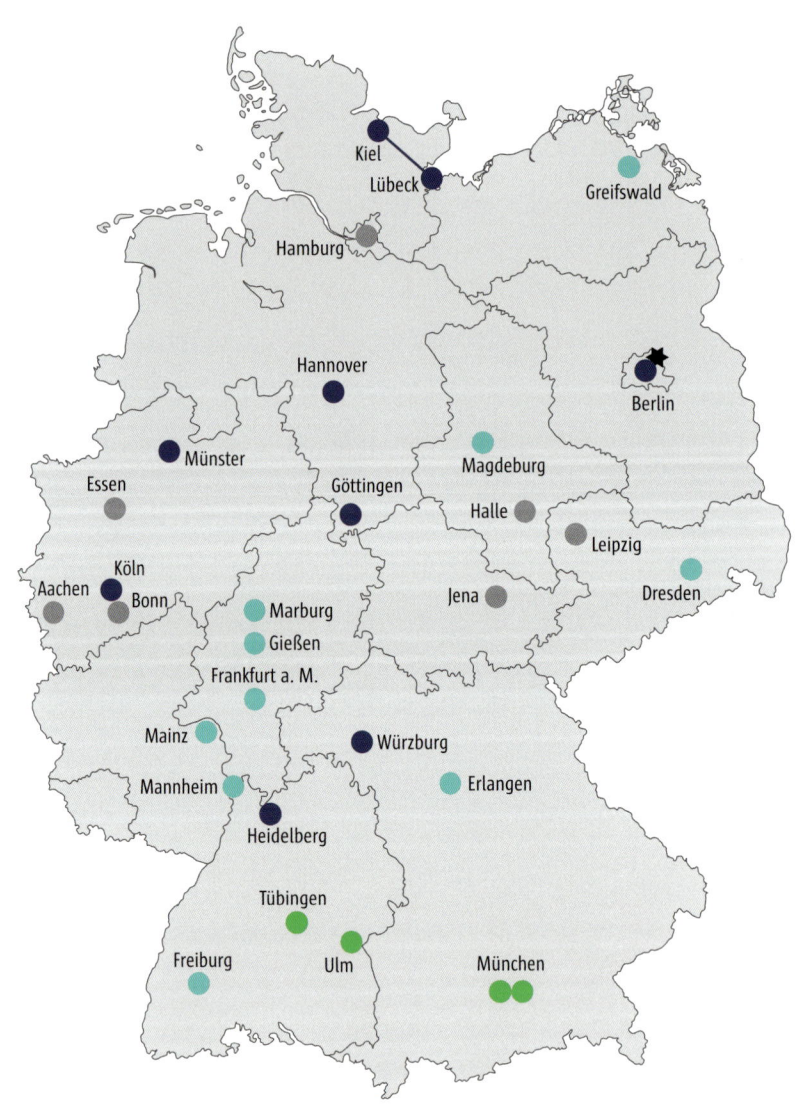

10 Die Medizininformatik-Initiative in Deutschland:
Impulsgeber für Digitalisierung, Standardisierung und Datennutzung im Gesundheitswesenn

VII

Weiterhin ist das DIZ jeweils eine wichtige Anlaufstelle zur Unterstützung von Forschungskooperationen und zur kompetenten Beratung von Datennutzungsprojekten. Es unterstützt zudem die notwendige Pseudonymisierung der patientenbezogenen Daten und betreibt ein Use & Access Committee (UAC; siehe unten), welches den Datenzugang kontrolliert.

10.4 Datennutzung in Kooperation aller Standorte der Universitätsmedizin

Die Datennutzung erfolgt auf drei Ebenen (s. Abb. 46):
1. am Standort selbst
2. auf der Ebene des jeweiligen Konsortiums (die hierfür entsprechende Kooperations- und Vernetzungsplattformen aufgebaut haben)
3. bundesweit, d.h. konsortienübergreifend.

Abb. 46 Vernetzungsstrukturen der MII zur deutschlandweiten Datennutzung

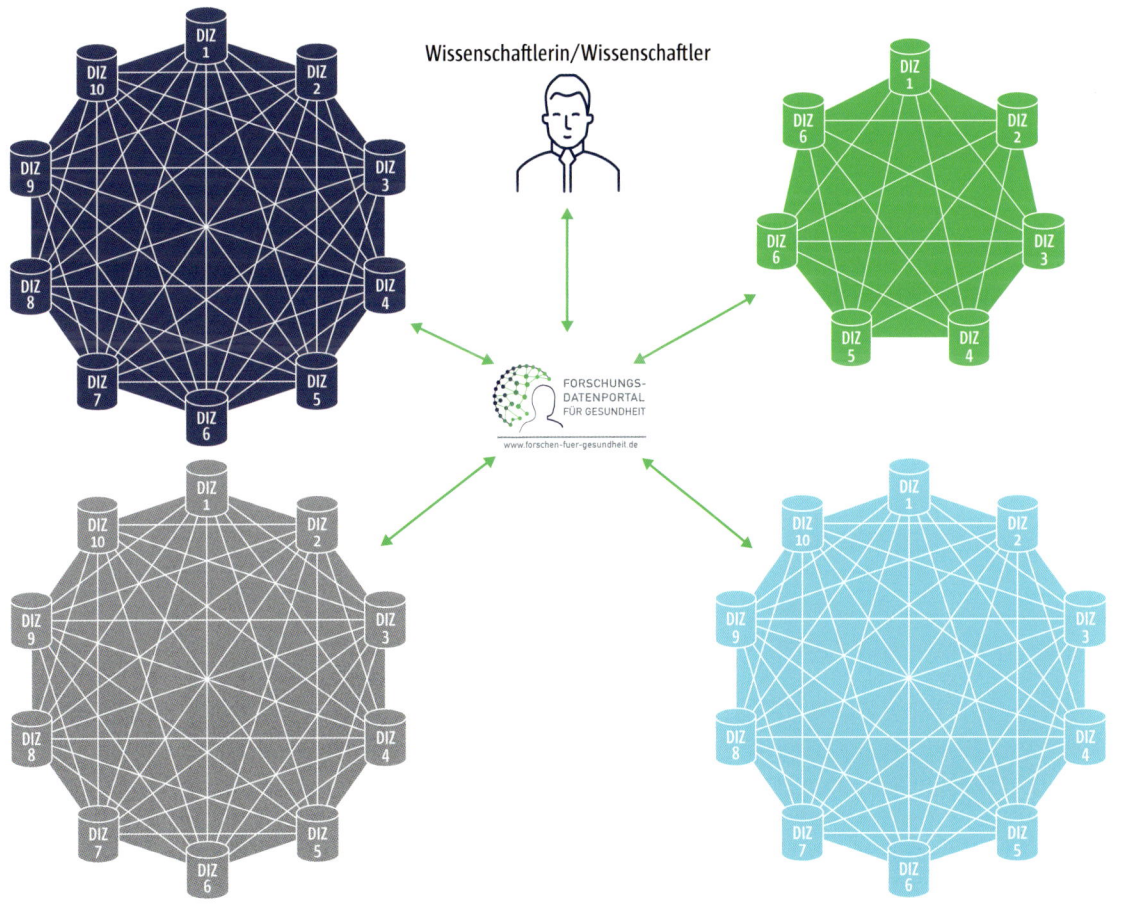

Hierfür wird als zentrale Vernetzungsstruktur das *Deutsche Forschungsdatenportal für Gesundheit* (FDPG) aufgebaut. Dieses Portal beinhaltet die Funktionen a) zentrale Antragsstelle für übergreifende Forschungsanfragen, b) Registerstelle für alle Datennutzungsprojekte und c) Transparenzportal mit Informationen zu den Datennutzungsprojekten für Patientinnen und Patienten und die Öffentlichkeit. Die letztgenannte Funktion wird in intensivem Austausch mit Patientenorganisationen erarbeitet. Die Inbetriebnahme des bei der TMF e.V. angesiedelten Portals ist für das letzte Förderjahr der ersten Hauptförderphase (2022) vorgesehen. Erfreulicherweise ergeben sich hierzu bereits frühzeitig Kooperationen und Outreach: Es soll als integraler Bestandteil auch von Projekten mit Beteiligten jenseits der Universitätsmedizin genutzt werden, so von NFDI4Health, einem Forschungskonsortium innerhalb der Nationalen Forschungsdateninfrastruktur (NFDI), ebenso vom Netzwerk Universitätsmedizin (NUM) im Rahmen der CODEX-Routinedaten-Plattform (siehe hierzu weiter unten). Hinsichtlich einer möglichen Verlinkung der Informationen für Patientinnen und Patienten gab es erste Vorgespräche mit dem vom Bundesgesundheitsministerium betriebenen Nationalen Gesundheitsportal gesund.bund.de.

Diese technischen Vernetzungsstrukturen sind unterlegt mit umfassend abgestimmten rechtlichen und organisatorischen Regelungen. Auf Basis bereits 2017, während der Konzeptphase, vereinbarter Eckpunkte für eine Nutzungsordnung konnte 2020 bundesweit mit Zustimmung der Justitiariate aller Universitätsmedizin-Standorte ein einheitlicher Verfahrensrah-

men zu wissenschaftlichem Data Sharing von Routinedaten aus der Patientenversorgung für die medizinische Forschung verabschiedet werden, bestehend aus einer übergreifenden Nutzungsordnung und einer einheitlichen Nutzungsvertragsvorlage sowie Festlegungen zu Use & Access-Verfahrensweisen. Jeder (DIZ-)Standort richtet hierfür ein Use & Access Committee (UAC) ein, das die Forschungsanträge prüft (die zudem von einer unabhängigen Ethikkommission begutachtet wurden) und nach diesen Regeln Datenfreigaben für Nutzer erteilt. Über diese dezentralföderierte Struktur und kooperative Verfahrensweise wird demnach eine kontrollierte deutschlandweite Datennutzung versorgungsnaher Daten nach einheitlichen Regeln möglich.

10.5 Relevant weit über die MII hinaus: Ein bundeseinheitlicher *broad consent* als Rechtsgrundlage

Rechtsgrundlage für die Datenverarbeitung ist die Einwilligung der Patientinnen und Patienten in die künftige Nachnutzung ihrer Versorgungsdaten für medizinische Forschungsvorhaben zur Verbesserung von Diagnostik, Therapie und Prävention. Hierzu konnte in einem aufwendigen Abstimmungsverfahren mit allen Datenschutzaufsichtsbehörden der Länder und des Bundes und mit den Ethikkommissionen Deutschlands eine bundesweit einheitliche, modulare Vorlage für die Einholung einer sogenannten „breiten Einwilligung" (*broad consent*) zur Nachnutzung von Routinedaten aus der Patientenversorgung für die medizinische For-

10 Die Medizininformatik-Initiative in Deutschland:
Impulsgeber für Digitalisierung, Standardisierung und Datennutzung im Gesundheitswesenn

VII

schung auf Basis der EU-Datenschutz-grundverordnung (EU-DSGVO) etabliert werden – offiziell akzeptiert gemäß Beschluss der Datenschutzkonferenz vom April 2020. Dies schafft nicht nur für die Use Cases innerhalb der MII-Förderung, sondern für alle künftigen Nachnutzungen und Forschungsprojekte innerhalb des oben skizzierten Verfahrensrahmens eine wichtige Rechtsgrundlage.

10.6 Impulse zu Standardisierung und Interoperabilität: Kerndatensatz, LOINC, SNOMED CT, FHIR

Für eine übergreifende, bundesweit möglichst harmonisierte Datennutzung wurde ein aus den Versorgungsdatenbeständen aufzubauender einheitlicher Kerndatensatz (KDS) der MII definiert (Ammon et all. 2019), den die DIZ vorhalten und zur Nutzung zur Verfügung stellen. Dieser ist modular aufgebaut und trifft Festlegungen zur Interoperabilität der Datenelemente, gemäß den bereits 2017 verabschiedeten Eckpunkten zur Interoperabilität in der MII. Neben Datenschutzkonzept und Nutzungsregelungen sind insbesondere diese Aspekte der Interoperabilität eine wichtige Herausforderung: Der viel zu geringe Standardisierungsgrad der Primärdokumentation in der Patientenversorgung erschwert die harmonisierte Nutzung und macht umfassende Standardisierungsarbeiten erforderlich, die mittlerweile basierend auf internationalen Standards und unter Einbeziehung der Standardisierungsorganisationen (insbes. HL7, IHE) erfolgen (Buckow et al. 2019). Für den harmonisierten Kerndatensatz der MII werden internationale Terminologien bis in die Primärsysteme hi-

nein eingeführt; für den Laborbereich wurde als Einstieg eine TOP 300-Liste der verbindlich mittels LOINC zu kodierenden Laborbestimmungen festgelegt. Dies setzte einen wesentlichen Impuls für die längst überfällige Routinenutzung von LOINC in Deutschland. Frühzeitig erfolgte hierzu eine Kooperation mit den Labormedizin-Fachverbänden und der Kassenärztlichen Bundesvereinigung (KBV), die beauftragt ist, die Standards für die Inhalte der elektronischen Patientenakte (ePA) festzulegen. Durch die frühzeitige Festlegung des Nationalen Steuerungsgremiums (NSG), dass für die erforderlichen Standardisierungsprozesse – auch mit Blick auf internationale Anschlussfähigkeit – SNOMED CT genutzt werden müsse, erfolgte die Einführung von SNOMED CT in Deutschland: Anfang 2020 stellte das BMBF erstmals deutschlandweit eine Pilotlizenz von SNOMED CT zur Verfügung, zunächst begrenzt auf die Mitwirkenden und Kooperationspartner der MII; die TMF übernahm hierfür die Aufgabe als National Release Center für SNOMED CT (BMBF 2020). Beides konnte bereits 2021 in die von BMG und BfArM bereitgestellten Strukturen zur Routinenutzung von SNOMED CT übergehen. Da SNOMED CT auch für die ePA genutzt werden soll, erfolgte eine Ausweitung der Kooperation mit der KBV, um die Standardisierung zu den Inhalten der ePA und des MII-KDS passfähig zu halten. Ebenfalls früh (2017) erfolgte die Festlegung auf FHIR (Fast Healthcare Interoperability Resources) als Standard für den Datenaustausch. Aktuell wird an Festlegungen und Strukturen zur Standardisierung von Medikationsdaten (im übergreifenden Use-Case-Projekt POLAR_MI) und im Bereich von Seltenen Erkrankungen (im übergreifenden Use-Case-Projekt CORD_MI) gearbeitet; ebenso an der Integration von Strukturen und Datenstandards aus dem Bereich der Biobanken (im übergreifenden Use-Case-Projekt ABIDE_MI). Auch darüber hinaus entwickelte der MII-KDS relevanten Outreach: So stellte dieser die Basis für den einheitlichen GECCO-Datensatz zu COVID-19 im Netzwerk Universitätsmedizin dar (siehe weiter unten), ebenso aktuell für Weiterentwicklungen im EU-Rahmen (X-eHealth).

10.7 Beitrag zur COVID-19-Forschung in der Pandemie

Zu Beginn der COVID-19-Pandemie wurden im März 2020 in Fast-Track-Verfahren Forschungsprogramme initiiert, die zum Verständnis und zur Bekämpfung der Pandemie beitragen sollten. Zur Bündelung der universitären COVID-19-Forschungen und deren schneller Übersetzung in Versorgungsprozesse wurde das Netzwerk Universitätsmedizin (NUM) gebildet. Die MII bildete hierbei für mehrere Projekte wichtige Grundlagen (u. a. durch den Kerndatensatz, auf dessen Basis der GECCO-Datensatz zu COVID-19 (German Corona Consensus Data Set) (netzwerk universitätsmedizin 2021) erarbeitet wurde, ebenso durch die Nutzung der etablierten Consent-Mustertexte). Insbesondere brachte sich die MII im Rahmen des Aufbaus der bundesweiten Forschungsdatenplattform zu COVID-19 (COVID-19 Data Exchange Plattform, CODEX) ein, die unter konsequenter Nachnutzung und Ergänzung der bereits mit öffentlicher Förderung etablierten MII-Strukturen innerhalb der NUM-Förderung aufgebaut

wurde. Hiermit wurde eine Datenzusammenführungs- und auswertungsplattform etabliert, die aktuelle COVID-Daten aus der Patientenversorgung über lokale Konnektoren an den DIZ der Universitätsmedizin-Standorte in standardisierter Form zusammenziehen kann. Einige der frühen deutschen Datenauswertungen zur Behandlung von COVID-19-Patienten sind auf Basis der MII- und NUM-Strukturen auf diese Weise ermöglicht worden.

10.8 Ausblick: Forschungsnutzung der ePA, Konvergenz und Koordination

In den Bereichen Interoperabilität, Patienteneinwilligung und Data Sharing hat die Medizininformatik-Initiative in den vergangenen fünf Jahren bereits Impulse gesetzt, die weit über den Projektrahmen hinausreichen. Der Outreach in weitere Versorgungsbereiche und in die regionale Vernetzung wird im weiteren Verlauf verstärkt werden. Dabei gilt es, den aktuellen Entwicklungen Rechnung zu tragen: Deutschland hat erfreulicherweise den rund 15 Jahre andauernden Stillstand bei der Digitalisierung im Gesundheitswesen überwunden, und mit hoher Dynamik werden relevante Initiativen und Infrastrukturen in nationalem Rahmen in Angriff genommen, sowohl auf Seiten der Versorgung als auch im Bereich der Forschung. Es ist als wesentlicher Fortschritt zu bewerten, dass viele dieser Initiativen von vornherein eine Datennutzung für die medizinische Forschung zum Ziel haben oder diese zumindest mit berücksichtigen – anders als

10 Die Medizininformatik-Initiative in Deutschland:
Impulsgeber für Digitalisierung, Standardisierung und Datennutzung im Gesundheitswesenn

VII

in der Dekade zuvor. Die wichtigsten dieser Entwicklungen sind in Abbildung 47 illustriert.

Eine zentrale Rolle wird hierbei perspektivisch die elektronische Patientenakte (ePA) einnehmen. Sie ist das Bindeglied zwischen Patienten und Leistungserbringern – und Forschern, die nach § 363 SGB V in zweierlei Verfahren vom Bürger/Versicherten Daten aus dessen ePA zu Forschungszwecken zur Verfügung gestellt bekommen können. Über die ePA können über die Jahre Daten zu longitudinalen Behandlungsverläufen transsektoral und behandlerübergreifend betrachtet werden. Zugleich kann die ePA auch zur Speicherung und Nutzung von Daten genutzt werden, die vom Patienten selber erhoben werden, ebenso zur Verwaltung

von dessen Einwilligungserklärungen. In vielerlei Hinsicht ist die ePA daher – über ihren primären Wert im Behandlungskontext hinaus – von hoher Relevanz für die medizinische Forschung (Deutsche Hochschulmedizin e.V. 2017).

Aus deren Sicht ist es daher sehr zu begrüßen, dass es sehr früh im Rahmen des Spezifikations- und Benehmensherstellungsverfahrens zur Forschungsnutzung der ePA gemäß § 363 SGB V Abs. 8 fruchtbare Abstimmungsgespräche der gematik mit der MII und den zu beteiligenden Fachverbänden (VUD, TMF, GMDS) gegeben hat. Es erscheint nunmehr wichtig, gemeinsam mit der gematik die derzeitigen Möglichkeiten der Forschungsnutzung zeitnah zu pilotieren und zu evaluieren.

Abb. 47 Viele nationale Initiativen und Infrastrukturen – ein Gesundheitsökosystem

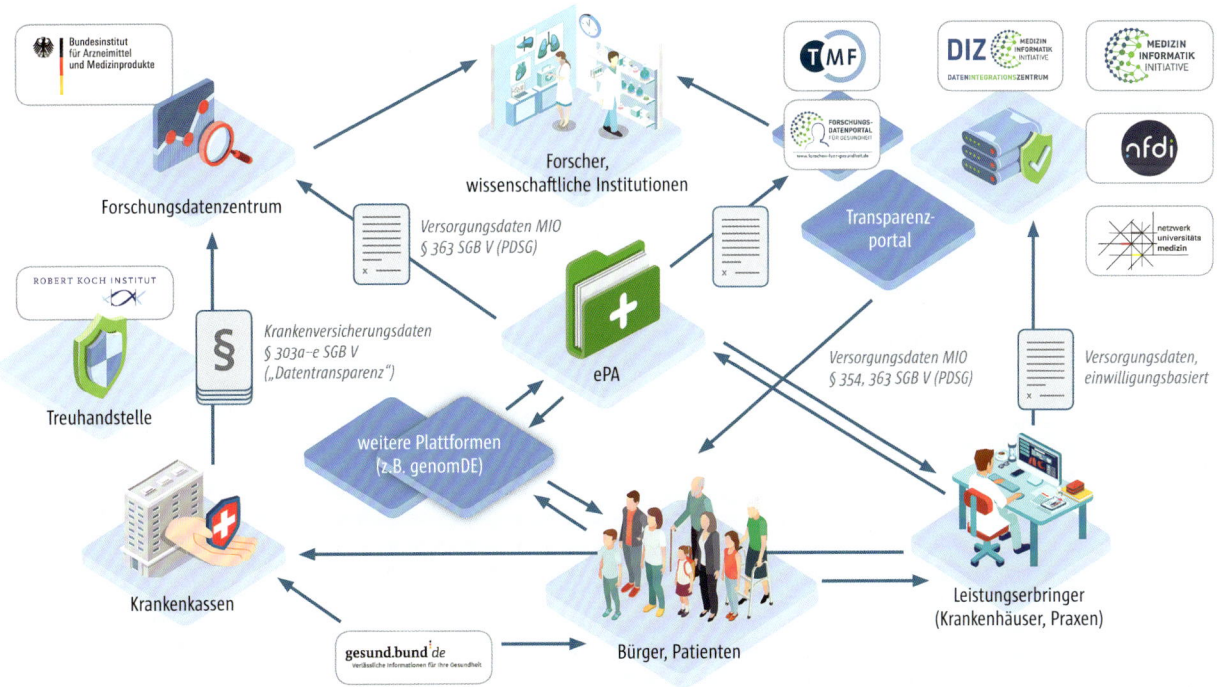

Die hohe Dynamik und die Vielzahl der Aktivitäten und Initiativen zur Digitalisierungsförderung und zur Datennutzung im Gesundheitswesen auf nationalem wie europäischem Level sind wichtig auf dem Weg Deutschlands, den eingetretenen Rückstand aufzuholen.

Hierbei gilt es drei Aspekte zu berücksichtigen, die bislang zu wenig Beachtung gefunden haben und zukünftig in der Digitalisierung immer wichtiger werden:

1. Die Grundlage der datenbasierten Medizin sind die patientenbezogenen, versorgungsnahen Daten. Diese weiterhin noch durchgängiger rechtlich und technisch für Forschungsnutzung zu erschließen, in ihrer Qualität zu steigern (z.B. durch Dokumentationsanreize) und auf einer für Patienten wie für das Personal überschaubaren und umsetzbaren Einwilligungsgrundlage (z.B. durch neue Formen der Datenspende [Strech et al. 2020]) verarbeitbar zu machen, muss daher Priorität für die künftige Digitalisierungsagenda haben. Die Medizininformatik-Initiative wird auch zukünftig ihren Beitrag hierzu leisten.

2. Angesichts der vielen Datenbestände, die derzeit geschaffen und/oder erschließbar gemacht werden (z.B. ePA, FDZ, genomDE/Modellvorhaben § 64e, DIZ der MII), wird es immer zwingender, rechtlich und technisch durchgängige Lösungen zur sicheren und kontrollierten Verknüpfung von Datenbeständen (Data Linkage) zu schaffen (Hampf et al. 2019, Niemyer et al. 2021). Keiner der Datenbestände allein wird alle relevanten Fragen beantworten können; Mehrwert entsteht durch Verknüpfung.

3. Die hohe Vielzahl von Baustellen, an denen derzeit notwendigerweise parallel gearbeitet wird, belastet die finanziellen und insbesondere die personellen Ressourcen. Systematische Kooperation, Konvergenz und Synergie dieser nationalen Projekte und Infrastrukturen tut daher dringend not. Konvergenz und Koordination braucht es auch bezüglich regulatorischer Festlegungen (einschließlich Interoperabilität) und Infrastrukturaufbau. Koordination ist schon zwischen Akteuren jeweils auf Versorgungsseite (insbes. gematik, BfArM, RKI, stationärer und ambulanter Sektor, DRV) und Forschungsseite (insbes. nationale Initiativen wie MII, NFDI, NUM, DZGs, NCT-Netzwerk, Forschungspraxennetzwerk, medizinische Register, genomDE) notwendig. Eine jeweils gebündelte Koordination braucht es aber auch zwischen Versorgung und Forschung – und erst recht wenn in der neuen Legislaturperiode ein Digitalministerium auf Bundesebene gebildet werden sollte, das auch für das Gesundheitswesen relevante Zuständigkeiten besitzt. Dies ist auch im Sinne eines Anschlusses an einen Europäischen Gesundheitsdatenraum (EHDS) substanziell, für den wohlkoordinierte Hub-Strukturen für Versorgung wie Forschung benötigt werden. Nicht zuletzt ist eine solche Koordination aber auch schon im nationalen Rahmen essenziell – damit aus der Digitalisierungsoffensive nicht am Ende lediglich größer gewordene Dateninseln entstehen.

10 Die Medizininformatik-Initiative in Deutschland:
Impulsgeber für Digitalisierung, Standardisierung und Datennutzung im Gesundheitswesenn

VII

Literatur

Ammon D, Bietenbeck A, Boeker M, Ganslandt T, Heckmann S, Heitmann K, Sax U, Schepers J, Semler SC, Thun S, Zautke A (2019): „Der Kerndatensatz der Medizininformatik-Initiative – Interoperable Spezifikation am Beispiel der Laborbefunde mittels LOINC und FHIR." mdi – Forum der Medizin, Dokumentation und Medizin-Informatik 21; 4, 113–117

BMBF (Stand 2021) Webseite zur Medizininformatik. URL: https://www.bmbf.de/bmbf/de/forschung/gesundheit/digitalisierung-in-der-medizin/medizininformatik.html (abgerufen am 01.09.2021)

BMBF (2020) Digitalisierung: Medizinische Daten sprechen zukünftig eine gemeinsame Sprache – Internationaler Terminologiestandard SNOMED CT wird in Deutschland eingeführt. URL: https://www.medizininformatik-initiative.de/de/digitalisierung-medizinische-daten-sprechen-zukuenftig-eine-gemeinsame-sprache (abgerufen am 01.09.2021)

BMBF (2015) Förderkonzept Medizininformatik. URL: https://www.bmbf.de/bmbf/shareddocs/downloads/files/bmbf_040_medizininformatik_barrierefrei.pdf?__blob=publicationFile&v=1 (abgerufen am 01.09.2021)

Buckow K, Ammon D, Bild R, Boeker M, Ganslandt T, Haarbrandt B, Haferkamp S, Sax U, Schepers J, Schreiweis B, Stenzhorn H (2019) Interoperabilität – Konvergenz unterschiedlicher Informationsmodelle. mdi – Forum der Medizin, Dokumentation und Medizin-Informatik 21; 4, 110–112

Deutsche Hochschulmedizin e.V. (2017) Vernetzungs-Initiative der Universitätsmedizin: Bessere Gesundheitsversorgung durch eine vernetzte und forschungskompatible Patientenakte. Mission Paper der Medizininformatik-Initiative. URL: https://www.uniklinika.de/fileadmin/user_upload/Pressemitteilungen/2017/21.04.17/17-04-21_Mission_Paper_Vernetzungs-Inititative_Deutsche_Hochschulmedizin.pdf (abgerufen am 01.09.2021)

Gehring S, Eulenfeld R (2018) German Medical Informatics Initiative: unlocking data for research and health care. Methods Inf Med 2018;57:e46–49

Haarbrandt B, Schreiweis B, Rey S, Sax U, Scheithauer S, Rienhoff O, et al. (2018) HiGHmed – an open platform approach to enhance care and research across institutional boundaries. Methods Inf Med 2018;57:e66–81. DOI: 10.3414/ME18-02-0002

Hampf C, Bahls T, Hund H, Drepper J, Lablans M, Speer R (2019): „Record Linkage: Optionen für standortübergreifende Datenzusammenführungen." mdi – Forum der Medizin, Dokumentation und Medizin-Informatik 21; 4/, 117–121

Hemmer B, Börries M, Christoph J, Marx G, Maaßen O, Schuppert A, Scheithauer S (2019): „Die klinischen Anwendungsbeispiele (Use Cases) der vier MII-Konsortien." mdi – Forum der Medizin, Dokumentation und Medizin-Informatik 21; 4, 98–102

netzwerk universitätsmedizin (Stand 2021) GECCO Data Set – GECCO auf einen Blick. URL: https://www.netzwerk-universitaetsmedizin.de/gecco-data-set (abgerufen am 01.09.2021)

Niemyer A, Semler SC, Veit C et al. (2021) Gutachten zur Weiterentwicklung medizinischer Register zur Verbesserung der Dateneinspeisung und -anschlussfähigkeit (v1.5). Erstellt für das Bundesministerium für Gesundheit.

Prasser F, Kohlbacher O, Mansmann U, Bauer B, Kuhn KA (2018) Data integration for future medicine (DIFUTURE). Methods Inf Med 2018;57:e57–65. DOI: 10.3414/me17-02-0022

Prokosch H-U, Acker T, Bernarding J, Binder H, Boeker M, Boerries M, et al. (2018) MIRACUM: medical informatics in research and care in University medicine. Methods Inf Med 2018; 57:e82–91. DOI: 10.3414/ME17-02-0025

Schreiweis B, Ammon D, Sedlmayr M, Albashiti F, Wendt T (2019): „Das Datenintegrationszentrum – Ausgangspunkt für die datengetriebene medizinische Forschung und Versorgung." mdi – Forum der Medizin, Dokumentation und Medizin-Informatik 21; 4, 106–110

Semler SC (2019) Die Medizininformatik-Initiative als Impulsgeber für Standardisierung und Datennutzung im deutschen Gesundheitswesen. mdi – Forum der Medizin, Dokumentation und Medizin-Informatik 21; 4, 96–98

Semler SC, Wissing F, Heyder R. (2018) German Medical Informatics Initiative. Methods Inf Med 2018; 57:e50–56. DOI: 10.3414/ME18-03-0003

Semler SC, Wissing F, Heyder R (2016) Förderprogramm Medizininformatik: Quantensprung für Qualität und E-Health. In Schug SH, Schmücker P, Semler SC, Seidel C (Hrsg.): E-Health-Rahmenbedingungen im europäischen Vergleich: Strategien, Gesetzgebung, Umsetzung. (Tagungsband zur TELEMED 2016 – 21. Nationales Forum für Gesundheitstelematik und Telemedizin). AKA, 2016: 31–33

Strech D, Graf von Kielmansegg S, Zenker S, Krawczak M, Semler SC (2020) Wissenschaftliches Gutachten: „Datenspende" – Bedarf für die Forschung, ethische Bewertung, rechtliche, informationstechnologische und organisatorische Rahmenbedingungen. URL: https://www.bundesgesundheitsministerium.de/fileadmin/Dateien/5_Publikationen/Ministerium/Berichte/Gutachten_Datenspende.pdf (abgerufen am 01.09.2021)

Winter A, Stäubert S, Ammon D, Aiche S, Beyan O, Bischoff V, et al. (2018) Smart medical information technology for healthcare (SMITH). Methods Inf Med 2018;57:e92–105. DOI: 10.3414/me18-02-0004

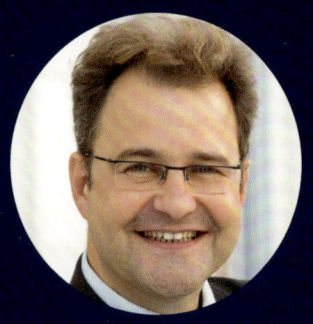

Sebastian Claudius Semler

Sebastian Claudius Semler ist approbierter Arzt mit Fachzertifikat Medizinische Informatik und nach Stationen in Forschung und Lehre sowie in der IT-Industrie seit 2004 Geschäftsführer der TMF – Technologie- und Methodenplattform für die vernetzte medizinische Forschung e.V. in Berlin. Er leitet seit 2016 die Koordinationsstelle der Medizininformatik-Initiative des Bundesministeriums für Bildung und Forschung. Eigene Arbeitsschwerpunkte liegen in den Bereichen Datenstandardisierung und Terminologien sowie Rechts- und Organisationsfragen zur Digitalisierung in der medizinischen Forschung und Versorgung. Semler wirkt weiterhin als Fachgutachter, ist Mitglied im Beirat der gematik sowie ehrenamtlicher Geschäftsführer von IHE Deutschland.

11

Digitale Transformation durch Standardisierung – Erfahrungen mit dem GECCO-Datensatz

Sylvia Thun

11.1 Interoperabilität als Voraussetzung für die digitale Transformation im Gesundheitswesen

Für eine erfolgreiche digitale Transformation im Gesundheitswesen müssen Daten einrichtungsübergreifend verarbeitet werden können. Gerade im fragmentierten deutschen Gesundheitssystem sind Daten meist über Sektoren, Einrichtungen und Systeme verteilt – z.B. in Arztpraxen, Krankenhäusern, Forschungslaboren, Krankenkassen oder digitalen Gesundheitsanwendungen. Projekte wie die Telematikinfrastruktur helfen dabei, die Grenzen zwischen diesen Systemen zu überwinden und so die Patientenversorgung zu verbessern.

Insbesondere für die Anwendung neuer Technologien ist die einrichtungsübergreifende Verarbeitung digitaler Gesundheitsdaten wichtig. Nur durch eine bessere Einbindung isolierter Datensilos in eine vernetzte digitale Infrastruktur können die Möglichkeiten innovativer Methoden wie der künstlichen Intelligenz (KI) und des maschinellen Lernens voll ausgeschöpft werden (Lehne et al. 2019; Topol 2019).

Als Orientierung für eine bessere Nutzung von Gesundheitsdaten können die sogenannten FAIR-Prinzipien dienen. Ursprünglich für Forschungsdaten entwickelt steht FAIR für „findable", „accessible", „interoperable" und „reusable", d.h.

Daten müssen auffindbar, zugänglich, interoperabel und wiederverwendbar sein (Wilkinson et al. 2016). Ein zentraler Aspekt der FAIR-Prinzipien ist die Interoperabilität. Um Interoperabilität herzustellen und digitale Daten über verschiedene Einrichtungen und Softwaresysteme hinweg nutzen zu können, bedarf es einer gemeinsamen Sprache. Dies erfordert einheitliche Datenformate, Standards und Terminologien, mit denen medizinische Konzepte eindeutig bezeichnet werden können.

Dieses Kapitel zeigt beispielhaft anhand des für die COVID-19-Forschung entwickelten GECCO-Datensatzes, wie interoperable Datenmodelle definiert werden können und so einen Beitrag zur digitalen Transformation im Gesundheitswesen leisten.

11.2 Einheitliche Datenstrukturen für die COVID-19-Forschung

Spätestens seit Ausbruch der COVID-19-Pandemie wurde deutlich, wie wichtig aktuelle, digitale Gesundheitsdaten für Versorgung, Forschung und Politik sind. Sei es die regelmäßige Bewertung der aktuellen epidemiologischen Lage, die Kontaktverfolgung oder die Erhebung von Impfnebenwirkungen – bei all diesen Aufgaben spielen digitale Daten und Technologien eine entscheidende Rolle. Doch Digitalisierung allein genügt nicht. Die Vielzahl der Studien und Forschungsprojekte zu COVID-19 haben auch gezeigt, dass es – trotz digitaler Daten und Technologien – zu einer zunehmenden Fragmentierung von Informationen kommt. Um dieser Fragmentierung entgegenzuwirken und COVID-19-Forschungsdaten über Studien und Institutionen hinweg nutzen

zu können, werden standardisierte Datenmodelle benötigt. Erst dadurch werden erhobene Daten eindeutig interpretierbar und können studien- und einrichtungsübergreifend verarbeitet werden.

Um Daten von COVID-19-Patient:innen systematisch zu erfassen und zu bündeln, fördert das Bundesministerium für Bildung und Forschung (BMBF) seit 2020 das Netzwerk Universitätsmedizin (NUM). Innerhalb dieses Netzwerks entwickelte die Core Unit „eHealth und Interoperabilität" des Berlin Institute of Health (BIH) den German Corona Consensus (GECCO) Datensatz (Sass et al. 2020). GECCO ist ein kompaktes Datenmodell, das internationale IT-Standards und Terminologien für die Erfassung COVID-19-relevanter Forschungsdaten verwendet – von persönlichen Daten wie Alter, Geschlecht, Größe und Gewicht über Messungen wie Blutdruck oder Cholesterin, Risikofaktoren, Medikamenteneinnahme bis zu Symptomen und eingeleiteten Therapieverfahren. Durch die Verwendung internationaler Standards ermöglicht GECCO die interoperable Datenverarbeitung und gibt der COVID-19-Forschung eine gemeinsame Sprache und Arbeitsgrundlage.

Ziel bei der Entwicklung von GECCO war die Definition und Spezifikation eines kompakten, standardisierten Datenmodells, das möglichst viele für die COVID-19-Forschung relevante Datenelemente enthält, gleichzeitig aber handhabbar und praktisch nutzbar bleibt. Dafür sammelten Mitglieder eines Experten-Boards – bestehend aus Fachleuten von Uniklinika, Fachgesellschaften und anderen Initiativen (z.B. der Medizininformatik-Initiative) – Vorschläge für Datenelemente. Die Datenelemente basierten teilweise auf

Vorarbeiten wie dem ISARIC COVID-19 Case Report Form der WHO oder dem LEOSS-Register, einem Register mit Informationen über Epidemiologie und klinischem Verlauf von COVID-19-Patient:innen. Nach der Zusammenführung von etwa 700 vorgeschlagenen Datenelementen wurden die Datenelemente von dem Experten-Board auf einer 5-stufigen Skala nach Wichtigkeit priorisiert. Ein Redaktionsteam konsolidierte dann auf Basis dieser Priorisierung einen Kerndatensatz bestehend aus etwa 80 Datenelementen mit knapp 300 Antwortmöglichkeiten. Der Kerndatensatz umfasst verschiedene Module mit Informationen z.B. zu Demographie, Anamnese und Risikofaktoren, Symptomen, Laborwerten, Medikation oder Vitalparametern von COVID-19-Patient:innen (s. Abb. 48).

Abb. 48 GECCO-Datensatz

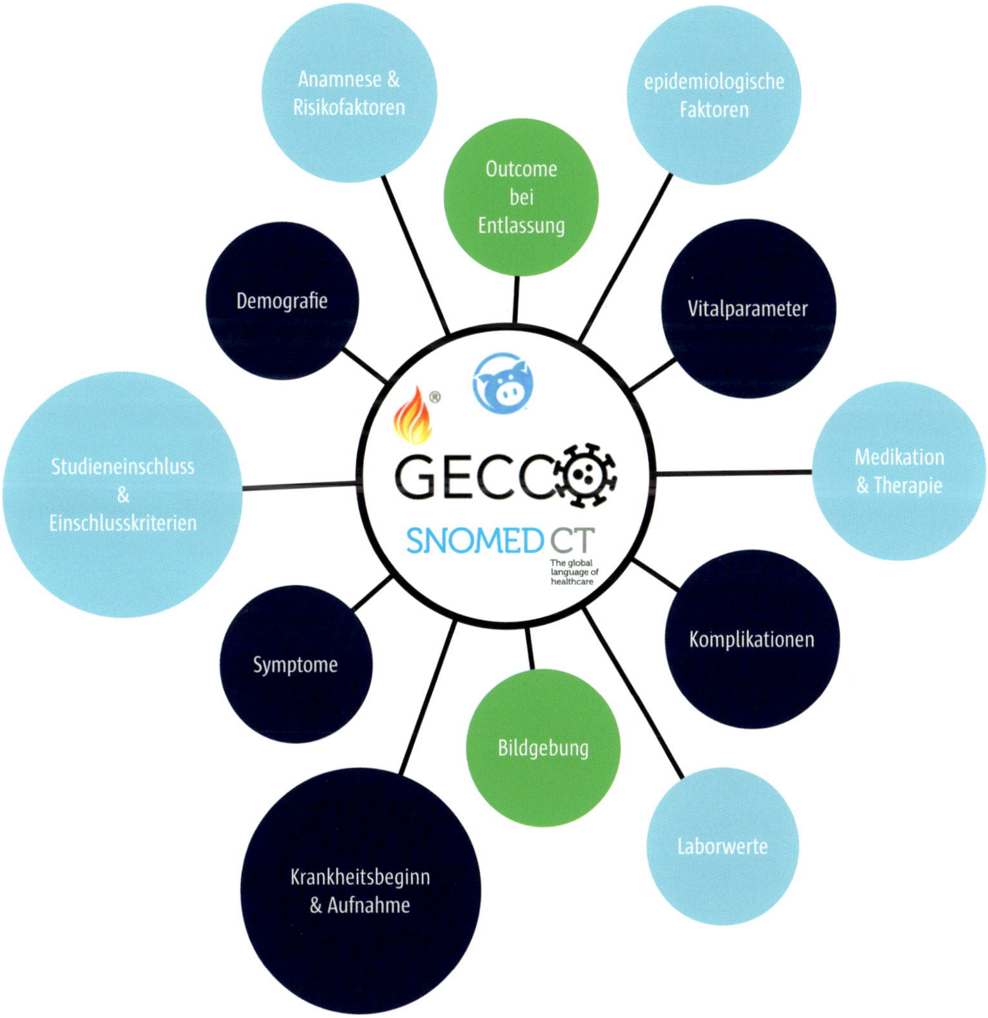

11.3 Standards und Terminologien im GECCO-Datensatz

Um die einheitliche Bezeichnung medizinischer Konzepte und die Vergleichbarkeit von Daten über unterschiedliche Studien hinweg sicherzustellen, wurden die Datenelemente des GECCO-Datensatzes mit internationalen Terminologien annotiert. Folgende Terminologien und Nomenklaturen kamen dabei zum Einsatz:

- Die Internationale statistische Klassifikation der Krankheiten und verwandter Gesundheitsprobleme (ICD-10-GM) für Diagnosen,
- „Logical Observation Identifiers Names and Codes" (LOINC) für Labor- und andere Messwerte,
- „Unified Code for Units of Measure" (UCUM) für Maßeinheiten,
- „Anatomical Therapeutic Chemical Classification System" (ATC) für Medikamente und Wirkstoffe
- und SNOMED CT ebenfalls für Diagnosen sowie andere medizinische Konzepte.

Zur Kodierung der Diagnosen wurden zwei Terminologien bzw. Klassifikationssysteme verwendet: ICD-10-GM und SNOMED CT. Diese „doppelte" Kodierung wurde gewählt, da ICD-10-GM zwar das dominierende Klassifikationssystem im deutschen Gesundheitswesen ist, SNOMED CT mit seinen über 350.000 Konzepten hingegen eine genauere Kodierung von Diagnosen ermöglicht. Außerdem ist davon auszugehen, dass durch die Mitgliedschaft Deutschlands bei SNOMED International seit 2021 – kostenlose Lizenzen können beim Bundesamt für Arzneimittel und Me-

dizinprodukte (BfArM) beantragt werden – SNOMED CT weiter an Bedeutung gewinnen wird. Zur Definition und Annotation der Datenelemente wurde ART-DECOR verwendet, eine Open-Source-Plattform für die Erstellung standardisierter medizinischer Datensätze.

Neben internationalen Terminologien erfordert Interoperabilität die Verwendung einheitlicher Datenstrukturen. Für den GECCO-Datensatz wurde dafür der von der Standardisierungsorganisation Health Level 7 (HL7) entwickelte Standard „Fast Healthcare Interoperability Resources" (FHIR) verwendet. FHIR stellt vorgefertigte Datenstrukturen, sogenannte „Resources", für typische Konzepte des Gesundheitswesens bereit (z.B. „Patient", „Condition", „Observation" oder „Medication"). Diese Resources können im Rahmen der sogenannte FHIR-Profilierung für spezielle Anwendungsfälle erweitert werden. Die FHIR-Profile ermöglichen dann einen interoperablen Datenaustausch über unterschiedliche Softwaresysteme hinweg. Bei der Definition der FHIR-Profile des GECCO-Datensatzes wurde soweit möglich auf existierende Arbeiten zurückgegriffen, wie z.B. auf die FHIR-Profile der Medizininformatik-Initiative, die Basisprofile von HL7 Deutschland oder die International Patient Summary (IPS), eine Kurzakte mit Patienteninformationen für den internationalen Austausch.

Mit den Komponenten des GECCO-Datensatzes ist die standardisierte Sammlung, Zusammenführung und Analyse von COVID-19-bezogenen Daten über verschiedene Einrichtungen und Softwaresysteme hinweg möglich. Mit GECCO können damit sowohl klinische Studien als auch Patientenakten oder digitale Gesundheitsanwendungen z.B. für „Patient Related Outcomes" (PROMs) semantisch einheitlich gestaltet werden. Datenmodell, FHIR-Profile und Implementierungsleitfaden sind öffentlich auf ART-DECOR und der Simplifier-Plattform einsehbar und unterstützen Entwickler:innen bei der Implementierung des Datensatzes.

11.4 Vernetzung mit Standardisierungsinitiativen

Für die Akzeptanz und die erfolgreiche Anwendung von standardisierten Datenmodellen wie dem GECCO-Datensatz ist eine enge Zusammenarbeit mit unterschiedlichen Stakeholdern des Gesundheitswesens und der wissenschaftlichen Community wichtig. Daher wurden schon bei der Entwicklung des Datensatzes Fachleute aus den verschiedensten Disziplinen in das Experten-Board einbezogen. GECCO arbeitet darüber hinaus eng mit Standardisierungsorganisationen wie HL7 Deutschland und Integrating the Healthcare Enterprise (IHE) sowie mit anderen Projekten wie der Medizininformatik-Initiative, der Nationalen Forschungsdateninfrastruktur für personenbezogene Gesundheitsdaten (NFDI4Health) und den Corona Component Standards (cocos) zusammen. Im Rahmen des vom BMBF geförderten Nationalen Pandemie Kohorten Netzes (NAPKON) werden derzeit außerdem weitere fachspezifische Erweiterungsmodule mit zusätzlichen Datenelementen für den GECCO-Datensatz entwickelt, z.B. für die Bereiche Pädiatrie, Kardiologie oder Immunologie.

11.5 Fazit und Ausblick

GECCO definiert einen kompakten, interoperablen Datensatz für eine studien- und systemunabhängige Erhebung von COVID-19-Forschungsdaten. Durch Verwendung internationaler Terminologien und IT-Standards kann GECCO zu einer Harmonisierung der COVID-19-Forschung in Deutschland beitragen und die Datenverarbeitung über Einrichtungen und Softwaresysteme hinweg erleichtern. Die vergleichsweise schnelle Entwicklung des Datensatzes innerhalb weniger Monate während der Pandemie zeigt, dass – bei entsprechender Motivation und Förderung – die Definition einheitlicher Datenmodelle im Gesundheitswesen effizient realisierbar ist.

Literatur

Lehne M, Sass J, Essenwanger A, Schepers J, Thun S (2019) Why digital medicine depends on interoperability. NPJ Digit Med, 2:79

Sass J, Bartschke A, Lehne M et al. (2020) The German Corona Consensus Dataset (GECCO): A standardized dataset for COVID-19 research in university medicine and beyond. BMC Med Inform Decis Mak, 20:341

Topol E (2019) Deep Medicine: How Artificial Intelligence Can Make Healthcare Human Again. Basic Books New York

Wilkinson M, Dumontier M, Aalbersberg I et al. (2016) The FAIR Guiding Principles for scientific data management and stewardship. Sci Data 3:160018

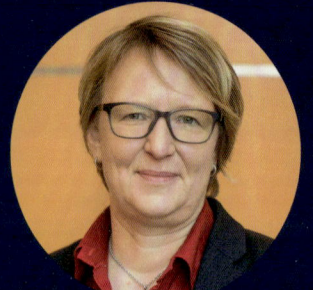

Prof. Dr. med. Sylvia Thun

Sylvia Thun ist approbierte Ärztin und Ingenieurin. Seit 2018 leitet sie die Core Unit „eHealth und Interoperabilität" am Berlin Institute of Health (BIH) der Charité – Universitätsmedizin Berlin. Als Expertin für Standards und Terminologien im Gesundheitswesen forscht sie zu Themen in den Bereichen Digital Health, Interoperabilität und Medizininformatik.